Carl-Auer

Systemische Therapie und Beratung

In den Büchern der Reihe zur systemischen Therapie und Beratung präsentiert der Carl-Auer Verlag grundlegende Texte, die seit seiner Gründung einen zentralen Stellenwert im Verlag einnehmen. Im breiten Spektrum dieser Reihe finden sich Bücher über neuere Entwicklungen der systemischen Arbeit mit Einzelnen, Paaren, Familien und Kindern ebenso wie Klassiker der Familien- und Paartherapie aus dem In- und Ausland, umfassende Lehr- und Handbücher ebenso wie aktuelle Forschungsergebnisse. Mit den roten Bänden steht eine Bibliothek des systemischen Wissens der letzten Jahrzehnte zur Verfügung, die theoretische Reflexion mit praktischer Relevanz verbindet und als Basis für zukünftige nachhaltige Entwicklungen unverzichtbar ist. Nahezu alle bedeutenden Autoren aus dem Feld der systemischen Therapie und Beratung sind hier vertreten, nicht zu vergessen viele Pioniere der familientherapeutischen Bewegung. Neue Akzente werden von jungen und kreativen Autoren gesetzt. Wer systemische Therapie und Beratung in ihrer Vielfalt und ihren transdisziplinären und multiprofessionellen Zusammenhängen verstehen will, kommt um diese Reihe nicht herum.

Tom Levold
Herausgeber der Reihe *Systemische Therapie und Beratung*

Rosita A. Ernst
Noah A. Artner (Hrsg.)

Vom Rand zur Mitte

Wie von Ausgrenzung bedrohte Kinder und Jugendliche wieder Platz in der Gesellschaft finden

Mit Beiträgen von:
Corina Ahlers • Hugo Buxbaumer • Céline Dörflinger
Patrizia Duda • Susanne Ebner-Glantschnig
Johannes Gutmann • Marion Herbert • Ingrid Jenkner
Diana Karabinova • Tom Levold • Michaela Mühl
Jette Musger • Doris Psenner • Alexandra Sartori

2026

Themenreihe »Systemische Therapie und Beratung«
hrsg. von Tom Levold
Reihengestaltung: Uwe Göbel
Umschlaggestaltung: B. Charlotte Ulrich
Umschlagfoto: © Констянтин Батыльчук – stock.adobe.com | KI generiert
Redaktion: Markus Pohlmann
Satz: Drißner-Design u. DTP, Meßstetten
Printed in Germany
Druck und Bindung: CPI books GmbH, Leck

MIX
Papier | Fördert gute Waldnutzung
FSC® C083411
www.fsc.org

CPI klimaneutral
Mehr Bäume. Weniger CO_2

Erste Auflage, 2026
ISBN 978-3-8497-0422-3 (Printausgabe)
ISBN 978-3-8497-8562-8 (ePUB)

Bibliografische Information der Deutschen Nationalbibliothek:
Die Deutsche Nationalbibliothek verzeichnet diese Publikation in der Deutschen Nationalbibliografie; detaillierte bibliografische Daten sind im Internet über http://dnb.d-nb.de abrufbar.

Informationen zu unserem gesamten Programm, unseren Autoren und zum Verlag finden Sie unter: **https://www.carl-auer.de/**

Inhalt

Vorwort

Mit diesem Buch wagen wir, ein Thema anzugehen, das nur allzu bekannt ist, das berührt, ja sogar peinlich berührt. Und aus genau diesem Grund lässt es viele sprachlos und tatenlos werden. Daran hat die Kinderrechtsbewegung und die flächendeckende Anerkennung der Kinderrechte mit der UN-Kinderrechtskonvention am Beginn der 1990er-Jahre nichts geändert. Auch die von vielen Staaten anerkannte Inklusionscharta von 2013 war ein struktureller Versuch zu verhindern, dass Beeinträchtigten ausgeschlossen werden. Doch wie hat sich dieses Ziel bisher verwirklichen lassen? Lässt sich Respekt, Toleranz und Wertschätzung für alle und bei allen anordnen, durchsetzen, einfordern? Wie können diese Werte mehr und mehr zum Allgemeingut werden und wie können Taten dazu folgen, Strukturen geschaffen werden und weitere Konsequenzen daraus implementiert werden? Dieses Buch ist dazu auf alle Fälle ein wichtiger Beitrag von Psychotherapeut:innen.[1]

Kinder wachsen in eine Gesellschaft hinein und sollen ein Teil dieser werden. Ihre Wünsche sind meist ganz einfach: dabei sein, dazugehören, sein dürfen, so wie man ist, sich zurechtfinden, (hinein) passen, gestalten können, beeinflussen können, anführen, Platz für sich bekommen und was es sonst noch gibt: gemeinsame Erlebnisse, Bestätigungen erhalten, Unvermögen aushalten, Ablehnung erfahren und selbst ablehnen sowie Erfolge haben. Kinder sollen erfahren, erproben, Gewisses auch erdulden und zum Schluss hoffentlich meistern.

Kinder brauchen besondere Beachtung, Hilfe und Schutzräume. Bei näherer Betrachtung haben Berger und Luckmann (1969) leider Recht mit ihrer soziologischen Behauptung in ihrem Buch *Die gesellschaftliche Konstruktion der Wirklichkeit*, das sie in der New School in New York fertiggestellt haben: Es braucht in jeder Gesellschaft auch jene Menschen am Rande, damit die Norm Norm sein und bleiben kann. Es braucht Außenseiter, um sich in der Masse, im Normalen,

1 Die Autor:innen dieses Buches verwenden bei Personenbezeichnungen einheitlich den Gender-Doppelpunkt und meinen damit alle Menschen jeglichen Geschlechts. Ausnahmen sind besondere tradierte Rollenbezeichnungen wie Akteur, Beobachter, Täter, Opfer, Mobber, Helfer, Interaktionspartner, Außenseiter, Protagonisten, Mitglieder etc.

gut und sicher fühlen zu können. Es braucht »leider« die »anderen« Kinder, die nicht dazugehören, um selbst dazuzugehören und um eine Norm zu definieren. Versuche, etwa sich über Tattoos, Marken, Essgewohnheiten, sexuelle Präferenzen und zerschlissene Hosen als »besonders« zu definieren, werden erst durch allgemeine Akzeptanz dieser Kategorien salonfähig, und das passiert leider selten und in modischen Zyklen. Die vielen anderen Arten abzuweichen dienen mehr der Aus- und Abgrenzung.

Die Dynamik der Ein- und Ausgrenzung zu verändern durch andere soziale Prozesse und Abläufe versuchen viele Autor:innen dieses Buches durch professionelles Verstehen und Praxisbeispiele, in denen es auch gelungen ist, andere Wege für alle zu finden, aufzuzeigen.

Alle Menschen sollen einen guten Start ins Leben bekommen. Aber wie sehr gelingt das allen? Wie sehr ist und bleibt es für viele leider mehr ein Wunsch? Marion Herbert schreibt in diesem Buch (vgl. Kap. 9): »Lass mich in Ruhe, aber hilf mir«, »Komm mir nicht zu nah, aber lass mich auch nicht allein«, »Das geht dich nichts an, aber steh mir *bei*«. Diese einfachen Worte drücken die Ambivalenzen aus, um die sich viele Beiträge ranken. Inklusion als selbstverständlich anzusehen ist die gemeinsame Haltung aller Beitragsautor:innen.

Die Kinder und Jugendlichen, die Thema dieses Buches sind, haben keine Ahnung, wie es ist, ein Kind zu sein, das dazugehört, und von der Gesellschaft, den anderen Kindern und Erwachsenen, akzeptiert zu werden, so wie es ist. Vielmehr scheinen sie gemeinsam zu haben, dass ihre Eintrittskarte zur Akzeptanz in der Welt nie vorhanden war oder verloren gegangen ist und sie nicht mehr erhoffen oder manchmal auch nur indirekt erahnen, dass es auch anders sein könnte.

Wie man diesen Kindern und Jugendlichen *individuell, kollektiv und strukturell professionell helfen kann,* erfahren Sie in diesem Buch: wie es (auch und wieder) gelingen kann, Menschen zu überzeugen, dass auch sie andere Chancen haben, auch wenn sie schon so früh zur Kenntnis genommen haben, dass sie nicht wirklich dazugehören.

Sich auch als Mitmensch, helfende Person (endlich) wirklich in die Schuhe des anderen hineinzuversetzen und dann würdevoll einen Ausgleich anzuregen, zu helfen, bereitzustellen, zu organisieren, gemeinsam zu wagen – wie geht das? Ein nach wie vor spannendes, sich immer wieder mit dem Visavis auszuhandelndes Unterfangen, das all unsere Kontextsensibilität für das Gegenüber, seine Lebensbedingungen und die strukturellen Gegebenheiten braucht, um es nicht in Scham und Entwürdigung hineinzudrängen, selbst wenn Hilfe und Hinführen in andere Welten noch so gut gemeint sind. Wie also helfen, wenn Hilfe, an und für sich, den Beigeschmack von Unterordnung oder Überordnung mit sich bringt?

Das vorliegende Werk der engagierten Herausgeber:innen Rosita Ernst und Noah Artner handelt auch von Kindern und Jugendlichen, die keine Hilfe (mehr) erwarten, keine Hilfe kennen und die von der Gesellschaft oft auch als »nicht hilfs›würdig‹« eingestuft werden, für die es keine Lobby gibt, auch nicht in Form von Spezialeinrichtungen oder Institutionen und Vereinen. Denen Ablehnung, Gewalt, Asozialität und so manche pathologische Diagnose zugeschrieben wird. So zeigt sich auch in der Zusammenschau aller Beiträge, wie schwierig eine gemeinsame Fassung und das Finden eines geteilten Verständnisses der Thematik, selbst für professionelle Helfende, ist.

Das Buch regt dazu an, dafür Brücken zu schlagen, in den Tanz dieser Kinder und Jugendlichen einzusteigen, um dann als Visavis oder Helfende nicht ausgeschlossen, abgelehnt, ignoriert oder gekränkt zu werden. Lesen Sie, auf wie viele unterschiedliche Arten dies gelingen mag und welche theoretischen Grundlagen dabei Orientierung bieten können, eine Haltung zu finden, Spezialwissen zu sammeln, um geduldig nützliche Brücken zu bauen, die den vielen notwendigen Bewährungen standhalten.

Wie gelingt es ausgegrenzten Kindern und Jugendlichen, Frustration, Ausschluss, Leiden, Schmerzen und Unverständnis zu überwinden? So viele Möglichkeiten haben die hier Mitschreibenden zusammengetragen und ausgelotet, um die am Rande Stehenden, die keinen Anschluss finden (können) und manchmal keinen Anschluss unter »dieser« Nummer bekommen können, zu begleiten. Sie zeigen einige Methoden auf, die helfen können. Denn es gibt nicht nur die *eine* Möglichkeit, den jungen Menschen zu helfen, sondern deren viele. Ob sie funktionieren kann, bestimmt die andere Person mindestens genauso mit.

Bezugspunkt für alle Autor:innen ist der systemische Ansatz. Er gibt Orientierung für das Innen und das Außen, das Dazwischen, das Miteinander, das In-Schwingung-Kommen, das Zusammenwachsen, das Sein und das Zu-einem-größeren-Gemeinsamen-Werden oder für so etwas wie das Ziel, das kleinste gemeinsame Vielfache zu erspüren, anzunehmen, sich akzeptiert zu fühlen und tatsächlich akzeptiert zu werden. Systemische Psychotherapeut:innen spüren aufgrund ihrer Haltung Möglichkeiten mit und für ihre Klient:innen, für deren »signifikante andere« und in deren signifikanten Umwelten auf. Sie machen sich gemeinsam mit den Hilfesuchenden und deren Mitspieler:innen und Mitgestalter:innen auf die Suche, wie und wo es mehr Möglichkeiten zu Passungen oder Reibungen gibt, die beleben und anregen, erweitern und bereichern. Sie gehen davon aus, dass die systemischen Grundwerte weiterhin Orientierungspfeiler für die Zukunft sein können. So bietet dieses Buch auch wertvolle Hinweise auf weitere Literatur, die den Autor:innen Sicherheit, Sprache und Orientierung im Umgang mit dem Thema gegeben haben. Die Verfasser:innen sind überzeugt, dass der Umgang mit den Herausforderungen nicht neu erfunden werden muss, weil bereits erprobte Theorien, Haltungen, Herangehensweisen und Methoden zur Verfügung stehen. Das Buch regt darüber hinaus an, darüber nachzudenken, was Kinder in besonderen Lagen brauchen, damit die Gesellschaft auch für sie eine inklusive ist, in der Toleranz und gegenseitige Unterstützung Tendenzen ausgrenzender Diversität und Ignoranz entgegenstehen und zurückdrängen. Individuelle Hilfe mag dazu nur eine der Schwerpunktsetzungen sein.

Das Buch ist ein mutiges Unterfangen, weil es an einem Tabuthema – auch der systemischen Community – rüttelt, an der Machbarkeit, der Gestaltbarkeit des eigenen Lebens und am eigenen Tun sowie am Gestalten von Umwelten, Chancen und am So-sein-Dürfen, so wie man es selbst braucht. Der Blick wird beim Lesen mehr und mehr für die Frage geschärft, womit Therapeut:innen und vor allem jene, die Hilfe bei ihnen suchen, sich herumschlagen. Die Lektüre ist eine lohnenswerte Chance, werte Leser:innen, mehr Kontextsensibilität zu gewinnen.

Dr.in Gerda Mehta
Wien, im August 2025

Einleitung

»Information ist ein Unterschied, der einen Unterschied macht.«
Gregory Bateson (1983, S. 582)

Die Ausgrenzung von Kindern und Jugendlichen ist kein unbekanntes Phänomen und begegnet uns im Alltag immer wieder. Wir lesen darüber in den Printmedien und im Internet, sehen Berichte im Fernsehen oder hören davon im Radio. Man könnte erschüttert sein, wie wenig Sensibilität für das Thema Ausgrenzung im Allgemeinen vorhanden ist. Man könnte fast auf die Idee kommen, wie schlimm die Welt geworden ist, in der die nächsten Generationen aufwachsen.

Das Wort »Mobbing« oder »Bullying« fällt einem schnell ein, und doch fällt nicht jeder Konflikt unter Mobbing. Man sagt, Kinder und Jugendliche seien das »schwächste Glied« in unserer Gesellschaft, und trotzdem wird viel von ihnen erwartet. Aber stimmt Letzteres? Kinder und Jugendliche sollen funktionieren, müssen Veränderungen akzeptieren, sich anpassen und sind den verschiedensten Einflüssen und Gegebenheiten, in die sie hineingeboren werden, ausgeliefert. Eigentlich eine Meisterleistung, dies möglichst unbeschadet zu überstehen. Kindern und Jugendlichen zuzuhören ist oft der erste Schritt, um ihnen die Möglichkeit zu geben, sich zu entwickeln, zu wachsen und sich als Teil der Gesellschaft im Leben zu bewegen.

Wenn Kinder und Jugendliche zu uns in Therapie und Beratung kommen, dann wird in den gemeinsamen Gesprächen deutlich, wie viele von ihnen Ausgrenzung erleben. Sowohl aus dem privaten als auch aus dem öffentlichen sozialen Bereich wird hier oft unter großer Scham davon berichtet, wie es sich anfühlt, »nicht dazuzugehören«. Gerade im Bereich der Schule, der Familienberatungsstellen, in der Jugendarbeit sowie im sozialen Umfeld sind Ausgrenzung und Mobbing häufige Themen im Arbeitsalltag professioneller Helfender und können selbst uns Professionellen unsere Grenzen aufzeigen.

Dieser Sammelband soll Abhilfe schaffen, Ideen anstoßen, alle mit Kindern und Jugendlichen arbeitenden Professionist:innen, insbesondere Psychotherapeut:innen, Psycholog:innen und Berater:innen, wirksam unterstützen und ihnen veranschaulichen, welchen Themen junge Menschen im Bereich Ausgrenzung begegnen.

Mit der Einbeziehung von Fallbeispielen und Interventionsmöglichkeiten wird dabei ein konkreter Bezug zum praktischen Arbeiten hergestellt, und hoffentlich werden neue Anregungen gegeben, wenn wir einmal nicht mehr weiterwissen. Für systemisch Erfahrene soll das Buch Inspiration, Impuls und Ergänzung sein, um Vertrautes neu zu entdecken. Alle anderen Leser:innen sollen die systemischen Begriffe, Haltungen, Methoden und Besonderheiten zur Vertiefung anregen.

Teil I, der allgemeine Theorieteil des Buches, widmet sich dem Versuch, Ausgrenzung zu erklären: Ab wann kann davon gesprochen werden, und welche gruppendynamischen Prozesse gibt es bei diesen Übergriffen? Wie kann es dazu kommen, dass jemand gemobbt wird, und wie können alle Beteiligten und Betroffenen darauf reagieren?

In ihrem einführenden Beitrag erläutern *Corina Ahlers* und *Tom Levold* die systemische Perspektive auf Mobbing als sozialen Prozess, der auf Unterscheidungen zwischen Zugehörigkeit und Nicht-Zugehörigkeit beruht. Beobachtungen zeigen, dass Gruppen häufig bestimmte Personen als »anders« oder »weniger wert« markieren und sie dadurch ausgrenzen. Dieser Mechanismus stabilisiert sowohl die Position der Täter als auch den Zusammenhalt der Gruppe.

Rosita Ernst beschreibt als Mobbing zirkulär: Das Verhalten aller Beteiligten beeinflusst sich gegenseitig und wird durch Rückkopplungseffekte verstärkt. Dominanz- und Unterwerfungsmuster können sich dadurch verfestigen, lassen sich jedoch durch veränderte Kommunikationsformen und das gezielte Unterbrechen von Eskalationsschleifen abwandeln. Emotionen spielen dabei eine zentrale Rolle. Insbesondere Wut, Angst und Scham begünstigen Mobbingprozesse, beeinträchtigen das Selbstwertgefühl der Opfer und können bei Tätern zu einer Scham-Wut-Spirale führen. Therapeutische Interventionen müssen daher sowohl emotionale Entlastung als auch die Bearbeitung zugrunde liegender Denkmuster einbeziehen.

In *Teil II* berichten systemische Psychotherapeut:innen von ihrer Arbeit mit jungen Menschen, die Mobbingerfahrungen gemacht haben. Sie schildern, mit welchen Themen und Belastungen Jugendliche in solchen Situationen häufig konfrontiert sind und welche individuellen oder sozialen Dynamiken zu Mobbing führen können. Darüber hinaus geben sie Einblicke in ihre therapeutische Praxis: Sie zeigen, wie sie gemeinsam mit den Betroffenen neue Perspektiven entwickeln, Ressourcen stärken und Wege finden, mit den erlebten Erfahrungen umzugehen – um wieder mehr Selbstwirksamkeit zu erleben.

Die unterschiedlichen Beiträge eröffnen ein facettenreiches Bild auf das Thema Mobbing und Ausgrenzung von Kindern und Jugendlichen und verdeutlichen, wie vielfältig die Ursachen, Erscheinungsformen und Folgen sein können.

Aus systemischer Sicht beschreibt *Hugo Buxbaumer* Mobbing als sozialen Kommunikationsprozess, der erst durch Sprache und Unterscheidung sichtbar wird. Der Autor betont, dass Mobbing nicht isoliert betrachtet werden darf, sondern stets im Zusammenspiel mit verschiedenen Helfersystemen wie Schule, Beratung oder Therapie steht. Dabei verweist er auf die Eigenständigkeit sozialer Systeme, welche Veränderungen oft nur schwer zulassen, und zeigt, dass jede Information, die innerhalb eines Systems eine Veränderung bewirkt, als Intervention wirksam werden kann.

Besondere Aktualität erhält das Thema Ausgrenzung durch die digitale Dimension: *Noah Artner* macht deutlich, dass Cybermobbing trotz eines leichten Rückgangs der Fälle hochgradig relevant bleibt. Die ständige Erreichbarkeit über soziale Medien nimmt Betroffenen nahezu jede Rückzugsmöglichkeit und kann Gefühle von Ausweglosigkeit verstärken. Die Folgen reichen von sozialem Rückzug und Schulverweigerung bis hin zu schweren psychischen Erkrankungen und Suizidalität. Besonders problematisch ist, dass viele Jugendliche ihr Leid verschweigen und keine Hilfe in Anspruch nehmen – weshalb Aufklärung und Prävention von größter Bedeutung sind.

Auch soziale Ungleichheit erweist sich als entscheidender Faktor. *Alexandra Sartori* beschreibt, dass Kinder aus einkommensschwachen Familien häufiger Ausgrenzung erleben, da sie nicht den gleichen sozialen Status oder Lebensstil wie ihre Mitschüler:innen haben. In Klassengemeinschaften spiegeln sich gesellschaftliche Strukturen wider, und abweichende Normen können zu Ablehnung führen. Schulen kommt daher eine zentrale Rolle zu: Sie sollten eine diskriminierungskritische Kultur entwickeln, soziale Kompetenzen fördern, Eltern einbeziehen und Vielfalt als Ressource begreifen, um echte Chancengleichheit zu ermöglichen.

Ein ähnliches Muster zeigt sich auch bei Kindern und Jugendlichen mit Intelligenzminderung. *Johannes Gutmann* und *Patrizia Duda* heben hervor, dass für sie weniger die Diagnose selbst als vielmehr die ablehnenden Reaktionen des Umfelds belastend sind. Spott, Lächerlichmachen und Ausgrenzung wirken häufig schwerer als die kognitiven Einschränkungen und können Rückzug oder auffälliges Verhalten nach sich ziehen. Dem lässt sich durch geschützte Rahmenbedingungen, aktives Zuhören, Gruppengespräche und therapeutische Begleitung entgegenwirken.

Auch Jugendliche, die in instabilen, gewaltgeprägten oder emotional vernachlässigenden Familien aufwachsen, sind besonders gefährdet, wie *Marion Herbert* beschreibt. Fehlende Bezugspersonen und unsichere Bindungen verstärken das Risiko, ausgegrenzt zu werden, und erschweren die Fähigkeit, sichere von gefährlichen Situationen zu unterscheiden.

Diana Karabinova rückt Begriffe wie »Migrationshintergrund« in den Vordergrund und verweist darauf, dass Kinder und Jugendliche mit dieser Zuschreibung nicht häufiger von Mobbing betroffen sind als andere. Dennoch tritt Mobbing in therapeutischen Prozessen bei jungen Menschen mit komplexen Belastungsgeschichten regelmäßig als Begleiterscheinung auf.

Besonders verletzlich sind zudem Kinder und Jugendliche aus Adoptions- und Pflegefamilien. Wie *Susanne Ebner-Glantschnig* beschreibt, prägen Fragen nach Herkunft und Zugehörigkeit ihr Leben oft nachhaltig. Der frühe Verlust der leiblichen Eltern hinterlässt emotionale Spuren, die in Gruppensituationen wie in Schule oder Freizeit spürbar werden. Das Gefühl des Andersseins kann durch sichtbare Unterschiede zusätzlich verstärkt werden. Ob daraus Schutz oder erneute Ausgrenzung erwächst, hängt wesentlich von der Haltung des sozialen Umfelds ab.

Einen besonderen methodischen Zugang beschreibt *Doris Psenner*: Mit hypnosystemischen Ansätzen wird nicht nur auf äußere Umstände, sondern auch auf die subjektive Wahrnehmung von Belastungen geschaut. In einer Fallgeschichte zeigt die Autorin, wie Jugendliche durch diesen erweiterten Blick positive Veränderungsprozesse erleben können.

Auch psychische Störungen wie AD(H)S spielen eine Rolle. *Ingrid Jenkner* unterstreicht, dass die typischen Symptome – Hyperaktivität, Unaufmerksamkeit und Impulsivität – nicht nur die Betroffenen, sondern auch ihr Umfeld stark belasten. Sie verweist darauf, dass der gesellschaftliche Umgang mit AD(H)S kritisch betrachtet werden muss, da die Anforderungen an Anpassung oft hoch sind und Ausgrenzung begünstigen.

Dass Diskriminierung trotz wachsender Akzeptanz von geschlechtlicher Vielfalt noch immer zum Alltag gehört, zeigen *Jette Musger* und

Céline Dörflinger am Beispiel von LGBTIQ*-Jugendlichen. Viele erleben in Familie, Schule oder Öffentlichkeit nach wie vor Ausgrenzung, die sich in verbaler, psychischer oder sogar körperlicher Gewalt äußert.

Schließlich macht *Michaela Mühl* am Beispiel von Autist:innen deutlich, wie eng soziale Isolation und Mobbingerfahrungen miteinander verknüpft sein können. Viele Betroffene berichten von fehlenden Freundschaften und Schwierigkeiten, soziale Kontakte aufzubauen – eine Erfahrung, die fast immer von Ausgrenzung begleitet wird.

Insgesamt zeigen alle Beiträge, dass Mobbing nicht auf individuelle Schwächen reduziert werden darf, sondern stets im Kontext gesellschaftlicher Strukturen, sozialer Normen und institutioneller Rahmenbedingungen zu betrachten ist. Besonders gefährdet sind jene, die durch Armut, Behinderung, psychische Störungen, Migrationserfahrungen, nicht heteronormative Identitäten oder biografische Brüche als »anders« wahrgenommen werden. Umso wichtiger ist es, dass Schulen, Familien und Fachkräfte eine wertschätzende, inklusive Haltung entwickeln und Kindern sowie Jugendlichen Schutzräume eröffnen, in denen Zugehörigkeit, Anerkennung und Selbstwirksamkeit erlebbar werden.

Ein Dank ergeht an unsere Kollegin Barbara Manhartseder-Kampl, die an der Idee und Planung dieses Buches beteiligt war.

Noah A. Artner und Rosita A. Ernst
Krems/Wien, im Juli 2025

Teil I: Grundlagen

»Das Bemühen um jemand ist immer eine Option,
selbst wenn Vertrauen, Hoffnung und Glaube Pause machen.«

1 Mobbing als destruktive Unterscheidung: Systemische Perspektiven

Corina Ahlers, Tom Levold

Der Begriff »Mobbing« (für Hassen[2]) wurde erstmals 1963 von Konrad Lorenz verwendet (Lorenz 2004 [1963], S. 39 f.), der ihn aus der Beobachtung von Gruppenangriffen von Gänsen auf einen Fuchs herleitet. Es ging Lorenz dabei um den gemeinsam vollzogenen physischen Angriff eigentlich unterlegener Beutetiere auf einen überlegenen Fressfeind, der dem Selbstschutz der Gruppe dient.

Erst in den letzten Jahrzehnten ist der Begriff auf zwischenmenschliche Beziehungsdynamiken übertragen worden, und zwar interessanterweise auf aggressive Verhaltensweisen *innerhalb* sozialer Gruppen seitens einer Mehrheit gegenüber einzelnen oder wenigen Individuen. Mobbing lässt sich in diesem Kontext als systematische Ausgrenzung aus der Gemeinschaft und gezielter Entzug sozialer Achtung beschreiben und steht im Zusammenhang mit anderen aggressiven Verhaltensstrategien wie Bullying, Dissing, Ghosting[3] oder Cybermobbing. Das Phänomen und seine Folgen für die psychische und soziale Gesundheit der betroffenen Menschen erhält mittlerweile internationale Aufmerksamkeit, und das Verständnis für entsprechende Maßnahmen wächst in unserer Gesellschaft.[4] Auch in der systemischen Literatur sind viele Hinweise auf das zunehmende Mobbingproblem zu finden, mit wenigen Ausnahmen (Wyrwa 2012) werden sie aber kaum theoretisch vertieft.

Mobbing findet in Schulklassen und am Arbeitsplatz statt, gelegentlich auch in der Familie und im Bekanntenkreis. In den letzten Jahren werden neben diesen Formen der Interaktion unter Anwesenden zunehmend die digitalen Medien zum Ort von Mobbing. Herab-

---

2 »Hassen« bezieht sich hier nicht auf die uns bekannte Emotion des Hasses, sondern ist der vogelkundliche Fachbegriff zur Bezeichnung eines kollektiven Angriffs durch Vögel auf andere Vögel.

3 Unter *Bullying* versteht man Tyrannisieren, vornehmlich in der Schule, unter *Dissen* »Verächtlichmachen«, Schmähen; *Ghosten* bedeutet, Nachrichten nicht zu beantworten und sich für den anderen gewissermaßen unsichtbar zu machen.

4 Siehe https://www.who.int/home/search-results?indexCatalogue=genericsearchindex1undsearchQuery=mobbingundwordsMode=AnyWord [21.05.2025].

setzung und Beschämung in der Öffentlichkeit des Netzes markieren das unentrinnbare Drama des Cybermobbings.

In der Öffentlichkeit wird das Mobbingphänomen überwiegend auf ein Geschehen zwischen Tätern und Opfern reduziert. In diesem Beitrag geht es darum, systemische Perspektiven für die Beschäftigung mit diesem wichtigen Thema fruchtbar zu machen, die der Komplexität des Phänomens gerecht(er) werden und eine differenziertere Betrachtungsweise ermöglichen, ohne die Verantwortung der mobbenden Personen für ihr Handeln zu verwischen.

1.1 Zugehörigkeit und Anerkennung: Zentrale Bausteine sozialen Miteinanders

Ein systemischer Blick auf Mobbing, der nicht auf einer linearen Täter-Opfer-Perspektive basiert, versucht Mobbing als spezifische Interaktionsform zwischen Mitgliedern sozialer Systeme zu verstehen. Die Wirkungsmacht von Mobbing besteht unseres Erachtens darin, an basalen Motiven anzusetzen, die jeder Sozialität zugrunde liegen: den Bedürfnissen nach Zugehörigkeit und Anerkennung bzw. sozialer Achtung (Catherall 2022). Das gilt nicht nur für Humansysteme, sondern generell für alle Säugetiere, die in sozialen Verbänden leben. Ohne die Zugehörigkeit zu einer sozialen Gruppe oder Gemeinschaft sind sie (zumindest am Lebensbeginn) nicht überlebensfähig. Die Bindungsforschung hat hinreichend untersucht, wie Bindungsverhalten (Rückversicherung von sicherheitsspendender Zugehörigkeit) in Stresssituationen aktiviert wird bzw. wie der Verlust von Zugehörigkeit (oder die Angst davor) und dem damit verbundenen Schutz massiven Stress auslöst. Die Bedrohung des Zugehörigkeitserlebens oder der tatsächliche Verlust durch Ausstoßung von der Gruppe geht fast zwangsläufig mit einer Beeinträchtigung emotionaler Sicherheit und gesteigerter Vulnerabilität aufseiten der Betroffenen einher. Auch wenn aufgrund von biologischen und psychischen Reifungsprozessen keine unmittelbare physische Abhängigkeit vom Sozialsystem mehr besteht und sich Zugehörigkeitserfahrungen auf unterschiedliche soziale Systeme (Partnerbeziehung, Familie, Freundeskreise, Organisationen, Interessengemeinschaften etc.) verteilen, bleibt die Sicherheit eigener Identitätserfahrungen sachlich, zeitlich und sozial an Zugehörigkeiten gekoppelt.

Die Dynamik in sozialen Systemen ist nicht nur durch die Regelung von Zugehörigkeit bestimmt, sondern auch durch Statushierarchien, die den Mitgliedern jeweils einen bestimmten Platz im System zuweisen. Die Regulierung von Achtung oder Missachtung entlang bestimmter systemspezifischer Werte (körperliche oder sexuelle Attraktivität, Wissen, Erfahrung, Fähigkeiten, Sozialverhalten etc.) ist dabei ebenfalls nicht auf Humansysteme beschränkt.

Rangordnungen finden sich bei allen in Gruppen lebenden Lebewesen und schützen die Gruppe vor eskalierenden internen Konflikten. Vor diesem Hintergrund kann man *Mobbing als systematischen Entzug sozialer Achtung* beschreiben. Zugehörigkeits- und Anerkennungsmotive sind insofern miteinander verkoppelt, als Achtungsentzug (etwa durch Unterwerfung oder Selbstentwertung, d. h. durch Annahme der Opferrolle) akzeptiert werden kann, um Zugehörigkeit zu sichern. Im günstigeren Fall kann umgekehrt auch Zugehörigkeit aufgegeben werden, um die Selbstachtung aufrechtzuerhalten, was aber ein relativ autonomes und stabiles Selbstkonzept voraussetzt.

1.2 Ausflug in die Pferdewelt

In diesem Buch geht es um Mobbing als Phänomen in Humansystemen. Gleichwohl zeigt sich die Universalität von Mobbing in Sozialsystemen sui generis, wenn wir einen Blick auf andere Säugetiere werfen. Dabei offenbart sich, dass Mobbing eben nicht nur – wie bei Lorenz beschrieben – als Angriffsverhalten eigentlich unterlegener Tiere in Erscheinung tritt.

Rangordnungen der Tierwelt rund um das Fressen und die Paarung oder als soziale Ordnung der Stärkeren oder Dominanteren über die Schwächeren oder sich Unterwerfenden kennen wir alle aus Dokumentarfilmen oder eigenen Beobachtungen. Wer hat nicht schon das Rangeln der zahlreichen Welpen um die wenigen Zitzen der Mutter beobachtet? Oder die Pferdebewegungen in einer Herde mit zwei Heuraufen[5]: In einer Zusammensetzung von zirka fünfzehn Pferden, bunt gemischt nach Alter, Rasse und Geschlecht in einem umzäunten Areal werden die Rangpositionen perfekt beobachtbar. Sie werden penibel von oben nach unten festgelegt und präzise eingehalten. Kommt ein

5 Fütterungsgestellen.

neues Mitglied in die Herde oder geht ein altes weg, dann wird die Rangordnung neu bestimmt.

Es ist interessant, wie Pferdeherden untereinander bleiben und andere quasi ablehnen, vor allem wenn es sich dabei um vereinzelte Individuen handelt. Außenseiter sind schnell sichtbar. Sie stehen abseits, trauen sich nicht an die Heuraufe und machen einen großen Bogen um die ranghöheren Tiere. Manch ein Einzelgänger hält die Herde nicht aus und versucht ihr zu entkommen, indem er über den Zaun springt. Ein anderes Pferd wiederum bewacht den Trinktrog für den herdenältesten Wallach: Der darf so viel und so lange trinken, wie er will!

Wie wir hier sehen können, stellt die Regulation von Zugehörigkeit und Status ein evolutionäres Erbe dar, das sich interaktiv entwickelt und nicht an symbolische Kommunikation gebunden ist. Systemisch relevant ist zudem Folgendes: Die Rangpositionen innerhalb der Herde verändern sich in Abhängigkeit davon, in welchem Maße und auf welche Weise die Pferde von ihren Besitzer:innen besucht, geritten, gestreichelt und geputzt werden. Mit zunehmender Zuwendung ihrer Besitzer:innen steigen sie in der Ranghierarchie auf. Hat man dagegen keine Zeit für sein Pferd, fällt es in der Rangordnung.[6]

Hier kommt der systemische Fokus ins Spiel: Die Beachtung bzw. Zuwendung, Pflege, Bindung, Fürsorge – nennen wir es die Liebe für das Tier (als spezifische Form der Wertschätzung und Achtung) – verändert die Position des Pferdes in seiner Herde! Fast könnte man denken, dass das »geliebte« Pferd selbstbewusster auftritt und damit dominiert. So gesehen wäre die Allzwecklösung für das Phänomen des Mobbings: Liebe hilft auf jeden Fall in jeder Situation. Aber so einfach ist es nicht! Denn in manchen Herden gibt es z. B. ein gemobbtes Pferd, welches sich nicht aus der entfernten Ecke heraus bewegen darf, egal was Besitzer:innen mit ihm tun. Dieses Pferd muss warten, bis der Rest der Pferde anderweitig abgelenkt ist, damit es zur Heuraufe kommt. Denn auch die Rangniederen helfen den Ranghöheren dabei, dieses eine Pferd vom Futter abzusondern. Offenbar finden wir auch hier Akzeptanz geringer Statuspositionen, um die Zugehörigkeit zur Herde zu sichern.

Was geht in einer Pferdeherde vor sich, dass es solche Außenseiter gibt? Und was geschieht in einer anderen Herde Besonderes,

6 Diese Beobachtung machte die Autorin (C. A.), Freizeitreiterin und Besitzerin einer alten Stute, in ihrem Offenstall über Jahre immer wieder. Es gibt dazu Videoaufzeichnungen, die bei Seminaren gezeigt werden.

in der trotz klarer Rangpositionen kein Pferd ausgegrenzt wird? Mitbestimmende Faktoren sind der vorhandene Raum und die Verteilung von Heu, Alter und Geschlecht der Tiere, in diesem Fall die Verteilung von Stuten und Wallachen. Aber auch in der vermeintlich friedfertigen Herde kann es Feindseligkeiten zwischen zuerst zwei und dann mehreren Tieren geben, unabhängig von Futterneid oder Paarungswünschen.

In der Interaktion innerhalb einer Herde können wir auch ein weiteres systemisches Phänomen beobachten: Ein bestimmtes Ordnungsmuster bildet sich spontan und zufällig heraus und stabilisiert sich dann durch seine Eigendynamik für eine bestimmte Zeit, bis es von selbst wieder verschwindet. So fühlt sich ein Pferd am Weg behindert oder eingeengt und schlägt aus. Das nächste spürt die Hufe und beißt das nebenstehende in den Hintern. So wandert die Welle der Aggression weiter, die Gestalt der Herde verformt sich und findet sich nach einigem Hin und Her in neuer Form wieder. Jedes Pferd wehrt sich auf seine rangentsprechende Weise. Erst allmählich stellt sich wieder Frieden ein, und man lässt sich in Ruhe. Die Beobachtung solcher faszinierenden Dynamiken über einen längeren Zeitraum könnte man als »adäquates, rangorientiertes Verhalten in der Pferdewelt« beschreiben, oft mit einem zufälligen Anfang und einem zufälligen Ende, ähnlich wie eine Welle, die sich am Strand ausläuft, bis eine neue Welle kommt, welche den Rücklauf des Meeres teilweise aufhält.

Diese Bewegungsmuster resultieren aus Störungen oder Unterbrechungen der normalen Bewegungsvorgänge im System der Herde und entwickeln eine kurzzeitige Eigendynamik, die aber nach einiger Zeit durch ein neues funktionales Bewegungsmuster abgelöst wird.

Hermann Haken hat anhand vieler Beispiele aus Physik, Chemie und Biologie zeigen können, wie sich in dynamischen Systemen spontan Ordnungsübergänge vollziehen, ohne dass eine ordnende äußere Kraft einwirkt (Haken 1980). Bei Fortfall der dafür erforderlichen Randbedingungen kann sich das zustande gekommene Muster, wie wir es bei der Pferdeherde gesehen haben, ebenso schnell wieder auflösen. Auch wenn Mobbinginteraktionsmuster in anderen sozialen Systemen sich womöglich auf ähnliche Weise zufällig konstellieren, scheint ihr Charakteristikum darin zu liegen, dass ihre destruktive Dynamik als »neuer Ordnungszustand« durch die Folgeinteraktionen stabilisiert und auf Dauer gestellt wird.

1.3 Systemische Erklärungskonzepte

Nachfolgend werden einige zentrale Konzepte der Systemtheorie bzw. des systemischen Denkens in Bezug zum Phänomen des Mobbings gesetzt, ohne damit den Anspruch einer eigenständigen Systemtheorie des Mobbings zu erheben. Wir hoffen aber, einige Hinweise und Anschlussmöglichkeiten für eine weitere theoretische Befassung mit diesen Phänomenen geben zu können.

Die Operation der *Unterscheidung* ist eine zentrale Theoriefigur der Systemtheorie, indem sie die Existenz und Identität von Systemen überhaupt erst konstituiert. Systeme bilden sich Niklas Luhmann zufolge bekanntermaßen durch ihre Differenzierung von einer spezifischen Umwelt. Dabei ist diese Grenzziehung keine statische, sondern eine dynamische und operative Leistung des Systems selbst. Zentraler Bezugspunkt für theoretische Analysen ist daher nicht die Einheit des Systems, sondern seine Differenz zu dem, was es nicht ist. Zugehörigkeit ist aus dieser Perspektive nicht möglich ohne die Gleichzeitigkeit von Nicht-Zugehörigkeit, das Eingeschlossene nicht ohne das Ausgeschlossene.

Luhmann stützt sich dabei auf die fundamentale Theorie der Unterscheidung, die von George Spencer-Brown in seinem Werk *Laws of form* (Spencer-Brown 1971/1997) entwickelt wurde.[7] Jede Beobachtung eines Gegenstands, jede Wahrnehmung, jeder Denkvorgang basiert für Luhmann auf Unterscheidungen: Jede Unterscheidung markiert eine Grenze, die einen (Wahrnehmungs-)Raum in zwei Teile teilt, einen markierten (und entsprechend benannten) und einen unmarkierten Raum.[8] Auch wenn die reine *Form* der Unterscheidung (als logische Operation) beide Seiten in eine symmetrische Position zueinander bringt, läuft ihre praktische Umsetzung, sobald die Form also mit einem Inhalt gefüllt wird, auf eine Asymmetrie der unterschiedenen Seiten hinaus. Wie Spencer-Brown betont, muss jeder Unterscheidung ein Motiv zugrunde liegen, das dem Unterschiedenen einen Wert zumisst. Gemäß Luhmann wird damit ein »Präferenzgefälle« konstituiert (zit. nach Röhl 2021). Die Einheit eines Zusammenhangs bezieht sich also nicht auf die markierte Seite der Unterscheidung, sondern immer auf beide Seiten

7 Auf die Relevanz von Luhmanns Theorie sozialer Systeme und seiner Befassung mit Exklusionsphänomenen gehen wir in Abschnitt 1.7 ausführlicher ein.
8 Gemeint ist hier nicht der physische, sondern der metaphorisch gedachte Raum.

der Unterscheidung zugleich, wenngleich die Markierung (d.h die Hervorhebung) der einen Seite festlegt, was dann als unmarkierter Raum aus der Unterscheidung resultiert.

Im Gegensatz zu rein kognitiven Unterscheidungen (etwa bei Prozessen der Selektion, Aufmerksamkeitsfokussierung und bei Entscheidungen im Bereich sachlicher Sinnproduktion) sind *Unterscheidungen im Bereich der moralischen Kommunikation* folgenreich für die Regulation sozialer Beziehungen. In sozialen Systemen – seien es Gruppen, Organisationen, Schulklassen, Teams o. Ä. – ergeben sich zwangsläufig Differenzierungen aus Unterscheidungen, die die Akteure im System vornehmen und entlang denen Dissenskommunikation bis hin zu konflikthaften Auseinandersetzungen möglich wird, *ohne* dass damit die Einheit der Unterscheidungen infrage gestellt werden müsste. In diesem Sinne sind Unterschiede und Differenzierungen in sozialen Systemen grundsätzlich als *Ressourcen für Entwicklungsprozesse* anzusehen und zu begrüßen.

In Mobbingprozessen werden dagegen Unterscheidungen wie »zugehörig/nicht zugehörig«, »normal/anormal« oder »wertvoll/wertlos« auf ausgrenzende Weise eingesetzt. Das Mobbingopfer wird systematisch auf der »falschen« Seite der Unterscheidung verortet und dadurch aus dem sozialen System ausgeschlossen. Diese Unterscheidungen sind weder neutral noch fluide, sondern wertgeladen und identitätsstiftend, also zeitstabil. Sie dienen nicht nur der Abgrenzung, sondern auch der *Selbstdefinition von Tätern*: Durch die Markierung des Opfers als »anders« oder »minderwertig« wird gleichzeitig die eigene Identität als »normal« oder »wertvoll« konstruiert. Die Einheit des Systems wird für die eigene Seite der Unterscheidung in Anspruch genommen, die andere Seite wird zugleich als systemfremd exkludiert. Hier haben wir es also mit destruktiven Unterscheidungen zu tun. Diese können letzten Endes dramatische Folgen in erster Linie für die von Mobbing Betroffenen, letzten Endes aber für das gesamte Sozialsystem haben.

1.4 Gregory Bateson: Zirkularität, Schismogenese und Unterschiede, die Unterschiede machen

So wie beide Seiten der Unterscheidung in ihrer Existenz wechselseitig aufeinander angewiesen sind, so postulieren Vertreter systemischer Theorien, dass es in biologischen, psychischen und sozialen Systemen auch keine einseitigen Ursache-Wirkungs-Verhältnisse gibt. Stattdessen haben wir es immer mit zirkulären Wechselwirkungszusammenhängen zu tun. Alle Elemente eines Systems beeinflussen sich also gegenseitig, auch wenn die Einflussgrößen aufgrund ihrer Unterschiede in Beschaffenheit und Ressourcen meist mehr oder weniger asymmetrisch verteilt sind.

In der einschlägigen Literatur über Mobbing finden wir jedoch häufig Erklärungsmodelle auf der Basis linearer Ursache-Wirkungs-Beziehungen mit entsprechend einseitigen Täter- bzw. Opferzuschreibungen. In der Tat sind Mobbingbeziehungen oft durch massive Machtgefälle charakterisiert. Systemisch-kybernetische Ansätze lehnen solche einseitigen Ursache-Wirkungs-Modelle für die Beschreibung von Interaktionssystemen aber ab, weil sie die Komplexität von dynamischen Systemen unzulässigerweise auf eine lineare zeitliche Abfolge reduzieren. Dagegen stellt die Idee der Zirkularität »das fundamentale Prinzip kybernetischen Denkens« dar (Foerster u. Pörksen 1998, S. 76).

Auch für Gregory Bateson, der zu den wichtigsten Wegbereitern systemischen Denkens zählt, ist Zirkularität eine dominante Form in Gesellschaft und Natur, bei der alle Organisationsprozesse durch gegenseitiges kausales Feedback miteinander verbunden sind. So ist für ihn alles in der Welt letztlich mit allem anderen durch ein komplexes Muster interaktiver Schleifen verbunden, die nie wirklich einen Anfang oder ein Ende haben (Bateson 2006, S. 589):

> »Wenn man irgendetwas im menschlichen Verhalten erklären oder verstehen will, dann hat man es im Prinzip immer mit totalen Kreisläufen, vollständigen Kreisläufen zu tun. Das ist der Grundgedanke der Kybernetik. Das elementare kybernetische System mit seinen Nachrichten in Kreisläufen ist in der Tat die einfachste Einheit des Geistes; und die Umwandlung eines Unterschiedes, der sich in einem Kreislauf fortpflanzt, ist die elementare Idee«.

Daher können wir diese Zusammenhänge nie vollständig, sondern immer nur teilweise und vorläufig wahrnehmen. Jede Wahrnehmung (oder Handlung) trifft damit eine Unterscheidung, die diese Zusammenhänge auseinanderreißt und ggf. als Kausalbeziehungen interpretiert. Watzlawick hat für dieses Phänomen den Begriff der *Interpunktion* als subjektive Setzung von Anfangs- und Endpunkten in Kommunikationsabläufen eingeführt, womit die Beteiligten festlegen, welche Ereignisse als Ursache und welche als Folge gelten.

Zirkularität im Hinblick auf das Phänomen Mobbing bedeutet, dass alle Beteiligten in einem Mobbingsystem durch ihre Wahrnehmungen und Handlungen Anschlusshandeln, Intensität und Richtung der Systemdynamik wechselseitig beeinflussen. Die Involviertheit aller Beteiligten und die Abkehr von unilinearen Kausalmodellen bedeutet dabei keinesfalls – wie Kritiker:innen des systemischen Ansatzes manchmal vorbringen – die Umverteilung von Schuld oder Verantwortung für das Mobbinghandeln auf die von Mobbing Betroffenen. Schuld als vergangenheitsgerichtetes Konzept und Verantwortung als zukunftsgerichtetes Konzept sind moralische Kategorien, die bei allen Formen von Machtmissbrauch angemessen sein können, aber zur Beschreibung von Systemdynamiken zwangsläufig unterkomplex bleiben.

Interessant ist die Verbindung des Unterscheidungsbegriffs mit dem Begriff der *Information* bei Bateson insofern, als dass der *Beobachter* (und Unterscheider) derjenige ist, der die Information erzeugt. Für Bateson existiert Information nur, wenn zwei Aspekte erfüllt sind: Es muss einen Unterschied zum bestehenden Zustand (eine Veränderung in der Umgebung) geben, und jemand muss diesen Unterschied wahrnehmen, der für diese Person eine Bedeutung hat (Bateson 1981, S. 582; Hervorh. im Orig.):

> »Was wir [...] mit Information meinen – die elementare Informationseinheit – ist ein *Unterschied, der einen Unterschied ausmacht,* und er kann einen Unterschied machen, weil die Nervenbahnen, auf denen er reist und kontinuierlich transformiert wird, ihrerseits mit Energie versorgt werden.«

Die Information liegt also nicht in einer außerhalb des Beobachters liegenden Realität, sondern in dessen Unterscheidungsaktivität selbst. Damit verknüpft Bateson Information untrennbar mit mentalen Prozessen und Bedeutungszuschreibungen. Wenn Mobbing ein Unterschied ist, der einen Unterschied ausmacht, so stellt sich die Frage, wie gut wir ein bestimmtes Verhalten von anderem abgrenzen können, als wie ausgeprägt wir es wahrnehmen müssen und wie lange dieses Verhalten andauern muss, damit wir es Mobbing nennen. Wir haben es hier also mit den zentralen Fragen sozialer Wirklichkeitskonstruktionen zu tun, die wieder unterschiedlich ausfallen können in Abhängigkeit von den Beobachterpositionen und den gesellschaftlichen (sozialen, rechtlichen oder kulturellen) Kontexten, in denen sie sich entwickeln. Das Gleiche gilt auch für soziale Interventionen. Wenn diese wirken sollen, müssen sie für das Interventionssystem einen Unterschied darstellen, der einen Unterschied macht. Für jemanden, der nicht sanktionierbar ist, haben Sanktionen keinen Informationswert!

In den 1930er-Jahren entwickelte Bateson das Konzept der *Schismogenese*[9] im Zuge seiner ethnografischen Feldforschung bei der ethnischen Gruppe der Iatmul auf Neuguinea. Unter Schismogenese versteht er »einen Prozess der Differenzierung in den Normen des individuellen Verhaltens [...], der sich aus der kumulativen Interaktion zwischen den Individuen ergibt« (Bateson 1958 [1936], S. 175 [Übers.: T. L.]). Das Konzept beschreibt, wie sich gegensätzliche soziale Verhaltensmuster oder kulturelle Normen zwischen Gruppen entwickeln und verstärken können. Bateson beobachtete zwei grundlegende Formen von Schismogenese, die den von ihm identifizierten basalen komplementären bzw. symmetrischen Beziehungstypen entsprechen:[10]

- Bei der *komplementären Schismogenese* verstärken sich zwei kontrastierende Verhaltensweisen wechselseitig in Richtung einer Vergrößerung der Differenz. Typische Beispiele hierfür sind Beziehungsmuster wie Herrschaft/Unterwerfung, Unterstützung/Abhängigkeit, Exhibitionismus/Voyeurismus etc. Bateson erkannte, dass diese Verhaltensmuster als Bestandteil eines umfassenden »Beziehungsspiels« verstanden werden müssen.
- Die *symmetrische Schismogenese* beschreibt Bateson als Form von Interaktionen, bei welchen sich die Interaktionspartner auf gleiche Weise verhalten und im Falle einer Konkurrenz- oder Konfliktsituation in eine Eskalation geraten. Typische Beispiele hierfür sind Konkurrenzen, Rivalitäten oder auch Aufrüstungsspiralen zwischen den Nationen.

Schismogenese ist also ein Phänomen, bei der die Steigerung des Verhaltens beider Interaktionspartner durch positive Rückkoppelungen im Sinne eines »mehr desselben« in eine Eskalationsspirale führt.

9 Der Begriff Schismogenese setzt sich zusammen aus Schisma (gr. für »Entzweiung, Spaltung«) und Genesis (gr. für »Entwicklung/Entstehung«).

10 Beide Beziehungstypen sind nicht grundsätzlich in sich problematisch, sondern können durchaus stabil sein. Spaltungsprozesse ergeben sich erst aus der Verhaltensverstärkung und der daraus resultierenden problematischen Eigendynamik des Systems.

Auch hier ist wichtig, die Schismogenese zunächst als reine *Form*, oder – wie Bateson wahrscheinlich bevorzugen würde – als *Muster* zu betrachten, das sich auch ohne bewusste oder intentionale Verhaltensstrategien einstellen kann. Eskalation ist aus dieser Perspektive nicht immer das Ergebnis schlechter Absichten. Auch Unterlassung oder Passivität im Handeln kann Teil einer Eskalationsdynamik sein, deren Eigendynamik den Ausstieg zunehmend erschwert.

Die sich steigernde *Opfer-Täter-Dynamik*, die bei Mobbing regelmäßig anzutreffen ist, lässt sich mit dieser Begrifflichkeit als komplementäre Schismogenese beschreiben, in der sich ein zirkulärer Prozess fortlaufend wiederholt, ohne einen Ausweg in eine neue Dynamik zu bieten. Unter Umständen kann aber auch ein Übergang von einer komplementären in eine symmetrische Schismogenese erfolgen, wenn gemobbte Personen ihrerseits zur Tat gegen Mobbende schreiten.

Batesons Betonung zirkulärer Kausalität ermöglicht es, *Mobbing als sich selbst verstärkenden Prozess* zu verstehen. Anfängliche kleine Unterschiede in der Interaktion können durch positive Rückkopplung verstärkt werden und zu eskalierenden Konflikten führen. Dies erklärt, warum Mobbingprozesse oft eine Eigendynamik entwickeln, die mit den ursprünglichen Auslösern nicht mehr viel zu tun hat. Die zirkuläre Perspektive überwindet simplifizierende lineare Erklärungsmodelle, die entweder die Täter (als »böse« oder »aggressiv«) oder die Opfer (als »schwach« oder »anders«) als Schuldige ausmachen. Stattdessen wird der Fokus auf die Interaktionsmuster und Kommunikationsprozesse gerichtet, die Mobbing ermöglichen und aufrechterhalten, und die Verantwortung aller Beteiligten für ihr eigenes Handeln betont.

Für die Wahrnehmung und Beschreibung von Mobbingsystemen seitens der Beteiligten wie auch seitens außenstehender Beobachter gilt, was schon in Abschnitt 1.3 über Unterscheidungen gesagt wurde: Die Markierung eines Phänomens als Mobbing unterscheidet den Raum in Mobbing und Nicht-Mobbing, was eine nicht unproblematische Reduzierung von Komplexität mit sich bringen kann. Andere Unterscheidungen (Ressourcen, Kontext, Systemgeschichte, emotionale Verbindungen etc.), die für mögliche Veränderungen der Situation genutzt werden können, werden damit im ungünstigen Fall ausgeblendet.

Aus einer Batesonschen Perspektive ließen sich folgende mögliche *Lösungs- bzw. Interventionsstrategien* benennen:

- *Einführung negativer Rückkopplungen:* Stabilisierung des Systems durch Mechanismen, die der eskalierenden Dynamik entgegenwirken
- *entgegenwirkende kumulative Interaktionen:* Etablierung alternativer Interaktionsmuster, die die Eskalation durchbrechen und positive Beziehungsmuster fördern
- *Nutzung integrierender Faktoren:* Einsatz kultureller Praktiken oder sozialer Rituale, um schismogenetische Prozesse zu neutralisieren
- *bewusste Metakommunikation:* explizites Ansprechen der Kommunikationsmuster und Beziehungsdynamiken, um Konflikte bewusstzumachen und zu unterbrechen
- *Förderung kooperativer Verhaltensmuster:* bewusste Unterstützung von reziproken und kooperativen Interaktionen als Gegengewicht zu eskalierenden Prozessen
- *Berücksichtigung des größeren Kontexts:* Einbeziehung des sozialen, kulturellen und systemischen Umfelds, um die Dynamik umfassend zu verstehen und zu beeinflussen.

Diese Lösungsmöglichkeiten bilden die Grundlage für ein *Lernen zweiter Ordnung*. Gregory Bateson beschreibt mit Lernen II eine höhere Ebene des Lernens, die auch als Deutero-Lernen oder Lernen-Lernen (Lernen zu lernen) bezeichnet wird. Es handelt sich dabei um metakognitives Lernen, das auf den Erfahrungen von Lernen I (klassische und operante Konditionierung) aufbaut: Während Lernen I die Anpassung von Reaktionen auf spezifische Reize umfasst, geht es bei Lernen II um die Fähigkeit, Muster und Kontexte hinter diesen Lernprozessen zu erkennen und zu interpretieren.

Lernen zweiter Ordnung fördert eine Form der Reflexion, die den Kontext im mehrfachen Schleifenprozess miteinschließt. Dazu ein Beispiel aus dem Mobbingbereich: Die Gruppe, die mit dafür verantwortlich ist, dass ein Schüler zum Außenseiter geworden ist, reflektiert den eigenen Prozess der Mitverantwortung und darüber hinaus die Eigenschaften der gemobbten Person, die den Mitgliedern der Gruppe »merkwürdig« vorkommen. Beispielsweise im Kontext der Kultur, der Migrationsgeschichte, der Krankheit etc., wird die »Merkwürdigkeit« neu interpretiert und in das eigene Erleben der Mitglieder integriert. Auf dieser Basis kann die Gruppe dem Opfer anders begegnen. Die gemobbte Person muss die neue Kontaktaufnahme seitens der Mitglieder der Gruppe verstehen lernen und sich ihrerseits daran anpassen. Die Eskalation der Gegensätze löst sich auf.

1.5 Rangordnung und Gruppendynamik

Das Schismogenesekonzept bezieht sich auf die symmetrischen oder asymmetrischen Verhaltenseskalationen zwischen zwei Protagonisten, Gruppen oder Systemen, beschreibt also eine dyadische Struktur. Betrachten wir Mobbingsysteme, so haben wir es jedoch in der Regel mit einer Mehrzahl von Protagonisten zu tun. In die Interaktion zwischen Mobber und Mobbingopfer sind also weitere Positionen involviert. So können mehrere Mobber zusammenwirken oder miteinander um die Führungsrolle konkurrieren, sich auf die Unterstützung willfähriger Helfer (die Statusgewinne in der Gruppe wittern) oder unfreiwilliger Helfer verlassen (die die Angst um Statusverluste antreibt), es gibt unterstützende und passive Publikumsrollen sowie heimliche oder offene aktive Unterstützer der von Mobbing Betroffenen. Nicht zuletzt ist die Umwelt des Mobbingsystems in Form z. B. der Organisation und Hierarchie von großer Bedeutung: als Publikum, als Verstärker oder als intervenierende Kraft.

In Humansystemen kommt formellen wie informellen Rangordnungen immer eine wichtige Rolle zu, für die Systemintegration ebenso wie für die Regulation konflikthafter Dynamiken. Raoul Schindler (Schindler 1957) entwarf schon in den 1950er-Jahren ein heute noch nützliches *Rangmodell für die Dynamik von Gruppen*, dass sich auch auf Mobbingkontexte übertragen lässt. Einschränkend muss man hinzufügen, dass es sich bei Schindlers empirischen Erfahrungen um klinische Gruppentherapien handelte, in denen keine klar zugewiesenen Rollen und Verpflichtungen wie etwa bei Mitgliedern einer Schulklasse oder eines Organisationsteams existieren, sondern deren Teilnehmer ihre gruppendynamischen Positionen spontan miteinander entwickeln müssen. Schindler beschrieb seine Beobachtungen auch nicht vor einem systemischen, sondern vor einem tiefenpsychologischen Hintergrund. Dennoch sind seine Erkenntnisse auch im systemischen Feld durchaus fruchtbar gemacht worden (König 2010; Simon 2017; Wimmer 2007).

Schindler beschreibt vier Positionen in der Gruppe, die sich in Verlauf der Gruppenfindung herausbilden:

- Die *Alphaposition* gebührt der sich als Führer der Gruppe ausweisenden Person, sie agiert und repräsentiert die Gruppe nach außen, muss sich aber ständig der Gefolgschaft der Gruppe vergewissern.
- Die *Betaposition* steht für einen neutralen Experten, der die Interessen der Gruppe kennt, sachliche Argumente liefert und seine Autorität durch seine Leistung, nicht in erster Linie durch seine Persönlichkeit legitimiert.
- Die *Gammaposition* charakterisiert die Gefolgschaft von Alpha. Sie ermöglicht anonyme Mitgliedschaft, ein Eintauchen in die Kollektivität, die von der eigenen Verantwortungsübernahme befreit und die Identifikation mit dem Führer ermöglicht.
- Schließlich stellt die *Omegaposition* den Gegenpol zur Alphaposition dar. Sie repräsentiert gewissermaßen den Außenseiter, Fremden oder gar Feind der Gruppe. Gruppenneulinge, schwächere oder ängstlich-unsichere Mitglieder sind für diese Positionen prädestiniert. Omega »entwickelt jene Eigenschaften, die dem Gegner wirklich oder in der Vorstellung der Gruppe zukommen, ohne allerdings über dessen Machtmittel zu verfügen. So muss er notwendig in der Auseinandersetzung versagen, worin ja offenbar auch seine gruppendynamische Bedeutung liegt« (Schindler 1957). Alltagssprachlich ist diese Position als »Sündenbock« bekannt.

Schindler[11] gebührt auch die Feststellung, dass eine *»reife« Gruppe* jene ist, die sich gefunden und definiert hat, ohne Außenseiter zu brauchen, während eine *unreife Gruppe* der Omegaposition bedarf, um die eigenen Unsicherheiten auf die Außenseiterposition projizieren zu können. Das Konzept von Omega als Sündenbock für ungelöste Irritationen in einer Gruppe ist mit der Rolle des identifizierten Patienten verwandt, der für die Konfliktumleitung in seiner Familie steht (Minuchin 1997). So wie die Familientherapie sich des Themas Ausgrenzung von Sündenböcken in klassischer Weise annimmt, bietet der aus der Familientherapie weiterentwickelte systemische Blick auf

11 Raoul Schindler gilt als einer der Begründer des Psychotherapiegesetzes in Österreich. Seine Verquickung von Familientherapie und Gruppendynamik bleibt ein Vermächtnis, das durch den Ausbildungsanbieter »Österreichische Arbeitsgemeinschaft für Gruppentherapie und Gruppendynamik« (ÖAGG), der auch systemische Familientherapie anbietet, vertreten wird.

das Phänomen Mobbing Erklärungsmodelle für dessen Entstehung und Bearbeitung.

Das Bild der »unreifen Gruppe« ließe sich systemisch übersetzen als soziales System, das weder ausreichende Komplexität noch Differenzierung zulassen kann, sondern die eigene Identität durch Festlegung von Zuschreibungen, einseitigen Wahrheiten und damit verbundenen Ausgrenzungen herstellen und verteidigen muss.

Das konstruktivistische Postulat der Beobachterabhängigkeit, der Fluidität von »Wahrheiten« und der Differenzierung von Wirklichkeitskonstruktionen als Verhältnisse von »mehr oder weniger« statt von »entweder/oder« lässt sich dagegen offensichtlich eher in »reifen« Gruppenzusammenhängen realisieren. Wenn die duale Aufteilung von Wahrheit (ja/nein; schwarz/weiß; links/rechts) einer ständigen Verflüssigung und Neubildung von Realitäten weicht, verliert die Ausgrenzung von Individuen ihren Sinn und hat v. a. keinen Nutzen mehr für jene Parteien, welche die Macht über andere beanspruchen. Deshalb ist die zunehmende Flexibilität und Komplexitätserweiterung als Lernprozess der Garant, um Konfliktdynamiken bei Mobbingphänomenen zu bewältigen.

Batesons Annahmen, die eigene Beobachterrolle im Prozess des Erkennens müsse mitberücksichtigt werden und es ergäben sich erkenntnistheoretische Irrtümer, wenn die eigene (körperliche und damit auch geistige) Verhaftung in der Welt vernachlässigt wird (Nagel 2021), ist ein wichtiger Aspekt einer systemisch-konstruktivistischen Betrachtungsweise. Der damit verbundenen Selbstzerstörung als Grundtendenz der modernen westlichen Gesellschaft setzte er Weisheit, Demut und Liebe als ökologische Pfeiler eines konstruktiven Umgangs mit der Welt entgegen (ebd.). Damit kommt Bateson Maturanas Neologismen »Linguieren«, »Emotionieren« und »Konsensualisieren«, das sich dann zum »Konversieren« gestaltet, erstaunlich nahe (Maturana 1990). Das zeitgenössischere Konzept der relationalen Identität (Gergen 2009), das auf die Auflösung eines als stabil verstandenen Selbst abzielt und postuliert, dass jedes Selbst in den mit anderen geteilten Narrativen hergestellt und immer wieder neu konstelliert wird, unterstützt dasselbe systemische Leitbild: Identität wird erst in und mit der Zugehörigkeit zu Gruppen konstituiert.

Gergens radikalstes Postulat dazu lautet (Gergen 1991): Mich selbst gibt es ohne die anderen nicht! Bezieht man diese Erkenntnis auf Mobbingprozesse, so bedeutet Ausgrenzung nichts anderes als

Identitätsvernichtung:[12] Personen werden durch die Nicht-Zugehörigkeit ausgesondert, diskriminiert, ausgelöscht. Eine polarisierende, schnell vereindeutlichende Kommunikation schafft Fronten und verwehrt bestimmten Individuen die Zugehörigkeit. Allerdings können diese Individuen ihre Ausgrenzung mit ihren eigenen Kommunikationsangeboten auch mitbefördern und mitverantworten, wie sich aus den bereits beschriebenen Dynamismen ergibt.

Unterschiede bezüglich Sprache, religiöser Zugehörigkeit oder dem Aufwachsen in einer geeinten bzw. getrennten Familie oder die Mitgliedschaft in unterschiedlichen Organisationen sind alle zwangsläufig mit Identitätsfragen verwoben. Als Bedrohung der eigenen Identität führen sie leicht zu Konflikten. Nur das stetige Bemühen um Verständnis und um die Akzeptanz des anderen, das Schaffen von Verbindungen und Gemeinsamkeiten und eigenes Sich-Zurücknehmen können helfen, eine gute Balance zwischen Unterscheidung und Annäherung zu erreichen, ein Gleichgewicht, das Raum bietet und identitätsbewahrend wirkt.

1.6 Affektlogik und Mobbing

Eine systemische Betrachtung von Mobbingprozessen bliebe unvollständig, würde man sie vor allem auf die beobachtbaren Verhaltensmuster oder die damit verbundenen kognitiven Wirklichkeitskonstruktionen reduzieren. Luc Ciompi hat mit seiner Theorie der Affektlogik (Ciompi 1997) einen bedeutenden konzeptionellen Rahmen geschaffen, der wertvolle Perspektiven für ein systemisches Verständnis von Mobbing bietet. Er postuliert, dass das sensorisch-leibliche Erleben zentrale Bedeutung für Kognitionen, also für die Wahrnehmung von Unterschieden und Gemeinsamkeiten schlechthin, hat. Obwohl Ciompi keine explizite Mobbingtheorie entwickelt hat, lässt sich sein Konzept gewinnbringend auf dieses komplexe soziale Phänomen anwenden. Er postuliert, dass die kognitiven Interpretationen und Bewertungen der Beteiligten immer in einen emotionalen Kontext eingebettet sind, der die Wahrnehmung und das Verhalten maßgeblich beeinflusst. In Ciompis systemischem Modell fungieren Emotionen als entscheidenden Motoren bzw. Energielieferanten sozialer Systeme, während

12 Diese Erfahrung als existenzielle Vernichtungserfahrung beschreibt Wyrwa (2012) besonders eindrücklich.

Kognitionen als entscheidende strukturgebende Elemente wirken. Auf Mobbingprozesse angewandt, erklärt diese Funktion von Emotionen, warum diese eine solche Dynamik und Persistenz entwickeln können: Die emotionale Ladung treibt den Prozess an, während kognitive Deutungen und Narrative ihm Struktur und Richtung verleihen. Im Zusammenspiel entwickeln sich bestimmte »Fühl-Denk-Verhaltensprogramme«, die einer affektspezifischen Logik folgen. So spricht Ciompi etwa von einer Logik der Angst, der Wut oder einer Logik des Krieges bzw. des Friedens (Levold, von Schlippe u. Ciompi 2024).

Eine entscheidende Rolle für die Affektdynamik des Mobbings spielt der *Schamaffekt* als zentraler Regulator sozialer Beziehungen im Hinblick auf die eingangs erwähnten Aspekte Zugehörigkeit und Anerkennung in sozialen Beziehungen einerseits sowie als Regulator des Selbstwertgefühls andererseits (*Schamlogik*; vgl. auch Catherall 2022). Stolz (als selbstbestätigender Affekt und als Resonanz auf Anerkennung) und Scham (als selbstwertmindernder Affekt) liegen auf einer Achse sog. sozialer Affekte. Positive Selbstwertgefühle stellen einen zentralen Indikator für psychische Gesundheit dar. Mobbing zielt dagegen im Kern auf eine Verletzung des Selbstwertgefühls ab, was zu tiefgreifenden Schamgefühlen führen kann. Gleichzeitig ist das Mobbingverhalten für die Mobbenden selbst eine potenzielle Schamquelle, da auch sie abhängig von sozialer Akzeptanz bzw. Zustimmung sind, die kontinuierlich reproduziert werden müssen. *Schamangst* wird hier häufig in – leichter zu ertragende – Wut umgewandelt, was eine sich aufschaukelnde *Scham-Wut-Spirale* in Gang bringen kann, die eine deeskalierende Dynamik eher erschwert. Hinzu tritt das Phänomen der *Affektansteckung*, das eine Synchronisierung kollektiver gleichgerichteter Emotionen initiiert, die sich in erster Linie gegen die Mobbingopfer richten.

Die Fühl-Denk-Verhaltensprogramme in Mobbingsystemen lassen sich im Sinne einer »fraktalen Affektlogik« als selbstorganisierte Muster verstehen, die sich durch Feedbackschleifen selbst verstärken. So kann ein Initialkonflikt durch kleinere Fehler oder Missverständnisse eine emotionale Spannung (Angst, Wut) auslösen, die die Wahrnehmung aller Beteiligten kanalisiert. Die affektive Ladung (Scham, Ohnmacht) verfestigt zunehmend die kognitiven Deutungen und Zuschreibungen (»Du kannst nichts, bist nichts wert«/»Ich werde nie akzeptiert«) und führt zu Verhaltensmustern auf beiden Seiten, die sich in selbstbestätigender Weise chronifizieren.

Emotionen wie Scham oder Angst wirken als »Attraktoren«, die das System in einen dysfunktionalen Zustand ziehen. Kognitive Narrative (»Ich bin schuld«) bilden fraktale Muster, die sich auf allen Ebenen (individuell, teambezogen, organisational) wiederholen. Betroffene bringen dann unbewusst erlernte Bewältigungsmuster (z. B. Rückzug) aus anderen biografischen Bezügen in die konkrete Gruppensituation ein. Auch kollektive Emotionen können epidemieartig auf Teams übergreifen und biografische Konfliktmuster reaktivieren.

Aus dieser Perspektive erfordert das Durchbrechen der Mobbingspirale emotionale Entlastung und eine Bearbeitung von Scham- und Ohnmachtsgefühlen, eine kognitive Restrukturierung durch Aufdeckung und Klärung dysfunktionaler Denkmuster bei allen Beteiligten sowie systembezogene Veränderungen: Anpassung von Arbeits- und Gruppenstrukturen (z. B. klare Kommunikationsregeln), um affektive Eskalationen zu vermeiden.

1.7 Kommunikation und Exklusion

Das Besondere an der Theorie Niklas Luhmanns ist, dass für ihn soziale Systeme nicht aus Menschen bestehen, sondern aus Kommunikationen. Dies ist der Idee geschuldet, eine »reine« Theorie von Sozialität zu schaffen, bei der körperliche und psychische Vorgänge in der Umwelt der Systeme verortet werden. Soziale, biologische und psychische Systeme sind für Luhmann autopoietische Systeme, deren jeweiligen Systemoperationen selbstorganisiert aneinander anschließen. Damit werden soziale Systeme als Abfolge von kommunikativen Ereignissen konsequent verzeitlicht. Über Kommunikation wird die System-Umwelt-Grenze hergestellt und stabilisiert.

Neben »sonstigen Sozialsystemen« (wie Familien oder sozialen Bewegungen) fokussiert die Luhmannsche Systemtheorie vor allem Interaktionssysteme, Organisationen und die sog. gesellschaftlichen Funktionssysteme wie Wirtschaft, Recht, Politik etc. In einer funktional ausdifferenzierten Gesellschaft sind die Menschen nicht mehr – wie etwa noch in Stammesgesellschaften – als »ganze Personen« im sozialen System integriert, sondern qua Rollen und Teilhaberechten etwa als Zahlungsleister, Wähler, Hilfeempfänger usw. jeweiligen Funktionssystemen selektiv zugehörig. Entsprechend formuliert Luhmann (1997, S. 619):

> »Das Thema Sozialintegration wollen wir durch die Unterscheidung Inklusion/Exklusion ersetzen. Nach wie vor legen wir dabei die Systemreferenz ›Gesellschaft‹ zugrunde. Es geht also nicht um Zugang zu Interaktionen oder Organisationen.«

Die Besonderheit der *modernen Weltgesellschaft als Gesamtheit aller Kommunikationen* besteht darin, dass sie einerseits auf der Vollinklusion aller Gesellschaftsmitglieder basiert, andererseits aber systematische Ausgrenzungsprozesse hervorbringt. Luhmann erkannte, dass »eine funktional differenzierte Gesellschaft in der Lage ist, extreme Ungleichheiten in der Verteilung öffentlicher und privater Güter zu erzeugen und zu tolerieren« (zit. nach Kronauer 1998, S. 120). Die Exklusionsdifferenz verläuft dabei nicht zwischen Gesellschaft und Nicht-Gesellschaft, sondern innerhalb der Gesellschaft selbst. Relevant ist die Frage, was geschieht, wenn Individuen aus einzelnen Funktionssystemen herausfallen oder ausgeschlossen werden (etwa im Kontext von Armut oder Arbeitslosigkeit). *Exklusion* lässt sich also *als Maß der sozialen Nichtberücksichtigung von Personen in den Funktionssystemen* beschreiben.[13]

Die Frage nach der Übertragbarkeit dieser Konzeption auf Interaktionssysteme und Organisationen eröffnet wichtige theoretische und praktische Perspektiven für die Analyse sozialer Ausgrenzungsprozesse auf diesen Ebenen. Während Luhmann Exklusion primär als Außenseite funktionaler Differenzierung konzipierte, zeigen sich bei genauerer Betrachtung spezifische Mechanismen und Logiken der Exklusion auch in Interaktionen und organisationalen Kontexten, die einer gesonderten Analyse bedürfen.

Interaktionssysteme, die auf der »Kommunikation unter Anwesenden« beruhen (Kieserling 1999), sind durch die physische Präsenz von Akteuren charakterisiert und bilden ihre Systemgrenze über An-/Abwesenheit. Teams und Gruppen in Organisationen haben insofern einen Doppelcharakter, als sie sowohl Strukturelemente der Organisation als auch Interaktionssysteme darstellen. Diese fundamentale Logik unterscheidet *Interaktionssysteme* deutlich von Funktionssystemen und Organisationen, die prinzipiell unabhängig von physischer Anwesenheit operieren können.

Mobbing lässt sich *als Exklusion aus Kommunikationszusammenhängen* beschreiben, z. B. durch Ausschluss aus Gesprächskontexten

---

13 Ein aktuelles Beispiel sind die Versuche der US-Republikaner unter Trump, die Möglichkeiten der Wahlbeteiligung bestimmter Gruppen von Bürgern durch Verschärfung von Zugangsbedingungen zu beschneiden.

oder formalen und informellen Zusammentreffen. Die Besonderheit der Exklusion in Interaktionssystemen liegt in ihrer unmittelbaren Wahrnehmbarkeit und der direkten körperlichen Ko-Präsenz der Beteiligten. Auch bei physischer Anwesenheit können Personen durch kommunikative Prozesse ausgeschlossen werden, etwa durch

- »gezielte Nichtadressierung Anwesender oder absichtliches Weghören bei Beiträgen bestimmter Sprecher und Sprecherinnen« (Hohm 2023, S. 125)
- selektive Aufmerksamkeitszuwendung, gezieltes Ignorieren von Redebeiträgen, Verweigerung der kommunikativen Adressierung oder symbolische Ausgrenzungspraktiken (z. B. gezieltes Übergehen bei der Verteilung von Gunsterweisungen in einer Gesprächsrunde oder einem Meeting)
- symbolische Degradierung mittels häufiger Unterbrechungen, Lächerlichmachen von Beiträgen usw.

Damit wird gewissermaßen eine *paradoxe Inklusion* geschaffen, indem die Opfer zwar physisch präsent bleiben, aber in eine Dauersituation der Adressierung als Störfaktor gedrängt werden. Exklusion in Interaktionssystemen findet also nicht in erster Linie durch Abwesenheit statt – sondern *durch kommunikative Nicht-Berücksichtigung in Anwesenheit.*

In Organisationen sind Exklusionsstrategien gekoppelt mit ungleichem Zugang zu Ressourcen und Informationen, symbolischen Praktiken der Marginalisierung oder administrativen Manövern, die bestimmte Personen systematisch benachteiligen (Dienstplaneinteilungen als »dementierbare Strafen«).

Ein besonders relevanter Aspekt ist die Wechselwirkung zwischen den Exklusionsprozessen auf verschiedenen Systemebenen. Exklusion aus Funktionssystemen kann die Chancen auf Teilnahme an bestimmten Interaktionen und den Zugang zu Organisationen systematisch verringern. Umgekehrt können Exklusionen aus Organisationen den Zugang zu Funktionssystemen erschweren.

Die systemtheoretische Perspektive ermöglicht eine strukturelle Analyse von *Mobbing als mehrdimensionales Exklusionsphänomen,* das sich gleichzeitig in Interaktionssystemen, Organisationen und Funktionssystemen manifestiert. Mobbing lässt sich *als Verdichtung von Ex-*

klusionsmechanismen verstehen, die durch kommunikative Praktiken der systematischen Ausgrenzung gekennzeichnet ist.

Organisationen bilden den strukturellen Rahmen, der Mobbingprozesse begünstigt oder hemmt. So schaffen formale Regellücken und fehlende explizite Anti-Mobbing-Richtlinien einen impliziten Freiraum für Exklusionspraktiken. Cliquenbildungen und informelle Hierarchien nutzen die Unterscheidung »Dazugehören/Nicht-Dazugehören« zur systematischen Marginalisierung von Personen. Und schließlich kann auch der Missbrauch administrativer Regeln (z. B. Überwachung, willkürliche Aufgabenverteilung) zur pseudolegitimen Exklusion eingesetzt werden.

Die Kapitel in Teil II dieses Buches widmen sich Fallbeispielen aus verschiedenen Funktionssystemen im Gesamtbereich der Jugendwohlfahrt (ADHS, Autismus, Medien, Bindungstraumatisierung, Schule, Migration etc.). Mobbingdynamiken in der Welt von Kindern und Jugendlichen sind lokal zu verorten. Obschon meistens in einem bestimmten Funktionssystem institutionell operationalisiert, wird der Beginn einer Mobbingdynamik von Menschen ausgesprochen, diktiert und in die Tat umgesetzt, so wie auch deren Auflösung durch Menschen in Gang gesetzt werden kann. *Unsere Beobachtung zu schärfen, um trotz der schwarzen Löcher Transparenz herzustellen und neue emotionale Begegnung zu fördern:* Es ist das Wenige, was wir tun können, um Integration, Inklusion, Begegnung mit dem Fremden zu erleichtern. Die systemische Sichtweise, die in diesem Buch durchgehend verwendet wird, ist optimal für den Fokus auf diesen Bereich.

2 Ausgrenzung aus dem System

Rosita A. Ernst

Eine Schulklasse oder ein Team einer Organisation kann als soziales System betrachtet werden, in dem verschiedene Personen über ihre Mitgliedsrolle auf bestimmte Zeit in einem wechselseitigen Kommunikations- und Abhängigkeitszusammenhang stehen (vgl. Kap. 1 in diesem Band). Auch wenn eine klassische Mobber-Opfer-Zuschreibung oft zu kurz greift, darf nicht übersehen werden, dass der Ausschluss von Personen aus diesem Kommunikationszusammenhang durch andere Systemmitglieder immer eine aktive Handlung darstellt. Dabei ist Mobbing kein linearer Prozess im Sinne eines klassischen Ursache-Wirkungs-Modells, da soziale Systeme immer durch Wechselwirkungen und Rückkoppelungen zwischen den verschiedenen Elementen des Systems gekennzeichnet sind. Hinzu kommt, dass wir es bei der Feststellung von Mobbing wie auch bei seiner Verneinung immer mit sozialen Konstruktionen zu tun haben, die ihrerseits Gegenstand von Konflikten sein können. Damit verbinden sich auch weiterführende Fragen der Abgrenzung: Wo liegen die Unterschiede zu anderen Formen sozialer Stigmatisierung, etwa aufgrund von Armut, Migrationserfahrung oder Behinderung? Und ab wann sprechen wir bei Ausgrenzung oder Mobbing nicht mehr nur von verletzendem Verhalten, sondern von psychischer oder sogar struktureller Gewalt? Solche Fragen sind nicht immer eindeutig zu beantworten, spielen jedoch eine zentrale Rolle im Verständnis und in der Einordnung der Erfahrungen betroffener junger Menschen.

Mobbing hat zum Ziel, Menschen bewusst aus ihrem gemeinsamen sozialen Umfeld (Schule, Arbeit) zu drängen und ihre Würde zu verletzen (Wolf 2016). Hierbei spielt die Anerkennung in der Gruppe eine wichtige Rolle. »Ausgrenzung ist keine wertneutrale Abgrenzung im Sinne einer sozialen Strukturierung, sondern sie ist [...] die Aushandlung von Anerkennungsbeziehungen« (Markert 2007, S. 10). In sozialen Kontexten wird jedes Verhalten von allen Beteiligten gedeutet und einer subjektiven Bewertung und Abwägung unterzogen. Von diesen Bewertungen hängt es ab, ob man sich im System zugehörig und anerkannt sowie fair behandelt fühlen kann.

Das Verhalten in sozialen Systemen wird von sozialen Regeln bestimmt, die als stabilisierend erlebt werden können, da sie einen festen Rahmen geben. »Jedes lebende System schafft sich seine Umwelt, es verändert sie oder erhält sie dadurch, dass es lebt, dass es bestimmte Verhaltensweisen realisiert und andere nicht« (Bateson 1979, S. 62). Dieser Rahmen kann jedoch auch als einschränkend und entwicklungsverhindernd erlebt werden. Die zirkuläre Verknüpfung von Veränderung, Korrektur und Selbstregulation kann im günstigen Fall stabile komplementäre oder symmetrische Beziehungen schaffen, im ungünstigen Fall aber auch zu einer eskalativen Verstärkung problematischer Verhaltensweisen führen. Opfer- und Täternarrative sind immer auch Interpunktionen zirkulärer Kommunikationsabläufe. Für eine Veränderung von Mobbing- und Ausgrenzungsprozessen ist es daher wichtig, die wechselseitigen Interaktionen und Zuschreibungen zu erkennen – also zu verstehen, wie Beteiligte ihr eigenes und das Verhalten anderer deuten – und neue, weniger destruktive Sichtweisen anzuregen, die alternative Handlungsmöglichkeiten eröffnen.

In einem sozialen System ist oft klar, wer ausgegrenzt wird und wer die Ausgrenzenden sind. In Schulklassen gibt es Außenseiter, deren Außenseitertum nicht das Ergebnis von Mobbing ist, sondern der Tatsache geschuldet ist, dass sie nicht Teil der großen Gruppe sein *wollen*. Kinder und Jugendliche können sich übergangen, nicht wertgeschätzt oder schlecht behandelt fühlen. Dies kann zu Kränkungen führen, die aber nicht immer als Mobbing bezeichnet werden müssen. In diesem Kontext wäre es für Therapeut:innen oder Berater:innen wichtig, die Wirklichkeitskonstruktion der Betroffenen zu erarbeiten, um den Unterschied zu verdeutlichen (Kleuter 2017).

Mit Menschen zu arbeiten, die Mobbing erlebt haben, ist zum Teil herausfordernd, weil sich intrapsychische und beziehungsbezogene Faktoren mischen. Solche Personen erleben einerseits starke Affekte und großen psychischen Druck, die auch auf vergangene Erfahrungen verweisen können, die nichts mit der aktuellen Situation zu tun haben müssen. Andererseits gibt es möglicherweise eine spezielle Beziehung zwischen Mobber und Gemobbten, die ihre eigene Geschichte und Entwicklungsdynamik hat. »Beide Seiten müssen im therapeutischen und beraterischen Kontext berücksichtigt werden, und es gilt, zwischen ihnen so zu oszillieren, dass es nicht zu einer Verkürzung einer der beiden Perspektiven kommt« (Wyrwa 2012, S. 92).

2.1 Bedeutung der bewussten Ausgrenzung aus einer Gruppe

Der Mensch ist ein soziales Wesen und strebt nach Zugehörigkeit zu einem sozialen Netzwerk oder Beziehungsgeflecht. Absichtliche Ausgrenzung bedeutet, dass der ausgegrenzten Person die Erfahrung der Zugehörigkeit verwehrt wird. Die Ausgegrenzten werden in ihrer gesamten Persönlichkeit abgelehnt.

> »In der Ausgrenzung bleibt die Einzigartigkeit nicht etwa nur ungeachtet und ohne Wertschätzung, sondern sie wird meist entgegengesetzt interpretiert. Die individuellen Merkmale und Fähigkeiten der ausgegrenzten Person werden als Anlass des Ausschusses negativ konnotiert« (Markert 2007, S. 16).

Im extremen Fall kann es bei Mobbing auch zu körperlicher Gewalt kommen, wodurch die Grenzen der Betroffenen noch weiter überschritten werden. Der ausgegrenzten Person wird indirekt oder direkt vermittelt, dass sie kein Recht auf körperliche Unversehrtheit in der Gruppe hat. Auch wenn es nicht zu körperlichen Übergriffen kommt, hat Mobbing als psychische Gewalt eine ähnlich zerstörerische Wirkung (Melzer, Schubarth u. Ehninger 2004).

Rückblickend empfinden viele Betroffene Ausgrenzung und Mobbing als schmerzliche Erfahrung, die in Erinnerung bleibt. Das Gefühl des Ausgeschlossenseins hinterlässt oft einen negativen Eindruck und kann als offene oder implizite Demütigung empfunden werden.

Ausgrenzung ist eine Bedrohung für die Identität der Betroffenen, denn in der Ausgrenzung erfahren diese sich als Ziel einer überlegenen, identitätskonstituierenden Macht. Die Mobber stehen über ihnen und können ihnen die Chance der Selbstbestimmung sowie emotionale und moralische Anerkennung (Achtung und Wertschätzung) verweigern. Die Unfähigkeit, diese Anerkennung zu erproben, führt oft zu einer Beeinträchtigung des Selbstbildes und zu verminderter Selbstachtung, die sich bis ins Erwachsenenalter hineinziehen können (Rotthaus 2019).

Schließlich kann soziale Isolierung zu völliger Aussichts- und Hoffnungslosigkeit führen und das Risiko eines Suizids vergrößern.

3 Mobbing und Bullying

Rosita A. Ernst

3.1 Theoretischer Hintergrund

Der schwedisch-norwegische Psychologe und Gewaltforscher Dan Olweus (2006) ist der Ansicht, dass es sich bei einem einmaligen Vorfall oder einem Konflikt zwischen zwei ebenbürtigen Personen nicht um Mobbing handelt. »Mobbing ist immer ein Konflikt, aber nicht bei jedem Konflikt liegt auch automatisch Mobbing vor« (Fehlau u. Stock 2012, S. 135).

- *Mobbing* wird definiert als Einkreisen, Belagern oder Angreifen einer Person durch eine Gruppe, nicht unbedingt im Sinne von Belästigung, sondern auch im Sinne von Menschenmengen, die z. B. einen Prominenten umringen.
- *Bullying* (*to bully* für »tyrannisieren, einschüchtern«) ist eine Form der psychischen Gewalt, die durch regelmäßig wiederholtes, vorwiegend seelisches Schikanieren, Quälen und Verletzen definiert werden kann (Kraif 2007).

In der Literatur ist man sich nicht einig, welches Wort das korrekte ist,

> »..., sodass es gerechtfertigt erscheint, beide Begriffe als Synonyme zu verwenden. Die Kontroverse, ob es sich bei Bullying um Angriffe von Einzelpersonen (Bully = brutaler Kerl) und bei Mobbing um Gruppenangriffe (Mob = Pöbel, Gruppe) handelt oder ob sich Mobbing eher auf nichtkörperliche Angriffe bezieht, ist, u. E. eher sekundär« (Schubarth 2020, S. 37).

Kommt es zu einem Kräfteungleichgewicht, wenn zum Beispiel auf der Mobberebene eine ganze Gruppe, und nicht nur eine Einzelperson fungiert, dann meint Olweus: »Bullying is not a conflict, it is a peer abuse«[14] (zit. nach Teuschel u. Heuschen 2013, S. 7). Im deutschsprachigen Raum wird eher das Wort Mobbing verwendet, das im englischsprachigen Raum jedoch nicht in diesem Kontext gebraucht wird.

---

14 »Mobbing ist kein Konflikt, es ist ein Missbrauch durch Gleichaltrige (Peers).«

Mobbing ist keine Modeerscheinung oder neue Form der Gewalt an Schulen (Klett 2005) oder am Arbeitsplatz. Schon bevor es diesen Begriff gab, wurde Mobbing als Konflikt oder Gehässigkeit unter Kolleg:innen oder an Schulen beschrieben. Auch heute noch ist Robert Musils Buch *Die Verwirrungen des Zögling Törleß* aus dem Jahr 1906 eine Schullektüre. Darin stellt Musil gewalttätige Übergriffe von zwei Mitschülern auf einen Schüler dar. Törleß ist nur indirekt beteiligt, da er beobachtet, aber die gewalttätigen Übergriffe nicht stoppt oder aufzeigt. Er möchte die seelischen Abgründe verstehen. Der Roman versucht den Schüler:innen zu vermitteln, wie die Spirale an Gewalt entstehen kann, wie sich diese Gewalt psychisch und physisch auf das Opfer auswirkt und wie wichtig es doch wäre, den Mut zu haben, einzugreifen.

Ausgrenzung an Schulen nimmt generell nicht zu, die Anzahl der Übergriffe nimmt statistisch in Österreich wie in Deutschland ab. Vermutlich sinkt die Anzahl von Mobbingübergriffen an Schulen, da mehr Achtsamkeit auf das Thema gelegt wird. Dagegen steigt die Zahl schwerer Gewalttätigkeiten (z. B. Körperverletzung) an Schulen an. Da hier oft die Polizei zum Einsatz kommt, erscheinen diese Delikte in der Kriminalstatistik (Felder-Puig, Ramelow u. Teutsch 2018), ihre Zunahme an Schulen betrug zwischen 1997 und 2003 30 % (Jannan 2015, S. 18). Ebenfalls deutlich nehmen Übergriffe im Internet (Cybermobbing) zu, verübt durch Klassenkamerad:innen, aber auch durch fremde Personen.

Wie schon im Eingang von Kapitel 1 erwähnt, gebrauchte Konrad Lorenz in den 1950er-Jahren den Begriff Mobbing für das Angriffsverhalten einer Gruppe schwächerer Tiere gegen ein einzelnes stärkeres Tier. Die wissenschaftliche Beschäftigung mit Mobbing ist erstmals in den 1970er-Jahren dokumentiert. Zu dieser Zeit forschten schwedische Wissenschaftler:innen mit psychologischem oder pädagogischem Hintergrund, darunter Dan Olweus, Heinz Leymann oder Anatol Pikas, über das Phänomen der Ausgrenzung am Arbeitsplatz oder in der Schule. Während sich Leymann auf den Arbeitsplatz spezialisierte, setzten Olweus und Pikas ihren Forschungsschwerpunkt auf das Mobbingverhalten zwischen Kindern und Schüler:innen (Seydl 2007, S. 16). Olweus' Interesse wurde dadurch geweckt, dass sich 1982 drei männliche Schüler in Norwegen das Leben nahmen (Teuschel u. Heuschen 2013, S. 3).

3.2 Gruppendynamische Prozesse bei Mobbing

Mobber und Gemobbte sind durch Angst verbunden: Mobber verringern ihre Angst oder Unsicherheit dadurch, dass sie ihre Durchsetzungsmacht nutzen und so in die Überlegenheitsposition kommen. Dadurch wird Angst oder Unsicherheit beim Gemobbten erzeugt. Dies geschieht durch die Konstruktion eines »dissensuellen Raumes«. Dieser ist gekennzeichnet durch die wechselseitige Bezogenheit von Inklusion und Exklusion und im Besonderen von kognitiver Sicherheit und Unsicherheit (Wyrwa 2012, S. 43). Um Inklusion und Sicherheit zu erreichen, wird Exklusion und die Erzeugung von Unsicherheit beim Ausgeschlossenen benötigt.

Mobbing ist aus dieser Perspektive ein soziales Phänomen, das zwangsläufig zwei Seiten hat: den Mobber und die Person, die gemobbt wird. Im Sinne der Selbstregulierung von Systemen ist Mobbing ohne diese beiden Akteure nicht funktionsfähig. Wyrwa (2012, S. 93) schreibt dazu:

> »Das Einzige, was der Mobber tun müsste, wäre aufzuhören. Das Einzige, was der Gemobbte tun müsste, wäre aufzugeben und dem Mobber das Feld zu überlassen.«

Kommt es zu Mobbing oder Bullying in einer Klasse, dann geschieht das nicht verdeckt. Obwohl meistens nur die Minderheit an den Attacken beteiligt ist, sind eigentlich alle Mitglieder der Klasse direkt oder indirekt beteiligt. Mobbing in einer Schulklasse verweist in der Regel auf einen gruppendynamischen Prozess, in dem verschiedene Schüler:innen unterschiedliche Rollen einnehmen. Lehrende verstärken hier das System, wenn sie das Mobbing ignorieren. Sie können jedoch das soziale System in einer Klasse wiederherstellen, wenn sie hinsehen und gemeinsam mit der Gruppe die Systemdynamik der Klasse deutlich machen.

Tritt Mobbing in der Schule auf, dann muss es auch dort aufgelöst werden (Rotthaus 2019, S. 100). Wichtig ist, dass die ganze Klasse hier miteingebunden wird. In der Therapie oder Beratung mit Personen, die diese Erfahrung machen, ist es wichtig, die unterschiedlichen Wirklichkeitskonstruktionen auf beiden Seiten zu erfahren und sie mit dem Kontext und der Geschichte dieses Konflikts in Beziehung zu setzen. Erst die Summe aller Teile ergibt ein Gesamtbild. Ziel sollte sein, das Problem nicht als Folge von Eigenschaften der beteiligten Personen, sondern als Resultat der Dynamik einer Gruppe zu sehen. Wird im Rahmen von Schule (und auch Arbeitsplatz) von bewusster Ausgrenzung gesprochen, dann wird hier nicht nur das Handeln von Mobbern verstanden, sondern auch die anderen Beteiligten sind Teil der Ausgrenzungsdynamik, sei es, weil sie anstiften, applaudieren, Hilfe unterlassen oder einfach distanziert oder fasziniert zuschauen.

Nach Teuschel und Heuschen (2013, S. 134 f.) gibt es folgende *Rollen im Mobbingprozess*:

- Bully/Mobber[15]
- Victim/Opfer/Betroffener
- Assistent
- Reinforcer/Verstärker
- Defender/Verteidiger
- Outsider/Außenstehender.

Die Mobber (8 %) und Assistenten (20 %) machen meistens eine Minderheit in der gesamten Gruppe aus (Schubarth 2020, S. 104). Genau hier setzen die Interventionen von Schul-Mobbing-Programmen an (Jannan 2015, S. 31):

> »Da soziales Lernen bei Kindern und Jugendlichen zu einem erheblichen Teil über die Beobachtung und Reaktionen von Erwachsenen abläuft, bieten Lehrer bei konsequentem und verantwortlichem Auftreten ein positives Verhaltensmodell.«

3.2.1 Betroffene

Grundsätzlich kann jede Person Opfer eines Mobbingangriffs werden (Jannan 2015, S. 36). Es gibt jedoch einige Merkmale, die dazu führen können, dass man häufiger Opfer von Mobbing wird. Denn Mobbing entsteht durch eine Kombination von internen und externen Faktoren, bei denen bestimmte Charaktereigenschaften der Betroffenen ungünstig zusammentreffen. Kommen belastende Rahmenbedingungen oder ein gestörtes Umfeld hinzu, kann dies ein Nährboden für Mobbing sein.

---

15 Zur Erinnerung (vgl. Fußnote 1): Wir verzichten der sprachlichen Einfachheit halber in diesem Buch bei Rollenbezeichnungen auf das sonst übliche Gendern.

In der Literatur wird oft der Begriff »Mobbingopfer« verwendet. Dies kann Vor- und Nachteile haben. Ein Vorteil besteht darin, dass die Person aus der Verantwortung für das Geschehen genommen wird, und klar ist, dass sie das Problem nicht alleine lösen kann. Es kann als Nachteil dieses Sprachgebrauchs jedoch dazu führen, dass Personen in diesem Status verharren und sich nicht mehr daraus befreien können. Sie sind dann unfähig, ihr eigenes Handeln zu reflektieren und wieder in die Selbstwirksamkeit zu gelangen.

Olweus (2006, S. 42) unterscheidet zwischen passivem und provozierendem Opfertyp:

- Dem *passiven Opfertyp* schreibt Olweus im Allgemeinen mehr Ängstlichkeit und Unsicherheit zu, zudem sind Vertreter empfindlicher, vorsichtiger, feinfühliger und schweigsamer, sie lehnen Gewalttätigkeit ab. Dadurch signalisieren sie ihrer Umgebung, dass sie sich bei Mobbingattacken nicht zu wehren wissen. Dieser Konflikt ist oft durch einen Missbrauch der ungleichen Machtverteilung der Beteiligten-Mobber-Beziehung gekennzeichnet. Passive Betroffene haben oft keine Möglichkeit, sich selbst aus der Situation zu befreien. Hier braucht es ein Handeln durch Außenstehende, um die Spirale zu durchbrechen (Teuschel u. Heuschen 2013, S. 92f.).
- *Provozierende Betroffene* sind im Allgemeinem unkonzentriert und nervös, sie spielen sich oft in den Vordergrund. Letzteres können Mitschüler:innen als nervend und anstrengend werten (Olweus 2006, S. 148). In der Folge isolieren Klassenkamerad:innen diese Kinder oder Jugendlichen und feinden sie an. Bei den Mitschüler:innen entsteht der Eindruck, dass das »Treiben« der provozierenden Betroffenen ein Ende haben muss, dass diese nichts gelernt haben etc., was ihre Klassenkamerad:innen aus deren Sicht legitimiert, ihre »Selbstverteidigung« in noch heftigeren Bullyingattacken fortzusetzen.

Die Betroffenen schildern zu Beginn oft nicht, was in der Schule vorgefallen ist. Dies kann aus Scham geschehen, da sie nicht sicher sind, ob ihre Wahrnehmung der Situation korrekt ist, oder weil sie glauben, dass sie Dinge selbst regeln sollten, ohne Eltern oder Lehrende einzubeziehen. Später spielt die Angst, die Situation könne sich verschlimmern, eine große Rolle (Jannen 2015, S. 37).

Verhaltensänderungen bei den Kindern und Jugendlichen können ein Hinweis darauf sein, dass etwas im Klassenverband nicht stimmt. So sind sie oft ruhiger, möchten nicht mehr zur Schule gehen, ihre Leistungen verschlechtern sich, es kommt zu psychosomatischen Beschwerden und ähnlichen Symptomen.

Betroffene wünschen sich oft, dass ihnen nach Aufklärung oder Aufarbeitung des Mobbings Gerechtigkeit widerfährt. Sie wünschen sich, dass die Mobber für ihr Handeln bestraft werden, sich entschuldigen oder dass es zu einer Wiedergutmachung kommt.

> »So nachvollziehbar der Wunsch nach Gerechtigkeit ist, so problematisch ist er aber auch. Übersehen wird von den Betroffenen mitunter, dass in konkreten Situationen das, was als gerecht bzw. ungerecht angesehen wird, zutiefst unterschiedlich sein kann. [...] Gerechtigkeit ist somit immer nur die Gerechtigkeit im Auge des Betrachters« (Kleuter 2017, S. 107).

3.2.2 Mobber

Mobbing findet nie allein statt, sondern es bedarf immer eines Gegenübers und einer über- oder unterlegenen Position. Bei der *Auswahl der Betroffenen* spielt für die Mobber oft auch die soziale Rolle in der Klasse eine Rolle. Es werden eher Kinder ausgewählt, die bereits am Rand der Gruppe stehen, da die Mobber davon ausgehen, dass diese vom Rest der Klasse weniger Unterstützung bekommen. Die Motive der Mobber sind oft unterschiedlich. »Aggressive und gewalttätige Kinder und Jugendliche werden nicht als solche geboren, sondern im Sozialisationsverlauf dazu ›gemacht‹« (Schubarth 2020, S. 66).

Manche Mobber haben ein sehr positives *Selbstbild*, sie nehmen an, besser zu sein als andere, und durch den Erfolg ihrer Schikanen bestätigt sich ihr Selbstbild (Olweus 2006). Andere Mobber haben ein sehr negatives Selbstbild, erfahren zu Hause Negatives, sind nicht gut genug, werden von den Eltern nicht als kompetent genug erlebt, bringen nicht die Noten nach Hause, die von ihnen erwartet werden. Ist das Selbstbild zu brüchig, dient Mobbing dazu, eigene innere Stabilität herzustellen (Teuschel u. Heuschen 2013, S. 113): »Die Sicherheit der eigenen Macht wird erst über das Erleben des ›erfolgreichen‹ Bullyings gefestigt.« Dabei kann es zu einer Ventilfunktion kommen: Kann ein Konflikt (zu Hause, in der Schule, in der Gruppe) nicht anders gelöst werden, weil keine anderen Lösungskompetenzen vorhanden sind, dient Mobbing dem Ausagieren (Jannen 2015, S. 32).

Manche Mobber schikanieren andere Menschen, weil ihre soziale Gruppe dies erwartet oder weil es vermeintlich notwendig ist, um in der Gruppe akzeptiert zu werden. Auch lässt sich beobachten, dass Personen, die später mobben, zuvor als Assistenten agierten, um auf diesem Weg in die Gruppe aufgenommen zu werden. Zuweilen werden Menschen gemobbt, da den Mobbern langweilig ist (Klett 2005, S. 72) und sie nicht wissen, was sie sonst tun können. Eine weitere Möglichkeit besteht darin, dass Mobber Lust am Quälen anderer Menschen haben. Dies wird oft bei Personen mit einer desorganisierten Bindungsstörung beobachtet.

Es gibt Mobber mit einer erhöhten Bereitschaft zur verbalen und körperlichen Austragung von Konflikten. Gründe dafür können ein Mangel an Impulskontrolle und eine erhöhte Erregbarkeit sein (Schubarth 2020, S. 42 f.). Bei einigen Kindern und Jugendlichen, insbesondere bei solchen mit Störungen des Sozial- und Bindungsverhaltens, können Mangel an Empathie, eventuell in der Familie erworbene aggressive Konfliktlösungsmuster sowie starke Ablehnung allgemein geltender Normen und Regeln mit stark oppositionellem und zum Teil delinquentem Verhalten verbunden sein (Teuschel u. Heuschen 2013, S. 128). Hier könnte man postulieren, die Aggression sei Folge des bedrohten Selbst. Diese Bedrohung ist häufig Ausdruck einer Störung der Persönlichkeit. Die Störung resultiert oft aus einer schweren Traumatisierung, etwa Erfahrungen von Gewalt, Beziehungsabbruch und Demütigung. Zusammenfassend wird die Aggression als Versuch gedeutet, Gefühle der Angst und Bedrohung unter Kontrolle zu bringen.

3.2.3 Umfeld: Assistenten, Verstärker, Wegschauer und Verteidiger

Zum Umfeld zählen einerseits Mitschüler:innen, Lehrende, die Schule, aber auch die Eltern der Beteiligten sowie des Mobbers. Aus gruppendynamischer Sicht würde man von Assistenten, Verstärkern, Wegschauern und Verteidigern reden.

Assistenten

Diese Mitschüler:innen haben im gruppendynamischen Geschehen von Mobbing/Bullying eine wichtige Rolle inne. Sie sind aktiv an den Schikanen beteiligt, halten sich jedoch öfters im Hintergrund auf. Sie schikanieren ebenfalls wirksam, jedoch nicht (so) offensichtlich, indem sie etwa Schulsachen verstecken, Gerüchte streuen, Betroffene bei Schlägen festhalten usw.

Assistenten sind durch die Überlegenheit und besondere Exposition der Mobber geschützt und haben so die Möglichkeit, von Skrupeln entlastet zu agieren.

> »Assistenten sind die Handlanger des Hauptmobbers und unterstützen diesen aktiv bei den Schikanen gegen das Opfer« (Teuschel u. Heuschen 2013, S. 137).

Verstärker

Diese Gruppe zeigt eine positive Einstellung gegenüber Mobbing, beteiligt sich jedoch nicht aktiv daran. Oft bieten diese Schikanen eine willkommene Abwechslung zum normalen Schulalltag und sind daher eine vermeintlich attraktive Alternative. Entsprechend fungieren Verstärker bei den Angriffen als Beobachter (Publikum). Darüber hinaus ermutigen sie die Mobber und ihre Helfer. Es stellt sich die Frage, warum die Beobachter nicht eingreifen. Vielleicht möchten sie der Mobbergruppe angehören und deshalb nicht eingreifen. Salmivalli et al. (1996, S. 5) zufolge sind geschätzte 20 % der Kinder einer Klasse als Verstärker des Mobbings einzustufen. Intervenieren die Verstärker nicht, wird das Mobbing fortgesetzt.

Außenseiter oder Wegschauer

Salmivalli und Co-Autoren (ebd.) bezeichnen diese Gruppe als *Outsider*. Eine perfekte Übersetzung ins Deutsche gibt es hierfür nicht. Es ist jedoch wichtig zu verstehen, dass damit *nicht* die Außenseiter einer Klasse gemeint sind, sondern eine *Gruppe, die sich weder aktiv noch passiv am Bullying/Mobbing beteiligt*. Wegschauer hetzen weder an, noch fordern sie auf, das Ausgrenzen zu beenden. Einige Mitglieder dieser Gruppe sind der Ansicht, Betroffene hätten die Schikanen sowieso verdient. Andere haben möglicherweise Angst, sich einzumischen (Teuschel u. Heuschen 2013, S. 138). Wieder andere möchten sich nicht von Schikanen ablenken lassen und sich stattdessen auf den Unterricht konzentrieren.

Verteidiger

Rund 17 % der Mitschüler:innen helfen den Betroffenen während der Schikanen. Diese Unterstützung kann rein moralischer Natur sein oder aktives Handeln einschließen. Oft sind in dieser Gruppe Kinder und Jugendliche zu finden, die selbst schon von Mobbing betroffen waren.

Manchmal werden Verteidiger selbst zum Opfer von Schikanen und somit ihre Aktionen ins Lächerliche gezogen. Die Mobber möchten beweisen, dass die Betroffenen nicht würdig genug sind, Hilfe zu bekommen (ebd., S. 139). Wieder stärkt dies die Allmachtsfantasien der Mobber (ebd., S. 141):

> »Die zwar lobenswert agierenden, aber oft wenig erfolgreichen Verteidiger symbolisieren vielleicht am deutlichsten das Versagen aller, die über genug Macht und Einfluss verfügen würden, um den Schikanen entschlossen gegenzutreten, dies aber aufgrund eigener Bequemlichkeit, Feigheit oder mangelnder Weiterbildung zum Thema Bullying unterlassen.«

3.3 Erklärungsmodelle

In der Literatur gibt es mehrere Erklärungsmodelle zum Mobbing. Das Bekannteste ist das *fünfstufige Modell von Leymann* (1993, S. 59). Daneben gibt es das Modell von Kreyenberg (2005, S. 13) mit vier Phasen, das auch die Sicht der Opfer im Fokus hat. Beide Modelle sind ähnlich: Kreyenberg fasst die Phasen 4 und 5 von Leymann zu einer (Phase 4) zusammen. Rotthaus (2019, S. 111) wiederum unterteilt den Mobbingprozess in nur drei Phasen.

3.3.1 Leymanns 5-phasiges Erklärungsmodell für Mobbing

Phase 1

In dieser Phase gibt es einen Streit oder eine Meinungsverschiedenheit unter Gleichaltrigen. Zum Problem wird die Situation dann, wenn Konflikte ungelöst bleiben. Wird der Konflikt gelöst, kommt es eher nicht zu Mobbing/Bullying. Bleibt er bestehen, beginnt sich die Kommunikation zu ändern, und es kann eine gereizte Stimmung entstehen. Damit steigt die Gefahr, dass die Meinungsverschiedenheiten in Mobbing übergehen. Allerdings steht hier bei den Betroffenen noch an erster Stelle, eine Lösung des Konflikts zu finden. Oft wird von einer Phase der »schlechten« Stimmung gesprochen oder davon, dass »dicke Luft herrscht« (Teuschel u. Heuschen 2013, S. 54). In dieser Phase haben die Betroffenen häufig noch das Gefühl, etwas falsch gemacht zu haben. Sie sind verunsichert, fühlen sich ohnmächtig, hilflos.

Rotthaus (2019, S. 97) beschreibt diese Phase als *Explorationsstadium*. Hier suchen sich die Mobber geeignete Mitschüler:innen aus. Attacken gehen hier gegen mehrere Mitschüler:innen.

Phase 2

Obwohl der Konflikt noch nicht offen ausgetragen wird, kann das Umfeld ihn in dieser Phase nicht mehr ignorieren. Stattdessen kommt es im gemeinsamen Umfeld zu indirekter Aggression und vermehrten Feindseligkeiten. Der Auslöser des ursprünglichen Konflikts gerät in den Hintergrund. Laut Rotthaus (2019, S. 97) befinden wir uns in dieser Phase im *Konsolidierungsstadium*. Bei den Betroffenen können in dieser Phase Symptome wie Herzrasen, Kopfschmerzen oder Schlafstörungen auftreten. Phase 2 hat keine bestimmte Dauer, sondern kann sich über Jahre hinziehen.

Teuschel und Heuschen (2005, S. 52) bezeichnet diese Phase als *Rationalisierungsphase*. Opfer haben in diesem Sinne oft die Idee, dass sie selbst einen schlechten Tag hatten oder zu überempfindlich sind. Solche Rationalisierung dient dazu, Konflikte zu vermeiden, und daher werden auch Scheinlösungen in Kauf genommen. Kreyenberg gibt an, dass die Opfer verstärkt Angst empfinden, sich beschämt fühlen und erste Krankheitssymptome auftreten können.

Phase 3

Der bis jetzt ungelöste Konflikt bricht nun auf (Teuschel u. Heuschen 2013, S. 53):

> »Nach dem Prinzip eines Dampfkessels kommt es schließlich zur eruptiven Entladung. Der Konflikt, der immer mehr ›Fahrt aufgenommen‹ hat, bricht sich durch den Wall der Rationalisierungen Bahn.«

In dieser *Öffentlichkeitsphase* wollen nur mehr wenige Personen etwas mit der betroffenen Person zu tun haben. Dadurch entsteht Unsicherheit, und Fehler oder problematische Kommunikationen treten vermehrt auf, was zu erneutem feindseligem Verhalten führt. Die betroffene Person bleibt öfters zu Hause und leidet unter einem hohen Stresspegel.

Rotthaus (2019, S. 97) bezeichnet das als *Manifestationsstadium*. Die Rollen der Beteiligten sind festgelegt und irreversibel. Die Mobber haben die soziale Norm der Klasse in diesem Konflikt festgelegt, die

Übergriffe auf die Betroffenen sind somit gerechtfertigt, und niemand wehrt sich dagegen.

Phase 4

Von außen ist der Konflikt nun deutlich sichtbar. Im positiven Fall wird das Mobbing erkannt und dem Opfer ärztliche und/oder therapeutische Hilfe und Unterstützung durch Lehrende und andere angeboten. Im schlechtesten Fall ist es zu psychischen oder körperlichen Erkrankungen gekommen.

Phase 5

Diese Phase wird auch *Ausschlussphase* genannt. Mobbingopfer wechseln in dieser Phase oft die Schule oder beenden ihre Ausbildung. In extremen Fällen versuchen betroffene Personen, ihre Konflikte mit Gewalt oder sogar Suizid zu lösen (Schubarth 2020, S. 116).

3.4 Dynamiken

Viele Studien weisen darauf hin, dass Jungen häufiger schikanieren als Mädchen. Raufereien gehen häufiger von Jungen aus, und diese neigen eher zu direkter Gewalt. Im Gegensatz dazu neigen die Mädchen eher dazu, indirekte Gewalt auszuüben. Zudem sind Burschen eher von Mobbing betroffen als Mädchen. Personen gleichen Geschlechts mobben sich eher untereinander. Jannan (2015), der vermutet, dass rund 80 % der Mobbingfälle gleichgeschlechtlich sind, bestätigt diese Ergebnisse.

Cybermobbing betrifft beide Geschlechter gleichermaßen. Dabei werden oft auch Betroffene zu Mobbern, wobei das Motiv häufig Rache ist. Cybermobbing gilt als traumatisierend, da man sich dem Angriff nicht (leicht) entziehen kann.

3.5 Rechtliche Aspekte

Mobbing zieht je nach Fall rechtliche Konsequenzen nach sich. Entscheidend für die Strafmündigkeit ist das Alter des Mobbers. Das systematische Quälen, Schikanieren und Belästigen anderer Menschen ist kein Kavaliersdelikt, sondern eine sehr ernst zu nehmende Form der Gewalt. Auch wenn Mobbing in Österreich und Deutschland keinen eigenen Straftatbestand darstellt, sind viele seiner Elemente grundsätzlich strafbar.

In Österreich sowie in Deutschland können folgende Tätigkeiten angezeigt werden:

- Beleidigung
- Datenbeschädigung
- dauernde Sachentziehung
- Erpressung
- gefährliche Drohung
- geschlechtliche Nötigung
- Körperverletzung
- Kreditschädigung
- Nötigung
- Sachbeschädigung
- Störung der Funktionsfähigkeit eines Computersystems
- üble Nachrede
- Urkundenunterdrückung
- Verleumdung.

Schwierig ist dabei immer die Beweislast gegenüber den Mobbern (Jannan 2015, S. 179 ff.). Das Gleiche gilt für Cybermobbing in Deutschland. In Österreich ist seit dem 01.01.2016 Cybermobbing strafbar. Der im Strafgesetzbuch verwendete Titel des Delikts lautet »Fortdauernde Belästigung im Wege einer Telekommunikation oder eines Computersystems« (StGB § 107c).

Teil II: Ursachen, Felder und Praxis

4 »Lechts und rinks« oder: »Der König ist tot. Lang lebe der König!« Eine systemische Theorie zu Mobbing an Schulen im Kontext der Jugendhilfe

Hugo Buxbaumer

4.1 Ausgangslage

Dieser Beitrag bildet nur ein unfertiges Konstrukt der Theorie von Mobbing in Schulen im Kontext der Jugendhilfe ab, Auslassungen wurden dabei bewusst in Kauf genommen. Dies ist einerseits dadurch begründet, dass eine Erzählung eine andere notwendigerweise blockiert, und andererseits dadurch, dass eine umfassende, vollständige Erzählung weder möglich noch für den therapeutischen Vollzug sinnvoll ist (Retzer 2006, S. 17). Und darüber hinaus vielleicht auch aus anderen subjektiven Gründen, die mehr oder weniger nachvollziehbar sind, und hier nicht genannt werden.

Allenfalls wird mit systemischem Theorieverständnis und (nicht nur) mit systemischen Interventionsstrategien von Therapeuten versucht, auf die erstaunliche Kreativität von Klientensystemen eine mögliche Antwort zu finden, wenn diese Systeme spezifische Balancestrategien entwickelt haben oder entwickeln mit dem Ziel, anstehende Veränderungsprozesse zu vermeiden oder durch vermehrte Anstrengung (»mehr desselben«) zu bewältigen. Mit dem Wissen, dass wesentliche Veränderungsimpulse von ganz anderen Umwelten ausgehen können. Denn Systeme sind autonom bezüglich ihrer Entscheidung, sich zu verändern (Entwicklung).

Dieser Beitrag wendet sich einerseits der systemischen Theorie zu sowie andererseits der praktischen Seite der pädagogischen, beratenden wie therapeutischen Arbeit, wenn die an Schulen von Mobbing Betroffenen im Kontext der stationären Jugendhilfe untergebracht sind. Dabei wird die Unterscheidung zwischen pädagogisch, beratend oder therapeutisch stellenweise (hier: Helfersysteme) und durchaus beabsichtigt aufgelöst.

Systemische Sichtweisen und Grundhaltungen fokussieren auf die professionelle Beziehungsgestaltung. Psychotherapie, Pädagogik und Beratung sind als soziale Systeme autonom, und doch gehen sie in diversen Prozessen ineinander über und beeinflussen sich wechselseitig. Mit diesen Begrifflichkeiten sind hier also primär alle Tätigkeiten und Leistungen gemeint, die professionelle Helfende in der direkten Arbeit mit Jugendlichen in der Jugendhilfe erbringen. Die Wiedereinführung dieser Unterscheidung ist wiederum stellenweise und in diesem Zusammenhang durchaus beabsichtigt (hier: Lehrende, Betreuende, Psychotherapeuten), da die Aufträge und Settings oft unterschiedlich sind.

Mobbing wird hier *als Kommunikationsprozess* dargestellt, als soziales Phänomen. Zum eigenständigen System wird Mobbing erst, wenn es von anderen Prozessen im selben Phänomenbereich beobachtet, unterschieden und gegen diese abgegrenzt werden kann (Simon 2010, S. 11 f.). Entscheidend für das Verständnis von Mobbing als Kommunikationsprozess ist die Fokussierung der Aufmerksamkeit auf das Thema. Denn erst in der Sprache verwirklicht sich das Beobachten als Umsetzung in Beschreibung und so als koordinierte Aktivität von Beobachtern. Menschen als Beobachter sind nur in Gemeinschaft mit anderen Menschen denkbar. Der Prozess des Beobachtens erweist sich als ein unmittelbares oder vermitteltes Unterscheiden in Sprache und so als sozialer Prozess (Ludewig 2009, S. 34).

Der vorliegende Beitrag versteht sich als Information von Spielregeln und Konzepten, wie sie in einem sozialen System (systemisch betrachtet) üblich sind. Er kann als Erweiterungskonzept verstanden werden und bietet keine Lösungsvorschläge. Allerdings kann eine Information ein Unterschied sein, der einen Unterschied macht. In diesem Sinne ist auch die Information eine Intervention. Doch dies entscheidet der Lesende als autopoietisches System.

4.2 Lechts und rinks – Der Kontext

»Der Zauber des Meeres [begann] seine Wirkung auf ihn auszuüben. Denn als er tief ins Wasser blickte, sah er, dass es aus tausend – tausend – tausend – und einer verschiedenen Strömung bestand, jede von einer anderen Farbe, die sich ineinander verflochten und verschlangen wie eine flüssige Tapisserie von atemberaubender Vielfalt […] [es] waren die Geschichtenströme, und jeder farbige Strang repräsentierte und enthielt eine einzelne Erzählung […] das Meer der Geschichtenströme [stellte] die größte Bibliothek des Universums dar. Und da die Geschichten hier in flüssiger Form aufbewahrt wurden, behielten sie die wundersame Fähigkeit, sich zu verändern, sich in neue Versionen ihrer selbst zu verwandeln, sich mit anderen Geschichten zu vereinen und dadurch zu wieder neuen Geschichten zu werden« (Salman Rushdie 2019, S. 78f.).

Als Metapher auf den Kontext bezogen sind wir Menschen, als soziale Wesen, ein Ergebnis von tausend – tausend – tausend und einer Strömung wie das Meer, welches Rushdie hier literarisch beschreibt. Ein Meer der Geschichtenströme.

Wir sind permanent wechselnden Geschichten ausgesetzt. Diese verwandeln und vereinen sich und werden zu anderen, neuen Geschichten. Dadurch wird der Kontext als Ganzes immer wieder verändert und dadurch kann sich auch das Verhalten des Menschen verändern.

Systemisch betrachtet realisiert sich der Mensch erst im sozialen Kontext, also in der Auseinandersetzung und Kommunikation mit seinem Gegenüber. Er ist Beobachter als auch Beobachteter. Er ist Erzähler als auch Zuhörer. Als Individuum ist er auch immer Teil größerer Systeme. Menschliches Verhalten lässt sich somit nicht isoliert betrachten, sondern erhält seinen Sinn erst, wenn der Kontext bekannt ist.

4.3 Fallbeispiel Klaus

In der psychotherapeutischen Praxis vorstellig wird Klaus, 14 Jahre alt. Ein normal gewachsener, aber schmächtiger Jugendlicher. Er kommt in Begleitung seiner Betreuerin aus der Jugendwohngemeinschaft. Die Wohngemeinschaft ist eine *gemischte Einrichtung der Jugendhilfe*: Mädchen und Jungen können darin ab dem 13. Lebensjahr bis zu ihrem 18. Lebensjahr – in Ausnahmefällen bis zum 21. Lebensjahr – in verschiedenen Settings (Gruppe, Innenwohnen und Außenwohnen) betreut werden.

4.3.1 Vorgeschichte

Vor Klaus' Geburt haben sich seine Eltern getrennt, bzw. waren sie anscheinend nie ein Paar. Der Vater sei angeblich wesentlich älter als die Mutter, und wenn man Erzählungen glauben möchte, war er mit einer anderen Frau verheiratet. Kennengelernt habe Klaus seinen Vater aber nie. Vor etwa 2 Jahren hat er seine leibliche Mutter kennengelernt. Diese ist nunmehr 40 Jahre alt und drogenabhängig. Dies war sie bereits vor seiner Geburt. Klaus ist ihr einziges Kind.

Klaus wurde in seinem 7. oder 8. Lebensmonat der Kindesmutter abgenommen und wuchs bis zu seinem 12. Lebensjahr bei einer Pflegefamilie auf. Die Pflegeeltern waren mit Klaus' aufkeimenden Aggressionspotenzial mehr und mehr überfordert. Klaus begann sich vermehrt mit anderen zu prügeln, Gegenstände zu zertrümmern und sich den Regeln der Pflegefamilie zu widersetzen. Immer öfter blieb er der Schule fern. Die Pflegeeltern dachten, dies habe damit zu tun, dass Klaus seine leibliche Mutter kennengelernt hatte, die »ja gar nichts in ihrem Leben in den Griff gekriegt hat«.

Da die zuständige Sozialarbeiterin des Jugendamts keine andere Möglichkeit sah, wurde Klaus ein Jahr lang in einer psychiatrischen Abteilung für Kinder und Jugendliche eines Krankenhauses untergebracht. Nur durch einen Zufall erkannte man schließlich, dass Klaus von seinem Pflegevater über einen langen Zeitraum immer wieder körperliche Gewalt erfahren hat. Klaus war damit nicht das erste, aber auch nicht das letzte Pflegekind, dem dies widerfuhr: Ein Pflegekind, dass ein halbes Jahr nach Klaus von dessen Pflegeeltern zur Pflege aufgenommen worden war, ein 6-jähriger Junge, kam mit Prellungen ins Krankenhaus. Der behandelnden Ärztin kam der geschilderte vermeintliche Unfall unglaubwürdig vor, sie zeigte den Fall an. Dabei wurde dann endlich die Mauer des Schweigens gebrochen, und nicht nur das.

Mit 13 Jahren kam Klaus in die Wohngemeinschaft. Damals musste er auch die Schule wechseln. Zu seinen Pflegeeltern hat er den Kontakt abgebrochen. Seine leibliche Mutter trifft er gelegentlich.

Grund von Klaus' Vorstellung in der psychotherapeutischen Praxis des Autors sei, dass er in Wohngemeinschaft wie auch Schule »auf sehr dünnem Eis stehe« und beiderorts die Überlegung angestellt worden sei, neue Perspektiven für ihn zu entwickeln und ihm eine geografische Wohn- und Schulveränderung zu ermöglichen. Es gäbe nun mal Regeln, an die sich alle halten müssen, sonst gibt es entsprechende Konsequenzen. Diese scheinen Klaus vermehrt egal zu sein, denn welche Form an Konsequenzen auch angedroht werden, zeige er sich anscheinend immer öfters unkooperativ und im Widerstand.

Wie Klaus' Betreuerin schildert, komme es vermehrt zu aggressivem Verhalten in der Wohngemeinschaft, vernachlässige Klaus immer auch die Schule oder schwänze sie sogar tagelang. Er sei kein guter Schüler, wie auch seine Noten zeigen, und tue sich auch beim Lernen schwer. Wenn Klaus in der Schule sei, falle er auch dort laut den

Lehrern unangenehm und mit aggressiven Verhalten auf. Außerdem könne man kaum noch etwas mit ihm vereinbaren, da er ständig lüge. Manches Mal komme es so weit, dass Klaus verschwindet und abgängig sei, wenn die Betreuer der Wohngemeinschaft ihn zum Schulbesuch auffordern. In anderen Fällen drohe er mit Suizid. Deshalb sei nun die Wohngemeinschaft auf die Idee gekommen, Klaus solle eine Psychotherapie in Anspruch nehmen, weil er sie wohl dringend brauche.

Klaus schweigt bei diesen Ausführungen kopfschüttelnd und ist naturgemäß anderer Meinung. Der Therapeut zitiert ein Gedicht:

> ***lichtung***
> *manche meinen*
> *lechts und rinks*
> *kann man nicht*
> *velwechsern.*
> *werch ein illtum!*
> Ernst Jandl (2000, S. 74)

Jandl spielt in diesem Gedicht mit Gewissheiten. Gewissheit ist Wissen im Bezug auf etwas. Der Therapeut zitiert das Gedicht, um auf die Kontingenz hinzuweisen, dass es so sein kann, aber auch anders möglich ist. Er stellt sich auf die Seite des Nichtwissens und möchte damit die Möglichkeit für mehr Informationen wie auch andere Bedeutungen schaffen.

4.3.2 Von der Kunst des Nichtwissens

Alles kann so wie auch anders möglich sein. Kontingent, definiert Luhmann (zit. nach Loth 2005, S. 26), »ist etwas, was weder notwendig noch unmöglich ist; was also so, wie es ist (war, sein wird), sein kann, aber auch anders möglich ist«.

Mag für einen außenstehenden Beobachter das geschilderte Verhalten von Klaus unverständlich, problematisch, ja sogar ausschlusswürdig sein, da die aufgetretenen Probleme den Eigenschaften von Klaus zuzuordnen sind, scheint Klaus eine Idee zu haben, wieso es dennoch wichtig erscheint, mittels Aggression und ggf. mit Gewalt (gegen andere und/oder gegen sich selbst gerichtet) an dieser festzuhalten – auch auf die Gefahr hin, aus der Schul- und Wohngemeinschaft ausgeschlossen zu werden.

Im Sinne einer systemischen Haltung wird das Verhalten einer Person als Ergebnis und Ausdruck situativer Bedingungen in Wechselwirkung mit seinem Umfeld gesehen. Sinn von Verhaltensweisen ergibt sich aus dem Kontext. Das Einbeziehen des Kontexts ist somit ein wichtiger Bestandteil weiteren Vorgehens.

> »Die Kontextualisierung von Störungen, Symptomen oder Problemen ist ein zentrales Moment systemischen Vorgehens und steht im Kontrast zu individuumsbezogenen Arbeitsweisen« (Schwing u. Fryszer 2015, S. 66).

Dies ist kein Plädoyer gegen individuumsbezogene Arbeitsweisen – diese sind andernorts sinnvoll und notwendig –, sie führen die hier geschilderten Probleme aber auf das Verhalten von Klaus zurück. Klaus ist verhaltensgestört, unmotiviert, aggressiv und drohe mit Suizid.

> »Er hat dann, je nach theoretischer Orientierung, aufgrund bestimmter biografischer und/oder genetischer Ursachen diese Eigenschaften. Das Problem liegt bei dieser Sichtweise im Individuum« (ebd.).

Das *Kontextualisieren* von Problemverhalten soll einer generalisierenden Problemzuweisung entgegenwirken. Außerdem weiß (noch oder anscheinend) niemand, was das »wirkliche« Problem ist, noch wer das Problem hat.

Auch wenn (momentan) nur eine Seite der Medaille zur Sprache gekommen ist, soll der Therapeut auf die Einladung verzichten, Warum-Fragen zur Ursache des Verhaltens zu stellen. Warum? Weil ...

Die meisten Jugendlichen können die Frage nach dem Warum nicht oder nur unzureichend beantworten. Als weniger wortgewaltig, aber vom Informationsgehalt in etwa ebenbürtig erweist sich das mit Schweigen und entsprechender Mimik begleitete Achselzucken als Reaktion auf die Ursachenfrage. Rotthaus meint zur Frage nach dem Warum (Rotthaus 2017, S. 162 f.):

> »Die Frage nach dem Warum hat der Jugendliche zudem in allen möglichen anderen Situationen schon zigmal gehört und [...] mit hoher Wahrscheinlichkeit nie als wirkliches Interesse an seiner Person empfunden, sondern als Aufforderung, sich für etwas rechtfertigen, das die Erwachsenen als unrechtmäßig oder falsch oder zumindest unüberlegt bewerten [...].
>
> Das Fragen nach den Ursachen lenkt den Blick in die Vergangenheit und öffnet damit die Tür für wenig hilfreiche Gedanken und Erörterungen

über die Schuld. Der Therapeut gerät dabei nicht selten in die Gefahr, sich mit dem Jugendlichen einseitig zu solidarisieren. […]. Der Blick in die Vergangenheit orientiert darüber hinaus die Aufmerksamkeit auf Defizite und Erfahrungen des Scheiterns (es sei denn, die Vergangenheit wird auf Ressourcen und gelingende Ausnahmesituationen erforscht).«

Die meisten Betreuenden können die Frage nach dem Warum nicht oder nur unzureichend beantworten (vgl. die folgenden Abschnitte 4.3 und 4.4). Klaus schweigt trotzdem oder gerade deswegen.

> »In der Verweigerung liegt seine ganze Kraft und der Schlüssel zu seinem persönlichen Selbstwertgefühl. Wenn diese Qualität anerkannt wird, kann das schon ein wichtiger Schritt Richtung mehr Kooperation sein« (von Schlippe u. Schweitzer 2013, S. 243).

Exkurs

Die Ursachen des Verhaltens von Klaus sind dem anwesenden professionellen Helfersystem (den Betreuenden wie dem Therapeuten) unklar, und lineare Interventionen mit gesicherten Auswirkungen sind nicht möglich. Das Helfersystem befindet sich in der Position des Nichtwissens. Unter der *Expertise des Nichtwissens* wird die Kompetenz professioneller Helfer verstanden, den Hilfeprozess gemeinsam mit den Klient:innen zu steuern. Mithilfe des Nichtwissens lässt sich das Helferssystem auf den Bezugsrahmen der Klient:innen ein: Wie bereits erwähnt, wird angenommen, dass Klient:innen subjektiv gute Gründe haben für das Verhalten, was sie zeigen (Gaiswinkler u. Roessler 2012, S. 290). Fragen nach den Ursachen können den therapeutischen Prozess stören.

4.4 Interventionsmöglichkeiten in der Therapie

»›Den Schreck dieses Augenblicks werde ich nie vergessen‹,
fuhr der König fort.
›Du wirst ihn vergessen‹, sagte die Königin, ›es sei denn,
du errichtest ihm ein Denkmal.‹«
Lewis Carroll, *Alice im Wunderland*

Eine *Intervention* ist im therapeutischen Setting alles, was Therapeut:innen machen oder nicht machen. Therapeut:innen können nicht nicht intervenieren. Wenn eine Intervention als bewusste Handlung ausgelegt werden kann, kann auch das Klientensystem eine »Nichthandlung« bzw. Unterlassung als bewusste Handlung, eben als Intervention, auslegen. Ob eine Intervention als solche verstanden wird, hängt also vom Klientensystem ab. Mit anderen Worten sind Interventionen aus Sicht der Klient:innen »nur potenziell vorhanden, auch wenn sie vom Therapeuten gezielt und überlegt und aus seiner Sicht real eingesetzt werden« (Schiepek 2012, S. 189).

Eine Intervention wird hier als Schaffung prozessualer Bedingungen verstanden, die im Sinne einer Prozessgestaltung (!) zu einem Selbstorganisationsprozess im fokussierten System, also im Klientensystem, führen kann. Sei es nun als Handlung oder Unterlassung.

4.4.1 Hypothesen

»Wenn du nicht weißt, wohin du gehst,
wird dich jeder Weg dorthin bringen.«
Lewis Carroll, *Alice im Wunderland*

Die Erzählung der Betreuerin hebt den *Problemaspekt* hervor.

> »Problemaspekt meint, dass das Erzählen Leidvolles oder Schwieriges in den Vordergrund stellt. Es thematisiert Barrieren und Hindernisse, es beleuchtet Scheitern, Nichtgelungenes, Unbewältigtes« (Grossmann 2000, S. 38).

Dabei geht es um Wirklichkeitskonstruktionen. Um subjektive Wirklichkeitskonstruktionen. Therapeut:innen sind nicht bestrebt, den Wahrheitsgehalt zu überprüfen, sondern versuchen Hypothesen zu bilden.

Eine *Hypothese* ist allgemein eine Vermutung über einen möglichen Zusammenhang. Therapeutische (systemische) Hypothesen müssen weder wahr noch richtig sein, sondern sie bemessen sich an der Nützlichkeit der Hypothese für weiteres Vorgehen im therapeutischen Rahmen. Nutzlose Hypothesen werden wieder verworfen und neue Hypothesen generiert. Als hilfreiche Grundhaltung sei auch an dieser Stelle das Nichtwissen der Therapeut:innen genannt. Hypothesen sollen die Neugier der Therapeut:innen gegenüber dem Klientensystem ermöglichen und fördern.

> »Eine Hypothese ist aus Sicht der systemischen Therapie umso passender und nützlicher, je mehr Mitglieder eines Problemsystems sie um-

fasst und je mehr sie in der Lage ist, die Handlungen der verschiedenen Akteure in wertschätzender Weise zu verbinden. Eine Hypothese sollte möglichst so formuliert sein, dass sie entweder gute Absichten mit unbeabsichtigten negativen Folgen oder umgekehrt das Leiden an einem Problem mit positiven Nebenwirkungen des Problems verknüpft« (von Schlippe u. Schweitzer 2013, S. 204).

Solche systemischen oder zirkulären Hypothesen könnten zum Beispiel sein:

- Das Verhalten von Klaus ruft alle Systembeteiligten auf, ihre Rollen in den jeweiligen Systemen wahrzunehmen, zu reflektieren, zu überdenken sowie ihre jeweilige Zuständigkeit und Verantwortung zu übernehmen.
- Das Verhalten von Klaus ist ein Zeichen dafür, dass Klaus das Bedürfnis hat, ein akzeptiertes Mitglied in seinen relevanten Systemen zu sein, wertgeschätzt und bedingungslos geliebt zu werden.
- Die Erzählung könnte ein Hinweis dafür sein, dass Umbruchsituationen dazu geführt haben, dass die beteiligten Personen des Schul- wie auch des Helfersystems in ihren Rollen verunsichert sind und dass vor allem Klaus Unterstützung bei der Suche nach seinem Platz in den (neuen) Systemen benötigt. Umbruchsituationen sind einerseits sein Wechsel von der Mutter zu den Pflegeeltern. Von den Pflegeeltern ins Krankenhaus. Vom Krankenhaus in die Wohngemeinschaft. Der Wechsel in eine neue Schule. Neue Schule, neue Lehrende. Andererseits auch im Bezugsystem. Das Helfersystem, das vielleicht öfters einen Betreuerwechsel hat. Das Helfersystem, das sich auf neue Bedingungen einstellen muss durch Änderungen in der Hierarchie. Neue Bestimmungen und Vorgaben der staatlichen Jugendhilfe.
- Beziehungsabbrüche können im Jugendlichen- wie auch im Betreuersystem »anderes« Verhalten hervorrufen, dessen Zweck der Wiederherstellung der Homöostase der Systeme dient.
- Die Betreuerin arbeitet in einer Institution, sie ist nicht als Privatperson hier. Ihre Institution, ihr gesamtgesellschaftliches Bild, ihre Funktionen und Aufträge prägen die Erwartungen an sie und bedingen auch ihr Verhalten, im Sinne von sozialer Kontrolle, Erziehung, Unterstützung, Beratung etc.

- Das Verhalten des Helfersystems im Allgemeinen ruft alle Systembeteiligten auf, ihre Rollen in den jeweiligen Systemen wahrzunehmen, zu überdenken sowie ihre Zuständigkeit und Verantwortung zu übernehmen.

4.4.2 Von der Hypothese zur Frage – Zirkuläres Fragen

Fragen (vor allem zirkuläre Fragen) sind ein wichtiges Instrument der Psychotherapie, um Informationen zu sammeln, besser formuliert, um »Ideen über diejenigen Prozesse zu entwickeln, die dafür sorgen, dass ein System so funktioniert, wie es funktioniert« (Simon u. Rech-Simon 2009, S. 8). Beispiele kontextbezogener zirkulärer Fragen sind:

- Wie stellt sich der mögliche »Sachverhalt« dar?
- Wer im Kontext sieht es genauso, anders, sowohl-als-auch, weder-noch?

Im Fallbeispiel von Klaus könnte das folgendermaßen aussehen:

- *Bezugspersonen:* Wer wohnt alles in der Wohngemeinschaft? Wer arbeitet in der Wohngemeinschaft? Wer ist direkt betroffen, wenn es zu Konflikten kommt oder wenn Klaus aggressiv wird und mit Suizid droht? Wer könnte indirekt ebenfalls betroffen sein? Wer geht in der Wohngemeinschaft wie mit Konflikten um? Wer ist am traurigsten, fröhlichsten, am meisten sprachlos, frustriert usw., wenn Klaus das geschilderte Verhalten zeigt oder nicht zeigt?
- *Ressourcen:* Welche Hilfsmittel stehen zur Verfügung oder stehen nicht zur Verfügung und/oder werden verwendet oder nicht verwendet? Welche Ressourcen hat der Jugendliche?
- *Zeitlich:* Wie lange zeigt sich dieses Verhalten schon? Wann kommt es am häufigsten/wenigsten vor? Dauer/Anfang/Ende/Intervalle usw.? Wann setzt wer am ehesten eine Konsequenz oder versucht sie zu setzen? Morgens/mittags/abends/nach einer Abgängigkeit?
- *Räumlich:* Wo zeigt Klaus dieses Verhalten, und wo wird wie darauf reagiert? Wo gibt es ein abgespecktes oder ein noch aggressiveres Verhalten?
- *Folgen:* Welche Auswirkungen hat das Verhalten der Betreuer, von Klaus, von anderen Jugendlichen für Betreuer, Klaus, andere Jugendliche?

- *Blickwinkel:* Wie würde ein anderer Jugendlicher, ein anderer Betreuer, ein anderer Einrichtungsleiter das Verhalten von Bezugsbetreuerin A oder Bezugsbetreuer B beschreiben, wenn diese auf Klaus Verhalten reagieren, wenn er also jetzt hier wäre und antworten könnte? Und/oder wie würden die genannten Personen das Verhalten von Klaus beschreiben, wenn er auf das Verhalten der Betreuer reagiert?
- *Abgrenzung/Ausgrenzung:* Was ist nicht Teil der Wohngemeinschaft oder Teil des Systems? Wer oder was wird nicht beachtet, ausgegrenzt, exkommuniziert?

4.4.3 Unterschiedsbildung

Kontextfragen (zirkuläre Fragen) erzeugen Informationen. Informationen sind Unterschiede, die einen Unterschied machen. Dies bedeutet nicht, dass aggressives Verhalten oder Suizidandrohungen toleriert oder bagatellisiert werden (sollen), sondern, dass diese Verhaltensweisen einen Grund oder mehrere Gründe haben. Die Frage nach der Ursache der Verhaltensweisen ist individuell nicht beantwortbar, aber auch keine notwendige Voraussetzung für therapeutisches Handeln. Mit anderen Worten: In einer therapeutischen Beziehung ist das Verhalten der Klient:innen nicht negativ zu bewerten. Das ist jedoch nicht gleichbedeutend mit einer positiven Bewertung – das Verhalten nicht zu verurteilen, heißt also nicht, es gutzuheißen.

Dabei ist es auch wichtig zu beachten, dass Betreuer:innen der Wohngemeinschaft keine Schuld an Klaus Verhalten haben. Dieses ist vielmehr Klaus Entscheidung. (Kontingent: Es ist so, wie es ist, es ist aber auch anders möglich.) Verantwortung tragen jedoch die Betreuer:innen der Wohngemeinschaft in dem Sinne, dass sie Voraussetzungen schaffen, welche die Wahrscheinlichkeit verringern, dass Klaus dieses Verhalten zeigen muss (Rotthaus 2017, S. 159).

Diese Verantwortung kann nun an den Therapeuten übergeben werden. Reparaturannahme nach Terminvereinbarung. Der Therapeut sollte aber nach Möglichkeit nicht der Erste sein, die den Finger heben mit dem Ziel, diese Verantwortung anzunehmen. Er würdigt das Verhalten von Klaus als in dessen Lage bestmöglichen Lösungsversuch.

Ob Klaus dadurch irritiert ist oder erleichtert, weil ihm die Worte wie Mühlsteine um den Hals hingen und nun, anscheinend nach langer Zeit (Jugendliche können sehr viel aushalten), zu schwer geworden sind, ist nicht relevant oder höchstens nebensächlich. Natürlich kann der Therapeut auch einfach so stolz auf sich sein und sich mit Lorbeeren schmücken. Eine Krone tut es notfalls auch. Jedenfalls, und dies ist der relevante Teil, kann sich Klaus der Betreuerin und dem Therapeuten gegenüber öffnen und schildert seine Sichtweise:

Klaus meint, er werde in der Schule gemobbt. Er versuche sich zu wehren, schlage dann auch zu, weil er kein Feigling sei, aber es werde für ihn immer schlimmer: Er habe Angst, in die Schule zu gehen. Die einen schlagen, beißen, zwicken ihn und nehmen ihm Gegenstände weg, andere schmieren in seine Hefte, wofür der Lehrer ihm dann noch die Schuld gibt. Und in der Wohngemeinschaft glaubt man den Lehrern und nicht ihm. Wieder andere lachen ihn aus und beschimpfen ihn als Drogenkind, wegen seiner Mutter. Dabei habe er das mit seiner Mutter nur seinem besten Freund erzählt. Dann haben sie einen Streit gehabt. Und die Erwachsenen sehen sowieso nur das, was sie sehen wollen. Und die Betreuer strafen echt jeden Scheiß ab, auch wenn man gar nichts gemacht hat. In die Schule möchte er nicht mehr gehen. Das sei ihm egal, wenn die Wohngemeinschaft ihn rausschmeißt. Seien eh alle gegen ihn.

Die Erzählung des Mobbings ist auch für die Betreuerin neu und stellt für sie einen Unterschied dar, der einen Unterschied macht. Das Prozedere (Kontextualisierung mit anderen Variablen) darf wiederholt werden.

4.5 Hindernisse, Herausforderungen und Lösungen

4.5.1 Hindernisse – Wenn das Ziel »im« Weg ist

Ein *Problem* ist eine Beobachtung, die darauf hinweist, dass etwas nicht in Ordnung ist. Als Problem definiert Ludewig (1992, zit. nach Schlippe, Schweitzer 2013, S. 158) »jedes Thema einer Kommunikation, die etwas als unerwünscht und veränderbar wertet«.

Im Falle von Klaus haben mehrere Personen (Pflegefamilie, Jugendamt, Lehrende, Betreuende) beobachtet, dass sein Verhalten ständig wichtige altersentsprechende soziale Erwartungen verletzt. Klaus lügt. Hat wiederholte schwere Wutausbrüche, verbale und körperliche Auseinandersetzungen, und er droht sogar mit Suizid.

Das »Problem Klaus« ist nun hauptsächlich Inhalt und Mittelpunkt der Beschreibungen, der Kommunikation der beteiligten Menschen. Erklärungen werden gesucht und gefunden. Bisher ist aber noch kein gangbarer Ausweg aus dem Problem gefunden worden. Einziger Lösungsversuch war bisher die Loslösung aus dem Pflegeelternsystem. Andere Möglichkeiten wurden bisher (noch) nicht gefunden. Klaus stehe in Schule und Wohngemeinschaft auf dünnem Eis.

Klaus beobachtet und beschreibt sich als gemobbt, alleingelassen und im Stich gelassen. Die vermeintliche Lösung seines Problems scheitert im Versuch, sich seinen Weg freizuboxen. Sich seiner Dämonen zu befreien, die aber bei jedem Versuch stärker zu werden drohen. Klaus wehrt sich gegen (Mobbing-)Angriffe, die nur er zu beobachten vermag, mit den ihm verfügbaren und für ihn naheliegendsten Mitteln. »Die Erwachsenen sehen nur das, was sie sehen wollen. Sie sehen nicht das, was ich sehe. Ich habe kein Problem, wenn die mich rausschmeißen.«

Verschiedene Beschreibungen eines Problems (oder auch mehrerer Probleme) können ein Problemsystem stabilisieren oder mit den Worten von Simon (2018, S. 153) ausgedrückt:

> »Problemdeterminierte Systeme können zur Chronifizierung des Problems führen, indem sie durch das Problem induzierte Kommunikationsmuster wiederholen (reinszenieren).«

Alle Beteiligten arbeiten – mit ihrer jeweiligen Perspektive – an der Lösung des jeweils aus anderer Sicht betrachteten Problems und tragen letztlich zu dem Weiterbestehen des Problemsystems bei. Dabei sie wollen den oder die Menschen ändern, nicht die kommunizierte(n) Situation(en). Simon und Weber (2012, S. 87) beschreiben dies so,

> »dass jeder bestimmen will, d. h, er versucht, Ursache für das zu werden, was der andere macht, erlebt aber stets den anderen als Ursache für das, was er selbst macht. Jeder sucht die Macht und erlebt sich machtlos«.

4.5.2 Auftragsklärung – Wer hat denn nun das Anliegen?

Wer das Anliegen nun hat, ist die zentrale Frage der Auftragsklärung. Das weitere Vorgehen wird von der Ausgangslage eines Problems definiert, ohne dass Klient:innen und Therapeut:innen erste »gemeinsame« Schritte vollzogen haben. Denn die Unterschiede beginnen schon bei der Ausgangsvoraussetzung für beide Problembeschreibungen. Ausgangsvoraussetzung ist die Definition des Problems, eines Besitzers des Problems und die Verortung der Lösung dieses Problems.

> »Nach einer selbst erbrachten oder fremdauferlegten Feststellung der Bedürftigkeit lassen sich die entsprechenden Anliegen formulieren, auf

> die dann die notwendigen Maßnahmen in einer nach Art des Anliegens vorgegebenen Dauer eingesetzt werden« (Ludewig 2009, S. 116).

In diesem Sinne wird zwischen Hilfe und Fürsorge unterschieden, also zwischen Therapie und Kontrolle.

Auftraggeber im Falle der Kontrolle ist wahrscheinlich weder Klaus noch die Betreuerin (die Wohngemeinschaft), sondern (eigentlich) das Jugendamt (vgl. Kap. 5). Bei solch einer *triadischen Auftragsstruktur* hat »der Kontrolleur« ein Problem: Er soll eine unkontrollierte Situation in eine kontrollierte verwandeln. Kontrolleure sind aber (paradoxerweise) die Betreuer:innen der Wohngemeinschaft. Jeder Kontakt zu einem von der Fürsorge betreuten Jugendlichen ist nicht nur durch Beziehungsaufnahme und Zuwendung bestimmt, sondern auch durch den Aspekt der Kontrolle.

Auf therapeutischer Ebene meint Retzer (2006, S. 258) dazu:

> »Hier hat der Klient ein Problem, bzw. er ist derjenige, der einen Sachverhalt in den Status eines Problems erheben kann. Er erzeugt damit selbst die Voraussetzung für das Kommunikationssystem Therapie.«

Im Falle der Psychotherapie ist oder wird idealerweise Klaus der Auftraggeber.

4.5.3 Der König ist tot, lang lebe der König! – Systeme

Die systemische Theorie unterscheidet drei Systeme:

- biologische Systeme (Körper und ihre Funktionen)
- psychische Systeme (Gedanken)
- soziale Systeme (Kommunikationen).

Hinsichtlich ihrer jeweiligen Operationen werden diese von ihrer Umwelt und damit auch voneinander abgegrenzt. Zugleich sind die drei Systeme jedoch auch voneinander abhängig: Die Psyche setzt biologische und soziale Strukturen voraus. Die Kommunikation basiert auf einer psychischen und biologischen Umwelt. Und auch der Organismus benötigt eine psychische und soziale Einbettung. Die operative Unabhängigkeit wird als *Autopoiesis* bezeichnet, die strukturelle Abhängigkeit der Systeme als *strukturelle Kopplung*.

Systeme sind also einerseits unabhängig von ihrer Umwelt hinsichtlich der Tiefenstruktur ihrer Selbststeuerung und ihrer daraus folgenden rekursiven Operationsweise, anderseits aber abhängig von ihrer Umwelt hinsichtlich der Konstellation und Ereignisse, aus denen sie Informationen und Bedeutungen ableiten können. Und letztlich sind sie abhängig davon, in dieser Abhängigkeit unabhängig zu sein (Willke 1996, S. 69). Dies bedeutet, dass ein System sich von seinem Umfeld durch eine geringere Komplexität unterscheidet. Systembildungen sind zugleich Komplexitätsreduktionen. Und *Komplexitätsreduktion* bedeutet, dass sich das System nur auf bestimmte Abläufe in der Umwelt konzentriert, weil es nur einen Ausschnitt der Umwelt und nicht die ganze Umwelt bearbeiten kann bzw. muss, da viele der Wechselbeziehungen der Umwelt keine Bedeutung für das Überleben des Systems haben. Als Beispiele sozialer Systeme seien hier Vereine (Sport, Kunst, …) genannt, deren Komplexitätsreduktion gegenüber der Umwelt »Gesellschaft« hier nicht explizit ausgeführt wird. En gros: Durch determinierte Handlungsmöglichkeiten (auf die Existenz des Systems Verein bezogen), reduzieren sie die komplexe Umwelt und grenzen sich so von dieser ab.

4.5.4 Soziale Systeme – Interaktion – Kultur

Die Grundregel lautet: Die Mindestvoraussetzung eines sozialen Systems ist zwei Beteiligte. Soziale Systeme differenzieren anhand einer Grenzziehung Innen und Außen (Umwelt). Das Innen sind die Mitglieder. Ein Mitglied ist kein Mensch, sondern eine sozial konstituierte Einheit. Ludewig (2015, S. 153) verdeutlicht dies so:

> »Ohne Menschen gibt es weder Mitglieder noch soziale Systeme, doch als komplexere Einheit deckt sich der Mensch nie mit einem der Mitglieder, die er verkörpert.«

Menschen und Mitglieder sind als biologische und soziale Systeme strukturell gekoppelt, verursachen einander aber nicht. Die Kopplung macht Sinn (soziale Systeme generieren Sinn), da zwischen Menschen und ihren (mehreren) Mitgliedschaften unterschieden werden kann: Mitglieder verhalten sich je nach sozialem System, dessen Mitglied sie sind, unterschiedlich, denn sie konstituieren sich erst durch Kommunikation als Komponenten des Systems. Der Mensch kann also jederzeit seine Mitgliedschaft kündigen, auflösen. Oder aber die Mitgliedschaft kann gekündigt und das Mitglied durch ein anderes ersetzt werden. Die daraus folgenden Konsequenzen (z. B. Minderung der Überlebensfähigkeit biologischer und/oder sozialer Systeme bei entsprechender Motivation) bedingen dahingehende Reflexion, welche Wechselbeziehungen Bedeutung für das Überleben eines bestimmten Systems haben.

Die Unterscheidung zwischen Menschen und Mitgliedern ist allenfalls im Sinne der Kontextbezogenheit des hier dargestellten therapeutischen Rahmens vorteilhaft, denn Ludewig (ebd., S. 154) meint,

> »[…] die Unterscheidung zwischen Mensch und Mitglied befreit von der Annahme, die Therapie müsse Menschen verändern. Angestrebt wird vielmehr, leidvolle Mitgliedschaften in Problemsystemen dadurch zu beenden, dass die betreffenden Mitglieder, die das Problemsystem reproduzieren, sie auflösen. Dafür muss man weder Struktur der beteiligten Menschen noch die des jeweiligen Systems in allen Einzelheiten kennen«.

Wo reflektiert wird, welche Wechselbeziehungen für das Überleben bedeutungsvoll sind oder nicht, wird selektiert. Wo selektiert wird, wird unterschieden, ausgelassen und/oder beibehalten. Beibehalten bedeutet, dass unterschiedliche Erlebnisse und Ereignisse in einer (für das System) sinnhaften Art miteinander verknüpft werden. Diese sinnhafte Verknüpfung wird hier als *Erzählung* aufgefasst.

Der Begriff der Erzählung selbst verweist auf sozial und kulturell vermittelte Erzählformen und ist ein Ausdruck von Regelsetzungen und eines bestimmten Sprachspiels (Grossmann 2000, S. 37).

Die Erzählung ist somit ein Teil eines sozialen Systems, eines kommunikativen Systems, und Teil von Erziehung und Sozialisation. Sie ist Teil einer Kultur, der die Erzählung zugehörig ist und deren Regelsetzungen bzw. Spielregeln akzeptiert worden sind. Simon (2018, S. 171) zufolge ist die Anpassung der Erzähler:innen oder, anders ausgedrückt,

> »eines Individuums an die kulturellen Spielregeln eines sozialen Systems […] wahrscheinlich, weil sie in einer Lebensphase seiner Sozialisation erlernt werden, in der die Zugehörigkeit zu der jeweils aktuellen Kultur Voraussetzung für das individuelle Überleben ist (Kindheit/primäre Sozialisation)«.

Kultur ist somit eine mit Selbstreferenz und Fremdreferenz korrelierende Mischung von Unabhängigkeit und Abhängigkeit eines (sozialen) Systems: einerseits »unabhängig von seiner Umwelt hinsichtlich der Tiefenstruktur seiner Selbststeuerung und seiner daraus folgenden rekursiven Operationsweise« (Willke 1996, S. 69), anderseits »abhängig von seiner Umwelt hinsichtlich der Konstellation und Ereignisse, aus denen es Informationen und Bedeutungen ableiten kann« (ebd.). Und letztlich »abhängig davon, in dieser Abhängigkeit unabhängig zu sein« (ebd.).

4.5.5 Die Wohngemeinschaft als (soziales) System

Die Wohngemeinschaft ist als Jugendeinrichtung, als Institution, eine von konkreten Personen unabhängige Zweckgemeinschaft auf Abruf. So ist das zeitliche Ziel der Maßnahmenbeendigung, die mögliche Rückführung in ein »wieder funktionierendes« Familiensystem bzw. als »wieder funktionierendes, teilhabendes, mündiges Mitglied« der Gesellschaft, mit dem vollendeten 18., in Ausnahmefällen 21. Lebensjahr oder aber die Schließung der Einrichtung. Die Wohngemeinschaft ist ein fremdorganisiertes System (Jugendfürsorge: Jugendamt, Land), das sich um geplante oder ungeplante Probleme bildet. Als solches soll (oder kann) sie Probleme ihrer Mitglieder (in diesem Fall Jugendlichen) oder übergeordneter sozialer Systeme (der Gesellschaft) lösen. Bei Simon (2018, S. 156) heißt es dazu:

> »Problemdeterminierte Systeme sind meist Mittel zur gleichzeitigen Lösung unterschiedlicher Typen von Problemen, z. B. einerseits Mittel zur Erfüllung gesellschaftlicher Funktionen, andererseits Mittel zur Lösung von individuellen Problemen.«

Hier sind auch Eltern oder Alleinerziehende zu nennen, die aus verschiedensten Gründen (z. B. Armut, Sucht, Krankheit) kurz- oder längerfristig nicht dafür sorgen können, dass Jugendliche sich adäquat entwickeln (Selbst- oder Fremdbeobachtung), aber auch verwaiste Jugendliche, die möglicherweise beide Eltern oder einen Elternteil nie kennengelernt haben und schon sehr früh in einer Institution untergebracht wurden. Innerhalb des Systems Wohngemeinschaft stehen alle Mitglieder in mehr oder weniger enger Wechselwirkung zueinander und haben eine bestimmte Beziehung zueinander. Die Qualität und Tiefe der Beziehung wird vor allem dadurch beeinträchtigt, dass die Wohngemeinschaft Lebensort der Jugendlichen und Arbeitsplatz der Mitarbeitenden, der Betreuenden, ist. Turnusdienste, die freie Wahl des Arbeitsplatzes und die Austauschbarkeit der Mitglieder (vgl. Abschn. 5.1.4) sind weitere mögliche Aspekte der (Beziehungs-)Qualität.

Jugendliche wie Klaus, die in Wohngemeinschaften (Einrichtungen, Institutionen) untergebracht sind, haben oft schon mannigfaltige (Vor-)Erfahrungen mit (anderen) Institutionen, Hilfseinrichtungen, Therapien. Sie haben möglicherweise viele Trennungen, Beziehungsabbrüche erlebt. Sogenannter Widerstand, Schweigen, unmotiviertes oder aggressives Verhalten sind ein für Klaus naheliegendes Konzept dafür, dass er von seinem Erziehungs- und Helfersystem nichts Neues (oder gar nichts mehr) erhofft bzw. erwartet (hat).

Bevor also Jugendliche noch einmal so hoffen und wieder so enttäuscht werden wie früher, überprüfen sie neue Beziehungsangebote mit diversen Verhaltensrepertoires, denen diese Beziehungen oft nicht standhalten. Denn nahezu jeder Kontakt mit einem Jugendlichen in der Jugendhilfe ist durch Ambivalenz bestimmt, da zusätzlich zur Beziehungsaufnahme und Zuwendung die Kontrolle ein Aspekt der Jugendhilfe ist. Der soziale Druck der Verantwortung wird nunmehr auf den oder die Betreuenden delegiert. Die Jugendlichen sollen weitestgehend angepasst und nach den Spielregeln der Wohngemeinschaft und im Sinne der Gesellschaft »funktionieren«. Ertragen die Betreuenden diesen Druck kaum oder gar nicht, leiten sie ihn (die Verantwortung) nun an die betreuten Jugendlichen weiter, indem sie sie stärker kontrollieren, einschränken oder sogar ausgrenzen bzw. aus der Wohngemeinschaft entlassen (Simon 2014, S. 62). Ausgrenzung kann sogar bereits vor der »Aufnahme« in die Einrichtung vollzogen werden. Mit den Worten »Der Jugendliche passt nicht zu uns« wird ihm die Aufnahme in dieses soziale System von vornherein verwehrt.

Zusammenfassend ist die Zugehörigkeit zur Wohngemeinschaft an Spielregeln, an Bedingungen, geknüpft, an die sich vor allem die Jugendlichen (aber nicht nur sie) halten (müssen). Verletzen Jugendliche die Spielregeln, droht der Ausschluss.

4.5.6 Schule als (soziales) System

Die Schule als Einrichtung für Kinder und Jugendliche, als Institution, ist wie die Wohngemeinschaft eine von konkreten Personen unabhängige Zweckgemeinschaft auf Abruf. Die Beendigung der Zweckgemeinschaft ist möglich durch das individuelle Ende der Schulpflicht, den Abschluss einer weiterführenden, »höheren Schule« oder die Schließung dieser Einrichtung. Die Schule ist ein fremdorganisiertes System (Schulbehörden, Bildungsministerium), deren Auftrag im Lehren und Lernen, in diesem Sinne der Vermittlung von Wissen und Können durch Lehrende an Schüler:innen besteht, aber auch in der Wertevermittlung sowie der Erziehung und Bildung zu mündigen, sich verantwortlich in die Gesellschaft einbringenden Persönlichkeiten.

Die Schule ist einem sachorientierten System zuzuordnen. »In sachorientierten Systemen sind die Elemente der Spielregeln der Interaktion/Kommunikation [durch Gesellschaftsnormen determinierte Bildungsangebote; Anm. d. Verf.] relativ fest gekoppelt« (Simon 2018, S. 155), deren Teilnehmende allerdings genauso austauschbar sind wie im System Wohngemeinschaft. Als sachorientiertes wie problemdeterminiertes System (vergleiche mit der Wohngemeinschaft) sind Schulen meist Mittel zur gleichzeitigen Lösung unterschiedlicher Typen von Problemen, z. B. einerseits Mittel zur Erfüllung gesellschaftlicher Funktionen (Bildungsnorm), andererseits im deutlich geringeren Maß Mittel zur Lösung individueller Probleme (Nachhilfe, individuelle Lernbetreuungen).

Zusammenfassend ist für die Erhaltung des Systems vor allem wichtig, *worüber* gesprochen wird, nicht wer spricht. Nicht der Mensch kommuniziert. Die Kommunikation kommuniziert (Luhmann, zit. nach Just 2016, S. 18). Mit anderen Worten: Die Spielregeln der schulischen Kommunikation erhalten sich autonom, d. h unabhängig von den konkreten Teilnehmenden, solange wie sie befolgt bzw. dadurch, dass sie befolgt werden. Verletzen Jugendliche die Spielregeln, droht ihnen auch hier der Ausschluss: aus der Klassen- und/oder Schulgemeinschaft, durch »Sitzenbleiben« oder aufgrund anderer, möglicherweise schwerwiegender »Vergehen« gegen die geltende Ordnung.

4.5.7 Mobbing (an Schulen) als (soziales) System – Was betrifft wen?

- *Erkenntnis, Teil 1:* Früher war alles besser. Da hat es auch kein Mobbing gegeben. Vielleicht, weil es das Wort Mobbing (im deutschsprachigen Raum) noch nicht gab.
- *Erkenntnis, Teil 2:* »Ein System ist nicht ein Etwas, das dem Beobachter präsentiert wird, es ist ein Etwas, das von ihm erkannt wird« (Maturana, zit. nach von Schlippe u. Schweitzer 2013, S. 146).

In diesem Sinne erzeugt ein Begriff wie Mobbing – »konstruktivistisch betrachtet – auch die ›Wahrheit‹, die er verkünden will und die es ohne ihn vielleicht nicht oder nicht in dem Ausmaße gegeben hätte« (Wyrwa 2012, S. 18). Paul Watzlawick (2011, S. 7) formuliert es wie folgt:

> »Die sogenannte Wirklichkeit (ist) das Ergebnis von Kommunikation. [...] Die hier beschriebenen Sachverhalte waren unserem Denken nicht nur schon vor Jahrzehnten, sondern in ihren Ansätzen bereits der Antike zugänglich.«

Es hat in diesem Zusammenhang nur das Erkennen, die Aufmerksamkeit und das zugehörige Wort gefehlt.

Als Wort ist Mobbing der Sprache zugeordnet. Und Sprache, als Teil von Kommunikation, ist definiert durch ihre Spielregeln und damit auch Teil einer Kultur. Mit anderen Worten, Mobbing hält sich an (Spiel-)Regeln. Nein, Mobbing muss sich an Regeln halten, sonst wäre es kein Mobbing. Mobbing muss mindestens ein aggressives Verhalten umfassen und systematisch gegen eine Person gerichtet sein. Es sollte ein Gruppengeschehen sein. Und muss wiederholt (mindestens einmal die Woche) und über längere Perioden vorkommen – von Wochen bis hin zu Jahren (Alsaker 2017, S. 14).

Mobbing als soziales System ist ein problemdeterminiertes System. Wie bereits erwähnt, sind problemdeterminierte Systeme meist Mittel zur gleichzeitigen Lösung unterschiedlicher Typen von Problemen, z. B. einerseits Mittel zur Erfüllung gesellschaftlicher Funktionen, andererseits Mittel zur Lösung individueller Probleme.

> »Meistens gibt es eine Reihe von Faktoren, die miteinander interagieren und zu einem spezifischen Vorfall führen. Soziale Situationen sind an sich sehr komplex. Interaktionen, Erwartungen, Gewohnheiten, Persönlichkeitsmerkmale der involvierten Personen und gegebene Strukturen sind nur einige der Faktoren, die in Wechselwirkung stehen und soziale Ereignisse mitbestimmen« (ebd., S. 87).

Als Mitglieder des Systems Mobbing (an Schulen) sollen hier Schüler:innen und Lehrer:innen genannt werden. Als weitere Unterscheidung wird der Begriff »Rolle« eingeführt. Eine Rolle unterscheidet sich vom Mitglied (Ludewig 2015, S. 150)

> »als ein vorgegebenes Programm für die Ausführung einer Klasse von Mitgliedschaften [...]. Dadurch lassen sich Beobachtung, Erwartung, Sinnverarbeitung operational an das Mitglied eines bestimmten Inter-

aktionsprozesses anbinden, ohne sie auf Subjekte zurückzuführen oder einer entmenschlichten Kommunikation zuordnen zu müssen«.

Mit anderen Worten – Mobbingausführende, Mobbingbetroffene, Mitläufer, Zuschauer, Verstärker, Verteidiger – jede (dieser) Rolle(n) kann von jedem Mitglied (Schüler:in wie Lehrer:in) des sozialen Systems Mobbing ausgeführt werden, wenn die Struktur Schule den Boden dafür bietet.

Systemisch gesehen, ist also der soziale Kontext zu betrachten, in dem das soziale System Mobbing aufgrund komplexer Wechselwirkung entstehen kann, und die Aufmerksamkeit auf die Bedingungen zu richten, die zur Aufrechterhaltung von Mobbing beitragen (Alsaker 2017, S. 87f.).

4.5.8 Wer macht eigentlich die Veränderung? Ausgänge – Wohlan denn, Herz, nimm Abschied und gesunde!

»Ausgänge verweisen in zweifacher Weise in unterschiedliche Richtungen. Sie verweisen zurück auf einen Raum, von dem aus ein Ausgang genommen oder gefunden wird, und sie verweisen nach vorne und werden somit zum Ausgangspunkt von anderem vor uns Liegendem. Der Ausgang wird dann durchschritten. Ausgänge sind sowohl Orte der Sammlung, an denen man sich vielleicht versammelt, aber an denen auch etwas gesammelt ist, was vorher gesammelt wurde. Wenn Ausgänge Orte der Versammlung sind, dann sind sie es meist vorläufig, als Voraussetzung zum Verlassen des Ortes. Sammlung und Zerstreuung gehören zusammen, wenn man auch beide wertend voneinander unterscheiden kann. So wie es etwa Anatol France tut: Es ist gut, Dinge zu sammeln, aber es ist besser, spazieren zu gehen. Ausgänge werden damit zu verbindenden Schwellen, die etwas vor dem Ausgang mit etwas nach dem Ausgang verknüpfen und ermöglichen – die Passage als Akt des Durchschreitens« (Retzer 2006, S. 11).

4.6 Innovationen, Interventionen und Empfehlungen für das Gesamtsystem

Im Grunde gibt es viele hilfreiche Konzepte gegen Mobbing an Schulen, vom »No-Blame-Approach« (Blum u. Beck 2019) über das »Berner Präventionsprogramm gegen Mobbing: Be-Prox« (Alsaker 2017) bis zum »systemisch-existenziellen Mobbing-Inventar: SEMI« (Wyrwa 2012), um nur einige zu nennen. Aber, wie bereits erwähnt, ist ein

System nicht ein Etwas, das dem Beobachter präsentiert wird, es ist ein Etwas, das von ihm erkannt wird. Das Helfersystem muss erst erkennen, worauf es die Aufmerksamkeit richten soll. Um Murphys Gesetz zu strapazieren: In einer Kultur, in der Mobbing möglich ist, ist Mobbing möglich. Diese Kultur braucht eine alternative Erzählung, denn vor allem eine »positive Kommunikation und ein klarer Wille zur Kooperation vonseiten aller Erwachsenen ist die beste Ausgangslage, um mit Jugendlichen einen Ausweg aus einer schwierigen Situation zu finden« (Alsaker 2017, S. 225).

Dies gilt insbesondere auch für die Jugendhilfe. Jugendliche produzieren in der Regel so lange Krisen, bis sie lange genug »bestraft« worden sind, disziplinarisch entlassen werden, in eine andere Einrichtung kommen oder das Gefühl bekommen, angekommen und bedingungslos angenommen zu sein. Die Ambivalenz von Wohngemeinschaften (oder Heimen) liegt im ausgeprägten Schwanken zwischen Bindung (Symbiose, Verstrickung, übermäßige Kontrolle) und Ausstoßung (mangelndes Interesse, Vernachlässigung, zu wenig Kontrolle) (Schweitzer 2013, S. 188). Diese Ambivalenz gilt es weitestgehend im Sinne der Jugendlichen aufzulösen und nur soweit, dass die Paradoxie einer zur Verselbstständigung führenden Erziehung der Jugendlichen zur Aufrechterhaltung des Systems beiträgt. Dafür benötigt es allerdings genügend Ressourcen und eben auch die erwähnte Austauschbarkeit ihrer Mitglieder.

Für die Therapie hat zentrale Bedeutung, dass soziale Systeme (im Gegensatz zu Maschinen) nicht triviale, autopoietische Systeme sind. Sie sind deshalb nicht zielgerichtet steuerbar, sondern können lediglich angeregt werden (Pertubation), sich nach ihren Möglichkeiten zu verändern. Soziale Systeme sind autonom und von innen gesteuert, dennoch oder gerade deswegen sind Interventionen ein wichtiges Instrument, um Anregungen für Veränderung zu implementieren.

> »Die generelle Frage ist, ob schnelle Aktion oder sorgfältige Reflexion, Entscheidung oder Experiment, politisch oder therapeutisch verantwortliches Handeln gefordert ist« (Simon 2014, S. 103).

Für das Helfersystem bedeutet dies: Es ist auf der einen Seite in den jeweiligen (Sozial-)Räumen entsprechendes Handeln vor Ort (z. B. Kriseninterventionen) erforderlich und/oder auf der anderen Seite ein gut vernetztes, gemeinsam strukturiertes Handeln (z. B. Stabilisierung, Strukturierung, Prävention) im eigenen System wie auch mit anderen Systemen. Psychotherapie »ist« selten Krisenintervention, in ihrem Rahmen ist aber Krisenintervention möglich.

Allenfalls kann Psychotherapie, und nicht nur sie, zu einer alternativen Erzählung anregen. Als Teil eines sozialen Systems, einer Kultur, sind Erzähler:innen Mitglieder dieser Kultur und gleichzeitig abhängig wie unabhängig von ihr. Und Mitglieder verhalten sich und erzeugen Handlungen, die dann, wenn sie von anderen als Mitteilung verstanden werden, wiederum zu Kommunikationen bzw. Erzählungen werden (Ludewig 2009, S. 49 f.).

Damit schließt sich und öffnet sich ein Kreis, denn Ausgänge verweisen nach vorne wie auch zurück.

Klaus hat die Schule gewechselt, und an der neuen Schule gab es für ihn kein wesentliches Problem mehr. Er konnte die Schule abschließen und eine Lehre zum Mechaniker beginnen, die er bald erfolgreich beenden wird. Von der Wohngemeinschaft wird er weiterhin und bis nach Lehrabschluss betreut.

5 »Handy, Handy in der Hand, bin ich nice und sehr bekannt?« Virtuelle Ausgrenzungs- und Schädigungsphänomene, ihre Dynamik und wirksame Formen, ihnen zu begegnen

Noah A. Artner

5.1 Ausgangslage

Auch wenn die vorliegenden aktuellen Zahlen der von Mobbing betroffenen Schulpflichtigen im Verlauf der letzten zwei Jahrzehnte nach einem enormen Anstieg nun leicht rückläufig sind, so ist das Thema Ausgrenzung und Mobbing im Internet auch in Form von Hassreden, Beleidigungen und Unterstellung sowohl bei Erwachsenen als auch bei Kindern und Jugendlichen nach wie vor medial präsent. Von einem differenzierten Blickwinkel aus kann der vormals enorme Anstieg an registrierten Cybermobbingfällen mit einer Sensibilisierung der Bevölkerung und dem Schaffen technischer Interventionsmöglichkeiten erklärt werden, was für einen ersten Teilerfolg der damals gesetzten Maßnahmen spricht.

Der Begriff *Cybermobbing* hat rund um das Jahr 2007 innerhalb des DACH-Raumes seinen Weg in die deutsche Sprache gefunden. Hingegen ist das annähernd synonyme Wort *Cyberbullying* bereits seit der Jahrhundertwende im US-amerikanischen Raum gebräuchlich. Damit sind aggressive, verletzende, beschämend bloßstellende oder schädliche Handlungen oder Verhaltensweisen über Telefon, Internet oder soziale Medien gemeint. Darunter fallen u. a. Anrufe, das Senden von Mails oder Mitteilungen via Messengerdienste (WhatsApp, Signal, ...) oder in Onlinespielen sowie das Posten von Beiträgen oder Nachrichten auf Social Media (Facebook, Instagram, Snapchat, TikTok, Twitter etc.) und das Streuen und Verbreiten von Gerüchten und Unwahrheiten oder das dauerhafte Ausschließen oder Ignorieren von Personen im Netz (BMBWF 2021).

5.2 Unterscheidungsformen und Folgen – Der Kontext

Cybermobbing bringt einen weiteren spezifischen und brisanten Effekt mit sich, der sich zusätzlich verschärfend auswirkt. Findet sonst

Mobbing und Ausgrenzung in der Lebenswelt der Minderjährigen hauptsächlich im Kontext Schule statt, ist nun das Konfliktgeschehen auch anderen, eigentlich Unbeteiligten zugänglich. Sichere Orte und Gelegenheiten des Rückzugs und Distanzfindens sind praktisch nicht mehr gegeben. Denn theoretisch kann jede Person, die über ein Smartphone oder einen Computer mit Internetzugang verfügt, nun rund um die Uhr teilhaben, sich eine Meinung bilden und beteiligen. So könnte eine wildfremde Person in Ihrer Freizeit an Ihnen vorübergehen und mehr über Ihre Befindlichkeit, Ihr Leben und Sie als Individuum wissen, ohne dass Sie sich darüber bewusst sind. Zudem ist die theoretische Reichweite an teilhabenden Personen 24 Stunden am Tag ungleich höher als in einem begrenzten Umfeld wie in der Schule oder am Arbeitsplatz. Beunruhigend. Im besten Fall weiß ich, in vollem Bewusstsein möglicher Konsequenzen, was ich von mir preisgebe, und steuere dies. Tut dies jedoch jemand anderes und verbreitet Informationen über mich, so erlebe ich maximale Hilflosigkeit und ein Gefühl des Ausgeliefertseins.

Dabei hat Cybermobbing viele Gesichter und kann in vielgestaltiger direkter oder indirekter Form auftreten. So kann zwischen folgenden Erscheinungsbildern, die ihren Ursprung im angloamerikanischen Raum haben, unterschieden werden (Schultze-Krumbholz u. Scheithauer 2010):

- *Flaming:* Beschimpfungen, Beleidigungen, abwertende Äußerungen, Drohungen und Provokationen werden zumeist für andere Personen zugänglich und einsehbar auf Webseiten, in Foren, Mailinglisten oder Nachrichtendiensten und über Apps veröffentlicht. Entfacht dies ausufernde, abwertende Diskussionen, die andere miteinbeziehen und bei denen sich die Nutzer:innen in sich bekriegende Lager spalten, nennt man das Phänomen »flame war«.
- *Harassment:* Offensive oder verdeckte, sich wiederholende ausfällige und belästigende Nachrichten werden in sozialen Medien gezielt gegen eine Person gerichtet. Dabei wird darauf abgezielt, insbesondere das Selbstbewusstsein der Person zu mindern. Häufig wird der von Harassment betroffenen Person erst später bewusst, dass das Motiv dahinter einem Plan folgt.
- *Denigration:* Gerüchte, Verleumdungen und Unwahrheiten werden online verbreitet, ohne dass die betroffene Person Kenntnis

darüber erhält, die erst später davon erfährt, sodass sie nur mehr nachträglich reagieren kann.

- *Outing und Trickery:* Meist werden vermeintlich wohlwollende Kontakte und Beziehungen inszeniert und vorgetäuscht, um das Vertrauen der Person zu gewinnen und so an private und vertrauliche Informationen zu gelangen. Diese werden dann in beschämender oder rufschädigender Art und Weise gegen die Person verwendet und veröffentlicht. Häufig werden dazu falsche Personalien und Angaben benutzt.
- *Exclusion:* Betroffene werden aus Gruppen oder Zusammenschlüssen insbesondere in sozialen Netzwerken ausgeschlossen.
- *Impersonation:* Fakeprofile oder falsche Identitäten werden auf Internetplattformen angelegt und genutzt. Manchmal werden existente Profile anderer Nutzer:innen gehackt und für die Verbreitung von Gerüchten oder Beleidigungen und Angriffe genutzt.
- *Cyberstalking:* Kennzeichnend ist die anhaltende Belästigung und Verfolgung selbst dann, wenn die vom Mobbing betroffene Person bereits deutlich die Unterlassung der Handlung eingefordert hat. Dazu beendet die mobbende Person mittels Sperrfunktion den Kontakt und setzt ihr schädigendes Verhalten mit einem neu registrierten Profil fort.
- *Happy Slapping:* Die mobbende Person macht entwürdigende, beschämende oder bloßstellende Fotos oder Videos der gemobbten Person online zugänglich oder verbreitet sie mittels E-Mails oder anderen Nachrichten unter vielen Menschen.
- *Cyberthreat:* Körperliche Übergriffe und Gewalt werden per Mail, SMS, Messengerdienst, Chat oder sozialen Medien angedroht.
- *Sexting:* Erotisches Ton-, Bild- und Videomaterial wird nach dem persönlichen Austausch zweier Personen weiteren Personen zugänglich gemacht. Mit dem Begriff kann auch das wiederholte unaufgeforderte und ungewollte Zusenden erotisch-pornografischen Materials gemeint sein.
- *Cybergrooming:* Auskundschaften und Anbahnen sexueller Kontakte sowie Belästigungen Minderjähriger im Internet. Dabei kann es auch zu Sextortion kommen.
- *Sextortion:* Die Zielperson wird nach dem Versenden von persönlichem Bild- und Videomaterial erpresst, um Geld oder weitere sexuelle Handlungen zu erwirken.

5.2.1 Wenn es eng wird ...

Selbst gefestigte Erwachsene und bekannte, in der Öffentlichkeit stehende Persönlichkeiten hadern regelmäßig mit den aufgelisteten Vorkommnissen und berichten von virtuellen Übergriffen. Wie soll es dann Kindern und Jugendlichen ergehen, deren Entwicklung noch nicht abgeschlossen, bei denen eine entwicklungsbedingte Unsicherheit besteht und deren Selbstbewusstsein gerade oft sehr fragil ist?

Erste Folgen und Anzeichen sind zumeist Zurückgezogenheit, Interessensverlust, schlechteren Schulnoten oder Schulverweigerung. Bei anhaltender Cybermobbingdynamik potenziert sich dies bis hin zu selbstverletzendem oder sozialphobischem Verhalten, paranoider Verarbeitung, depressiven und Angststörungen. Im schlimmsten Fall manifestieren sich Suizidgedanken und Handlungen, die einen Settingwechsel implizieren.

Das Tückische am Cybermobbing ist, dass Betroffene oft insgeheim leiden, sich zurückziehen und keinerlei Hilfe in Anspruch nehmen. Beispielsweise soll im Sommer 2021 die ehemalige 25-jährige Teilnehmerin einer TV-Casting-Show nach der Trennung von einem bekannten Fußballstar online derartigen Angriffen ausgesetzt gewesen sein, dass sie sich infolgedessen das Leben nahm. Eine der medial am bekanntesten Mobbingbetroffenen war die erst 12-jährige Amanda Todd. Nach Erpressung durch eine Internetbekanntschaft mit Nacktfotos, die sie ihm geschickt hatte, veröffentlichte dieser die Aufnahmen im Internet. Dies führte zu 3 Jahre andauerndem Mobbing seitens ihrer Mitschüler:innen, einem Schulwechsel, selbstverletzendem Verhalten sowie mehreren Suizidversuchen, von denen einer zu ihrem Tod führte.

5.2.2 Verbreitung und Dynamiken

Wenngleich Deutschland, Österreich und die Schweiz vor etwa 20 Jahren vermehrt Aktivitäten zur Ausgrenzungs- und Mobbingprävention initiiert haben, ist das Thema noch immer hochaktuell, wie aktuelle Informationen zeigen:

Die Zahl der Fälle von Cybermobbing und Cyberbullying ist laut Medien in den letzten Jahren stetig angestiegen. Dabei kann von einer noch wesentlich höheren Dunkelziffer ausgegangen werden. Die Gesamtzahlen in der Schweiz und Österreich unterscheiden sich verglichen mit denen Deutschlands dabei nur marginal. So wurde in einer Vergleichsstudie der deutschen Initiative »Bündnis gegen Mobbing«

nach einem Anteil von 17,3 % von Mobbing betroffener Schüler:innen 2017 bis zum Jahr 2020 ein Anstieg von 4,6 % registriert, was bedeutet, dass insgesamt etwa 2 Mio. Schüler:innen in Deutschland betroffen waren (Beitzinger, Leest u. Schneider 2020).

Als häufigste Mobbingmotive werden Rache, Spaß, schlechte Laune und Ärger genannt. Mehr als jeder fünfte Mobber gibt an, bereits selbst betroffen gewesen zu sein. Kinder und Jugendliche sind mit erhöhter Unzufriedenheit bedingt durch Probleme mit den Eltern und Freund:innen, fehlender Selbstbestimmung und Mitsprachemöglichkeiten, mit dem eigenen Aussehen oder dem sozioökonomischen Status ungleich häufiger von Ausgrenzung und Mobbinghandlungen betroffen.

Laut einer Vorgängerstudie wurden 42 % der Mädchen gegenüber 33 % der Jungen virtuell gemobbt – das entspricht einem Unterschied von rund 9 Prozentpunkten zuungunsten der Mädchen. 2020 zeigt sich jedoch, dass Cybermobbing erst ab einem Alter von 16 Jahren Mädchen häufiger trifft als Jungen. Als meistgenutzte Cybermobbingmedien wurden Messengerdienste wie WhatsApp oder Plattformen wie Facebook und Instagram genannt (ebd.).

5.2.3 Bystander-Effekt

Das Verhalten der Zuschauenden oder Mitwissenden spielt insbesondere bei Cybermobbing eine entscheidende Rolle und bestimmt oft über Reichweite, Auswirkungen und Ausgang der Mobbinghandlungen. Schließen sich zunächst unbeteiligte User:innen den Beleidigungen an und goutieren oder verbreiten sie weiter, so kann dies zu weiteren Folgen sowie Beleidigungen und Ausgrenzungen in der Schulklasse oder dem sozialen Umfeld führen.

Das Nichthandeln von sich passiv verhaltenden sogenannten Bystander begründet sich zumeist aus der Ratlosigkeit darüber, was zu tun ist, der Angst davor, in der Folge selbst angegriffen zu werden, oder dem Bestreben, Mobbenden nicht noch mehr Aufmerksamkeit zu schenken. Insofern ist die Annahme einer allgemein zunehmenden Ignoranz nicht immer zutreffend.

Damit Bystander prosozial intervenieren, müssen sie demnach die Situation als bedenklich einschätzen und ein Gefühl der Verantwortlichkeit spüren (Obermaier, Fawzi a. Koch 2015, S. 32). Daraus lässt sich ein fortwährender Bedarf an Sensibilisierungs- und Informationsförderung ableiten.

5.2.4 Rechtliche Möglichkeiten

Im Hinblick auf die rechtliche Lage und etwaige Tatbestände stellt »klassisches« Mobbing in Präsenz in allen drei DACH-Ländern keinen Straftatbestand dar. Bezogen auf Cybermobbing finden wir jedoch unterschiedliche Ausgangssituationen vor.

In *Deutschland* gibt es aktuell kein Gesetz, dass Cybermobbing als Straftatbestand führt. Allerdings können beispielsweise Beleidigungen, Verletzung des persönlichen Lebensbereichs, Einschränkung der persönlichen Freiheit, Verfolgung oder Rufschädigung als Delikte zur Anzeige gebracht und juristisch geahndet werden.

In der *Schweiz* gibt es ebenfalls kein eigenes Anti-Cybermobbing-Gesetz, hier gelten jedoch Beschimpfung, üble Nachrede, Drohung oder Hacken in und Verändern persönlicher Profile und Daten als Straftaten.

In Österreich wurde Anfang 2016 ein Gesetz das Cybermobbing zum Straftatbestand erlassen und im Strafgesetzbuch verankert und im Jahr 2025 das unaufgeforderte Versenden von Penis- oder Nacktbildern (»dickpics«) strafbar gemacht.

Die große Herausforderung und Schwierigkeit, virtuellen Taten rechtlich zu begegnen, stellt die zumeist vorherrschende Anonymität der Mobbenden in sozialen Onlinemedien dar: Mobbende agieren meist unter falschem Namen und verwenden erfundene Angaben oder Daten. In besonders elaborierten und kriminell anmutenden Fällen dringen Mobbende mittels unterschiedlicher Formen des Hackings in das Profil der zu mobbenden Person oder anderer außenstehender Personen ein und nutzen dies zur Diffamierung der Person. Leider mündet dies aus Sicht der Betroffenen juristisch zumeist nur in einer Anzeige gegen Unbekannt. Eine technische Verfolgung wäre in vielen Fällen theoretisch möglich. Sie würde allerdings einen großen Aufwand bei der Ermittlungsarbeit und der Erhebung unter Berücksichtigung des persönlichen Datenschutzes und der Persönlichkeitsrechte mit sich bringen, da sie in allen Ländern eine richterliche Verfügung/Freigabe erfordert. Betroffene sind entsprechend gut beraten, eine genaue chronologisch schriftliche Dokumentation samt der Speicherung von Dateien und Screenshots zur Beweissicherung anzufertigen.

5.2.5 Technologie und Gesellschaft

Wie bereits erwähnt, sind jährlich geschätzt mehr als 2 Mio. deutsche Kinder und Jugendliche pro Jahr von Cybermobbing betroffen. Bei einer Gesamtzahl von mehr als 15 Mio. unter 20-Jährigen im Jahr 2020 ist dies für Deutschland eine enorme Zahl (Statistisches Bundesamt 2020).

Aus einer Metaperspektive heraus betrachtet, hat uns der technische Fortschritt mittlerweile überholt. Das Gewahrsein, die Auseinandersetzung auf einer ethischen und moralischen Ebene, die Abwägung von Möglichkeiten, Gefahren, Grenzen und Folgen sowie das Schaffen von Regularien und die Aneignung von ausreichend Anwendungswissen hinkt, wie so oft in der menschlichen Historie, hinterher. Wir sind gewissermaßen auf den berauschenden Zug der sogenannten sozialen Medien aufgesprungen und erkennen, dass sie wie jede Medaille zwei Seiten haben. Dass selbst ein Like, ein ursprünglich positiv-motivierend intendierter Daumen nach oben, so vielfältige Auswirkungen haben kann, hat sich auch Mark Zuckerberg, einer der Facebook-Gründer, anfangs nicht erschlossen.

Im Jahr 2025 wird nun auch an Technologie weniger Interessierten deutlich, dass bereits die nächste Welle technologischer Errungenschaften in Form der *künstlichen Intelligenz* immer näherkommt, die unserem alltäglichen Leben viele Bequemlichkeiten, aber auch Nachteile mit sich bringen wird. Insbesondere das Thema Mobbing betreffend, wird es mittels KI-Anwendungen, die für alle leicht zugänglich sind, noch einfacher, Personen in Bildern, Video und Ton so täuschend echt zu simulieren, dass man zwischen Realität und Fiktion kaum mehr unterscheiden kann. Man kann sich gedanklich ausmalen, was daraus erwachsen kann. Ob juristische Regularien dem genügend entgegenzusetzen haben werden, darf bezweifelt werden.

Hat also Jesper Juul (2013, S. 74 f.) mit seiner These recht behalten, Mobbing sei die Reaktion auf ein dysfunktionales soziales System in Institutionen und Organisationen oder ist die Welt, als die schlimmere Alternative, dysfunktionaler geworden? Die Generation der heute 15- bis 25-Jährigen, auch »superconnected kids« oder »Generation iGen« genannt, wächst als erste von Klein auf mit Smartphone und Social Media auf und nutzt diese Medien zur Identitätsbildung. Gleichzeitig nehmen in dieser Altersgruppe Depression und Angststörungen seit Jahren zu. Trotzdem gibt es nur wenig belastbare Studienbefunde, die einen direkten Zusammenhang mit der Bildschirmzeit belegen (Orben 2020). Gesichert ist hingegen, dass soziale Medien bei psychisch stabilen Menschen positive Effekte auf das Wohlbefinden, bedingt durch Einbindung und Zusammenhalt, haben, während das Wohlbefinden psychisch belasteter Personen bei sozialen Vergleichen und durch entsprechende Neidgefühle eher leidet (Verduyn et al. 2017).

Vielen User:innen ist nicht bewusst, dass das Internet kein rechtsfreier Raum ist. Diese Unkenntnis führt dazu, dass Internetmedien als Stimmungsventil und zur Selbstoffenbarung genutzt werden. Oft unwissentlich, durch Algorithmen gelenkt, nehmen wir uns in einer Blase wahr, in der antisoziales Verhalten, sinkende Kritikfähigkeit und mangelnde Respekttoleranz gefördert werden.

Ein weiterer Einflussfaktor: Neben Daten ist die mediale Aufmerksamkeit zur Alternativwährung der heutigen Zeit geworden. Während der *Covid-19-Pandemie* traten bestimmte Dynamiken im Bereich digitaler Kommunikation deutlicher hervor: So wurde die schulische und außerschulische Nutzung digitaler Medien erheblich ausgeweitet, und Lehrkräfte wie auch Eltern mussten in kurzer Zeit digitale Lösungen umsetzen. Obwohl diese Umstellungen in vielen Fällen funktionierten, haben die Pandemiebedingungen das Risiko von Cybermobbing nachweislich erhöht. Denn Kinder und Jugendliche haben ihre sozialen Kontakte mehrheitlich ins Internet transferiert. Mittlerweile ist nach der Pandemie jedoch eine Gegenbewegung wahrnehmbar.

Fehlende Einblicke in die Onlinelebenswelten Jugendlicher sowie Defizite an Wissen und Kompetenzen bei Eltern und Pädagog:innen, verstärkt durch die eingeschränkte Nutzbarkeit von Präventions- und Interventionsangeboten, tragen insgesamt zu einem geringeren Problembewusstsein in Bezug auf Cybermobbing bei (Beitzinger, Leest u. Schneider 2020). Aktuelle gesellschaftliche und (welt)politische Dynamiken zerren zudem sehr an bisherigen Errungenschaften hinsichtlich Inklusion und Diversität, sodass ein besonderes Augenmerk auf jene Gruppen gelegt werden sollte, die besonders von Ausgrenzung betroffen sind, etwa Kinder und Jugendliche mit sonderpädagogischem Förderbedarf, Schüler:innen mit Migrations- oder Fluchterfahrung sowie Jugendliche, die sich als LGBTQ+ identifizieren. Jede:r kann von digitaler Ausgrenzung oder Cybermobbing betroffen sein. Ein gesundes Selbstbewusstsein, ein stabiles, förderndes Umfeld und eine von Akzeptanz geprägte Gesellschaft helfen jedoch dabei mit Ausgrenzungs- und Cybermobbingerfahrungen umzugehen oder auch zu verhindern.

5.3 Cybermobbing in der therapeutischen Praxis

Cybermobbing habe ich in der psychotherapeutischen Praxis bisher weniger als Hauptthematik erlebt, sondern eher als Nebenschauplatz und Folgeerscheinung anderer Problematiken im Alltag von Kindern und Jugendlichen. Typischerweise utilisieren die Ausgrenzenden Unterschiede, vermeintliche Schwachstellen, Unzulänglichkeiten aufgrund von Neid, Missgunst oder Ärger, rücken sie in ein negatives Licht, überbetonen sie oder ziehen sie ins Lächerliche.

Im folgenden Fallbeispiel werden die Zusammenhänge, Aus- sowie Abgrenzungsdynamiken, Einflussfaktoren und Lebensrealitäten der Betroffenen in den Vordergrund gestellt.

5.3.1 Fallbeispiel Claire

Claire ist 15 Jahre alt und vereinbart einen Termin. Ihre Mutter schickt begleitend ihre Einwilligung per E-Mail. Als Claire den Praxisraum betritt, wirkt sie auf mich, als sei sie eine Geschäftsfrau in einem zu jungen Körper. Sie platziert ihre Designerhandtasche sorgfältig neben sich auf der Couch, fischt ein Notizbuch heraus und sucht nach einer Symptomliste, die sie sich vorab notiert hat, wie sie erzählt. Eigentlich gehe es ihr gut, aber in letzter Zeit fühle sie sich merkwürdig, könne kaum schlafen, sei sehr traurig, nervös und ängstlich. Manchmal fange sie an zu weinen, wisse aber nicht warum. Irgendwie sei ihr alles zu viel und einfach nur schrecklich. Dabei bemühe sie sich stetig, schreibe gute Noten in der Schule, achte auf Aussehen und Ernährung und besuche regelmäßig das Fitnessstudio.

Vor einem Dreivierteljahr habe sie sich bei Instagram registriert. Sie wolle Influencerin und Unternehmerin werden, zuvor müssten ihre Likes und Abos aber noch steigen, um eine attraktive Kooperationspartnerin für potenzielle Kunden zu werden. Außerdem seien ihre Lippen noch etwas zu schmal und ihre Brüste zu klein, meint sie. Das sehe auf Fotos nicht so gut aus. Es wäre vermutlich auch gut, bald einen Freund zu finden, und ein Studium wäre sicher vernünftig, denn bald steuere sie auf die 25 zu, und dann kämen laut Studien die ersten Falten, und die Haare werden dünner. Irritiert ob der ganzen Anforderungen an sich und der ausgeprägten Selbstkritik, war ich trotzdem fasziniert und beeindruckt vom Enthusiasmus, der Eloquenz, der Klugheit und dem Tatendrang dieses Mädchens.

Ich frage Claire nach den ihr nahestehenden Personen und ihrer Familie. Die seien nett, erfolgreich und selbstständig. Auf meine Frage, was sie hier erreichen möchte, antwortet sie, dass sie sich wieder so kraftvoll und zuversichtlich wie früher fühlen möchte. Da sei ihr alles leichtgefallen. Sie vermutet aber, dass sie etwas falsch mache.

Im Laufe der nächsten Sitzungen berichtet Claire weiter über ihre Ziele und offenbart, dass Sie kaum Freunde in der Schule habe, die anderen seien wohl neidisch auf sie. Eigentlich fühle sie sich sehr allein. So ist sie auf die Idee mit Instagram gekommen. Sie dachte, da mögen einen die Menschen mehr und erst recht, wenn man erfolgreich und hübsch ist. Doch nach den ersten Monaten sei nicht viel passiert, trotz guter Fotos, und dann habe es begonnen: Mädchen hätten sie kritisiert und immer einen Makel entdeckt. Sie werde beschimpft, insbesondere von einer konkreten Nutzerin. Mittlerweile werden jedes Foto und Posting kritisiert und lächerlich gemacht. Kommentare wie »Verschwinde, du hässliches Schwein!«, »Du dummes, verwöhntes Kind!« oder »Du interessierst keinen!« waren noch die höflichsten Nachrichten, später kamen Androhungen körperlicher Gewalt hinzu. Claire hat alle Nachrichten, mittlerweile über hundert, behalten. Zu allem Übel bekomme sie regelmäßig anrüchige Nachrichten sowie Nacktbilder und Videos von Männern zugesandt. Die seien widerlich und verstörend. Seitdem sperre sie alle »komischen« Nutzer. Einem ihrer Onlinefreunde gehe es ähnlich. Der habe ein bisschen mehr Gewicht und sei monatelang beschimpft worden, nun sei er magersüchtig und wolle nicht mehr leben, berichtet Claire.

Ich zeichne daraufhin eine Art Zonenmodell auf, das an eine Dartscheibe erinnert. Ich nenne es den *Kreis der Intimität* mit Claire als Mittelpunkt. Anhand dessen definieren wir, ergänzend zu unserem Gespräch, ihre Grenzen, wer ihr nahekommen darf und wie nah, wie viel und was genau eine sich ihr nähernde Person von ihr wissen und erfahren soll oder auch nicht. Dabei reflektieren wir die Wechselwirkungen, Folgen und Zusammenhänge der unterschiedlichen Positionen.

Der »Kreis der Intimität« bietet den Vorteil, dass Klient:innen die eigenen gesammelten unterschiedlichen Nähe- und Distanzbedürfnisse besser überblicken und wahrnehmen können. Zudem macht das Aufzeichnen Relationen deutlicher und vergleichbarer. Außerdem besteht die Möglichkeit, Veränderungsimpulse wahrzunehmen und auszuprobieren.

Zu einem späteren Zeitpunkt der Therapie wiederholen wir das Prozedere aufgrund eines neuerlichen Konflikts mit einer anderen Nutzerin, dieses Mal mittels eines *Systembretts und Figuren.* Dieses methodische Vorgehen hat den Vorteil, dass noch mehr Involvierung möglich ist. Ich habe es bewusst erst jetzt eingesetzt, da Claire es am Anfang der Therapie als zu invasiv und als emotional zu stark aktivierend hätte erleben können.

Auf meine Anregung, Claires Eltern zu informieren und mit ins Boot zu holen, meint sie, dass diese keine Zeit hätten. Damit soll sie recht behalten, denn auf eine schriftliche Einladung und Anrufe meinerseits reagieren sie nicht. Im Zuge der genaueren Auseinandersetzung kann eine Tante als hilfreiche Bezugsperson identifiziert werden. Diese sei schon immer ein gewisses Vorbild für Claire gewesen. In einer der folgenden Sitzungen beschließen wir, ihre Tante einzuladen. Diese willigt sofort ein mitzukommen und erklärt sich bereit, Claire zu unterstützen sowie mit Claires Eltern zu sprechen. Die Eltern habe ich leider nie kennengelernt.

Relativ schnell zu Beginn der Zusammenarbeit mit Claire ist es schon möglich, ressourcen- und stärkenorientiert zu arbeiten. Dabei erstellen wir eine neue Art von Genogramm, ich nenne es *Identigramm*, das über die gesamte Therapie hinweg laufend ergänzt und angereichert wird. Vorbild dafür ist das klassische Genogramm, das ich mit Morenos Modell des »Sozialen Atoms« kombiniere und erweitere.

In diesem werden die Grundinformationen, Konstellationen und Beziehungen dokumentiert, darüber hinaus die hilfreichen Stärken, Fähigkeiten und Werte jener Personen, die aus Claires Sicht wesentlich dazu beigetragen haben, dass diese so ist, wie sie heute ist. Ergänzend werden, ausgehend von Claire, gemäß dem »Sozialen Atom« alle weiteren prägenden Personen, also Freunde, hilfreiche und stärkende Personen ihres Alltags (netter Briefträger, motivierende Friseurin, ...), aber auch Haustiere, Idole, Stars, Bekannte, mitsamt ihren Einflüssen festgehalten.

Das Identigramm wird forthin ihr Anker sowie Einstiegs- und Bezugspunkt für alle weiteren Sitzungen. Claire findet es beeindruckend, auf einem Blatt versammelt zu sehen, wie viel in ihr steckt und wie viel bereits vorhanden ist. In Sitzungen, in denen sie von Anfeindungen und beleidigenden Kommentaren berichtet, probiert sie sich in Rollenspielen mit mir aus, und wir entwickeln alternative Handlungsstrategien gegenüber Angriffen im Internet. Manchmal erscheint es auch hilfreich, sich mehr in die andere Person hineinzudenken, und was dazu geführt haben könnte, dass sich jemand anderen Menschen gegenüber missgünstig verhält. Das Verstehen-Wollen ist für Claire wichtig. Je vertrauter ich mit ihrer virtuellen Welt werde, frage ich sie, welche ihrer Onlinevorbilder sie besonders inspirieren und warum. Und lasse mir dieses Thema über einige Sitzungen hinweg genau erklären.

Dabei hat sich Claires Fokus mit der Zeit immer weiter von den eher oberflächlichen, materialistischen Orientierungspunkten zu Beginn der Therapie entfernt. Sie begann, mir immer wieder von neuen sozialen und karitativen oder nachhaltigen Projekten zu erzählen. Auch sie wolle etwas Sinnvolles für die Welt tun. Mit ihrer Tante verwirklicht sie diesen Wunsch, und sie beteiligen sich an einem Projekt, bei sie gemeinsam Schals, Handschuhe und Mützen häkeln und für einen wohltätigen Zweck verkaufen. Claires Internetprofil verwandelt sich mit der Zeit wie sie sich als Person selbst. Natürlich geht es auf ihrem Profil weiterhin um Mode und Lifestyle, aber die Diversität der Inhalte nahm zu. Mit der Zeit finden sich dort immer wieder kritische Kommentare und Beiträge zum Weltgeschehen sowie Unterstützungsaufrufe für Soziales und Nachhaltigkeit. Claire versteht es inzwischen, die Welt der Mode und Trends mit gesellschaftskritischen Inhalten mit beeindruckender Leichtigkeit unter einen Hut zu bringen, ohne dass es künstlich oder inszeniert erscheint. Irgendwann meint sie dazu schlicht: »So bin ich eben.« Immer mehr Nutzer:innen vernetzen sich mit ihr online. Auf einer Demonstration und einem Event, zu dem Claire online eingeladen wird, lernt sie neue Menschen kennen, von denen zwei bis heute zu ihren besten Freunden zählen.

Claire kam etwa zweieinhalb Jahre zur Therapie. Heute meldet sie sich ein- bis zweimal im Jahr noch per Mail und berichtet mir von wichtigen Erlebnissen. Mittlerweile ist sie 19 Jahre alt und studiert Informatik. An der Uni hat sie ihren neuen Freund kennengelernt.

5.4 Interventionsmöglichkeiten in der Therapie

Beim Thema Cybermobbing ist es unabdinglich, sich mit der Welt und der Sprache der Kinder und Jugendlichen sowie der virtuellen Technologie vertraut zu machen, um als Therapeut anschlussfähig zu sein. Dies gilt insbesondere, wenn wir anstreben, kreative Lösungen zur Bewältigung der Situation herbeizuführen. Psychotherapeut:innen wird die Rolle einer Prozessbegleitung zumeist auf Individualebene zuteil. Sie vereint Therapie- und Beratungskompetenzen und integriert unterschiedliche professionelle Rollen und Funktionen, die je nach Kontext einmal stärker der Therapie oder stärker der Beratung entstammen. Je nach eigenen Möglichkeiten und der Bereitschaft, therapeutisch verfügbar zu sein, empfiehlt es sich, ergänzend zum klassischen Therapiesetting mehrere digitale Kommunikationskanäle inklusive Onlinetherapie via Videokonferenzdiensten (Skype, Zoom, Teams, ...) und »collaboration tools« anzubieten, also virtuelle Anwendungen zu dem Zweck, gemeinsam Visualisierungen zu erstellen oder Übungen durchzuführen, um alternative Erlebnis- und Handlungsmöglichkeiten zu erschließen. Diese Anwendungen können als wichtiger Teil der Lebenswelt der Digital Natives den Zugang zu den heranwachsenden Generationen erleichtern. Die neuen Wege und Settings sind als Ergänzung der klassischen Ansätze zu verstehen und sollen diese keinesfalls ersetzen – die Präferenz für persönliche Begegnungen besteht weiterhin.

5.4.1 Arbeit mit Cybermobbenden

Mobbende oder Cybermobbende suchen uns in der Regel nicht freiwillig in der psychotherapeutischen Praxis auf. Sehr häufig agieren Therapiewillige anonym, ohne dass eine regulierende Instanz involviert ist. Falls dies doch der Fall ist, findet die Therapie meist im Zuge einer verpflichtenden Auflage seitens der betrauten Einrichtungen und Behörden statt. Die Erweiterung der Selbst- und Emotionsregulationsfähigkeit sowie das Arbeiten an Empathie- und Mentalisierungskompetenzen stehen zu Beginn im Vordergrund. Wie in jedem Konfliktsetting erfordert dies stets die Anknüpfung an die individuellen Hintergründe, Herausforderungen und Problemlagen der Klient:innen.

5.4.2 Arbeit mit Betroffenen – Der Ansatz »Stop–Grow–Connect«[16]

»Stop«

- *Emotionale Erstversorgung und Informationen erlangen:* Cybermobbing ist eine virtuell zugefügte emotionale Verletzung mit mitunter großen Folgen für den Alltag. Sie bringt Kinder und

16 © Noah Artner.

Jugendliche oft in eine behandlungsbedürftige Krisensituation. Parallel dazu gilt es, das Vorgefallene gut zu rekonstruieren und Betroffene zu begleiten mit dem Fokus auf »trotz allem« Gelungenes, also auf Stärken oder Kompetenzen.

- *Psychosoziale Absicherung und Involvierung der nahen Bezugssysteme:* Sofern noch nicht geschehen, sollten nach Klärung und in Abstimmung mit der gemobbten Person deren Eltern, Familienmitglieder, beste Freund:innen und nahe Bezugspersonen möglichst informiert und um Unterstützung gebeten werden. In der psychotherapeutischen und beratenden Praxis laden wir dazu immer wieder hilfreiche Unterstützer in die Praxis ein, um gemeinsam einen individuellen Hilfeplan zu erstellen. Grundsätzlich ist es bei besonders jungen Menschen günstig, wenn die Familie die Onlineprofile ihrer Kinder mitbetreut, so können die Familienmitglieder unterstützend agieren.
- *Mobbinghandlung unterbrechen:* Technische Möglichkeiten wie Sperren, Filter und Meldungen an die Plattformbetreiber werden genutzt, um den Fortlauf der belastenden Vorkommnisse möglichst schnell zu unterbinden. Gegebenenfalls wird über eine vorübergehende Stilllegung oder Löschung des eigenen Profils nachgedacht oder ein neues Nutzerprofil angelegt. Nicht wenige Menschen nutzen im Internet unterschiedliche Profile, die Informationen für die Öffentlichkeit und solche für den privaten Familien-, Freundes- und Bekanntenkreis trennen. Bei fehlendem Wissen oder mangelnder Expertise empfiehlt sich immer die Zusammenarbeit mit oder die Auslagerung spezifischer Problembereiche an spezialisierte Einrichtungen und Initiativen, sodass sich Psychotherapeut:innen wieder auf den Kernbereich ihrer Kompetenzen fokussieren können.

»Grow« – Ressourcen, Stärken und Möglichkeiten identifizieren, an Zukunftsperspektiven, Identität und Selbstwert arbeiten

In der Grow-Phase stehen klassische Beratungs- und Therapiethemen wie die Auseinandersetzung mit der eigenen Identität und das Festigen und Stärken des Selbstwerts und -bewusstseins im Vordergrund. Ergänzend bietet sich die Auseinandersetzung mit und Reflexion der Fragen an, wie und wofür man generell und künftig Internet und soziale Medien nutzen möchte und welche Kenntnisse dazu vielleicht erweitert werden können.

Bewährte Beispiele möglicher Interventionen sind:

- *(Kreativer) Abgleich meiner Welten:* Dazu gehört beispielsweise die gemeinsame Erstellung eines zweiseitigen »Vision Boards« (persönliche vs. virtuelle Welt) mittels Fotocollagen oder Zeichnungen unter Berücksichtigung von Überschneidungen und Unterschieden sowie Vor- und Nachteilen der jeweiligen Welt in der Phase der Erarbeitung und bei der anschließenden Reflexion. Dies kann ein Prozess über mehrere Stunden sein. Er ist auch virtuell in einem eigens angelegten Profil oder mittels Online-Flipchart-Tool gut durchführbar.
- *Rollenspiele:* Im gemeinsamen Rollenspiel werden die Auswirkungen beleidigender Äußerungen und Handlungen reflektiert sowie konkrete Handlungsmöglichkeiten und Alternativen erarbeitet und erprobt.
- *Imaginierte Helfer und Idole:* Bei diesem aus der Hypnotherapie bekannten Vorgehen wird je nach Alter und emotionaler Besetzung eine reale Person oder fiktive Figur mit hilfreichen Eigenschaften identifiziert, auf die bei Bedarf mittels Imagination zurückgegriffen werden kann. Dieser Rückgriff kann, vermittelt durch Bilder, Fotos oder Videos, in den Alltag integriert werden.
- *Identigramm:* Dies ist eine Kombination des klassischen Genogramms mit dem Ansatz des »sozialen Atoms« nach Jacob Moreno mit dem Fokus auf die eigene Identität. Ergänzend zur »klassischen Struktur« eines Genogramms werden Eigenschaften, Werte, Normen, Stärken der Familiensystemmitglieder identifiziert und notiert, die die Klient:innen von ihren Angehörigen erhalten oder übernommen haben. Zudem wird die Zeichnung des sozialen Atoms mit den Klient:innen im Mittelpunkt ergänzt um hilfreiche, wichtige Bezugspersonen aus dem Alltag wie Freund:innen, Lehrer:innen etc., aber auch um Haustiere, Onlinekontakte und Vorbilder sowie bereits erwähnte identitätsstiftende Aspekte. So entsteht ein reiches und beeindruckendes Bild der Identität voller Ressourcen und Stärken.
- *Kreis der Intimität:* Ein Zonenmodell, das an eine Dartscheibe erinnert, wird aufgezeichnet mit dem Ziel der Auseinandersetzung mit den eigenen Grenzen, der Verortung von Wissen über die eigene Person und den Intimitätsbedürfnissen. Dazu können ähnlich wie bei einer Aufstellung mittels Systembrett und Figuren Themen und Dynamiken sichtbar gemacht und die unterschiedlichen Positionen ausprobiert werden. Das Zonen-

modell ist hilfreich, weil es Grenzen und Ebenenunterschiede verdeutlicht.

- *Insta-ME:* Hier wird nach dem Prinzip eines erweiterten Ressourcen-Fotoalbums ein eigenes Personenprofil z. B. bei Facebook oder Instagram angelegt. Festgehalten werden nur Erfolge, Inspirationen, gute Erlebnisse und Gedanken sowie ansprechende Bilder, Zitate, Nachrichten oder andere Medien. Die entstehende sehr persönliche Sammlung ausschließlich stärkender, motivierender Inhalte ist nicht öffentlich zugänglich und nur für den eigenen Gebrauch gedacht.

»Connect« – Das eigene hilfreiche virtuelle Netzwerk erweitern
So schädlich wie die Nutzung des Internets und seiner Plattformen sein kann, so dienlich können die positiven Aspekte und Möglichkeiten auch sein. So ist es möglich, Interessengemeinschaften zu finden und zu mobilisieren, regional wie weltweit. Mittlerweile gibt es zu jedem sozialen und politischen Anliegen virtuelle Bewegungen, die sich für Betroffene einsetzen und sich zu haltgebenden Gruppierungen formieren. Recherchen über Suchmaschinen oder die jeweilige Onlineplattform mittels eines Hashtags (z. B. #mobbing, #stopmobbing, #mobbingistscheiße etc.) bieten sich an, um Gleichgesinnte, Betroffene und im besten Fall eine Peergroup oder neue Bekanntschaften und Freunde zu finden, die zu dauerhaften persönlichen Verbindungen führen können. Manche gründen aus der eigenen Betroffenheit heraus selbst eigene Netzwerke.

Als positiver Nebeneffekt machen diese Vernetzungsbestrebungen Teilen der Gesellschaft neue Themen zugänglich und verbreiten sie somit. Im besten Fall finden so eine Sensibilisierung sowie Solidarität und Unterstützung für die Bedürfnisse und Nöte von Minderheiten statt.

5.5 Hindernisse, Herausforderungen und Lösungen

Die Berücksichtigung der Lebensrealitäten der nachfolgenden Generationen ist essenziell, möchte man im Feld des Cybermobbings tätig sein: Die Verweigerung der Auseinandersetzung mit Internet, Kommunikationstools und Trends sowie der Aneignung des dafür notwendigen Wissens kann, sofern man mit dieser Altersgruppe psychotherapeutisch arbeiten möchte, als nicht mehr zeitgemäß und kontraproduktiv betrachtet werden. Fehlen die relevanten Informationen und das Interesse dazu, so wird sich dies im Sinne einer fehlenden Passung ungünstig auf den Beratungs- oder Therapieverlauf sowie auf die Arbeitsbeziehung auswirken. Dies erhöht insbesondere die Gefahr einer erhöhten Kränk- oder Verletzbarkeit jüngerer Klient:innen, die sich nicht verstanden oder, noch schlimmer, nicht ernst genommen fühlen, da für diese Gruppe die Thematik rund um soziale Medien und Internet eine gänzlich andere emotionale Bedeutung haben kann und Onlinenutzerprofile immer auch Darstellungen und Veröffentlichungen von tatsächlichen und Wunschidentitäten oder Teilbereichen davon sind.

5.6 Innovationen, Interventionen und Empfehlungen für das Gesamtsystem

Initiativen und Programme wie »Medienhelden«, »safer internet«, »Zara«, »stop mobbing«, »Surf fair« und viele andere leisten bereits tolle Arbeit, insbesondere wenn es um die Behandlung der Folgen von analogem Ausgrenzen und Mobbing geht. Hinsichtlich der virtuellen Variante gibt es noch ausbaufähigen Spielraum: Einer Studie des »Bündnis gegen Mobbing« zufolge fehlt 46 % der Eltern und 37 % der Lehrer:innen nach eigener Aussage ausreichendes Wissen über die Dynamiken und neuen Technologien (Beitzinger, Leest u. Schneider 2020). Lehrer:innen- und Elternfortbildungen und Medienerziehung sowie der Einsatz sogenannter Cyberpeers in der Schule sind also noch ausbaufähige Felder. Ein spannendes Konzept bietet auch der Ansatz »Peer to Parent«, bei dem Schüler:innen Elternabende zum Thema gestalten (Katzer 2014).

Doch es gibt auch erste vorsichtige Ansätze, den Ausgrenzungsdynamiken mit Technologie zu begegnen, obwohl diese bereits seit einigen Jahren ein wesentlicher Lebensbestandteil vieler Generationen ist. Ein löbliches Beispiel ist Ben Furmans Programm »Ich schaffs«, das als App (siehe https://www.kidsskillsacademy.com) neue Wege einschlägt, allerdings ist es bisher nur auf Englisch erhältlich.

Instagram wurde bereits 2010 gegründet, führte aber erst im Jahr 2021 nach juristischen Auseinandersetzungen Funktionen gegen Mobbing ein. Dies macht die Wichtigkeit der öffentlichen Auseinandersetzung deutlich. So wird nun beispielsweise bei beleidigenden oder übergriffigen Inhalten vor dem Absenden automatisiert nachgefragt, ob man den eigenen Kommentar nicht nochmals überdenken möchte. Außerdem ist es Besitzer:innen eines Instagram-Accounts seit 2021 möglich, Kommentare zu verbergen, somit sehen nur sie und die Verfasser:innen selbst die Kommentare. Hatte man früher

User:innen einfach »blockiert«, so wurde der Kommentar nur für einen selbst ausgeblendet, war aber für andere weiterhin auffindbar.

Mittlerweile gibt es eine große Zahl an Beratungs- und Unterstützungsangeboten, Einrichtungen und Initiativen in der Öffentlichkeit sowie Präventions-, Sensibilisierungs- und Schulungsprogramme rund um das Thema Cybermobbing.

Doch gilt es nicht nur auf individueller Ebene Handlungsimpulse zu setzen. So werden im Rahmen von Schulsozialarbeit Workshops zum Thema Cybermobbing veranstaltet; zudem werden für diesbezüglich straffällig Gewordene verpflichtende Beratungs- und Informationsschritte durchgeführt (siehe https://www.neustart.at/).

Auf gesellschaftlicher und politischer Ebene gibt es viel Spielraum für Sensibilisierung, Information und Inklusion. Die Initiative »Aktion Mensch« hat beispielsweise in Kooperation mit anderen Projekten den Begriff »Inkluencer« geschaffen, eine Kombination aus Influencer und Inklusion, für Menschen, die es sich zum Ziel gesetzt haben, behinderte Menschen im Internet sichtbarer werden zu lassen (siehe https://www.aktion-mensch.de).

Im Hinblick auf die Förderung von Ressourcen und das Bewusstmachen positiver Aspekte von Diversität gilt es also, weiterhin den Blick darauf zu richten und sich Gedanken zu machen, wie die Fähigkeiten, Kompetenzen und Stärken aller Menschen, auch die von gesellschaftlich benachteiligten Gruppen, mehr Platz erhalten können. Dies kann beispielsweise in Form von Talentsuchveranstaltungen an Schulen oder im Alltag, Ausstellungen, Aktionen und anderen Darbringungsformen – physisch wie virtuell – geschehen. Denn die Förderung von Inklusion ist keineswegs eine Einbahnstraße für bislang Ausgeschlossene. Vielmehr profitiert auch eine inklusive Gesellschaft davon, indem wahrnehmbar wird, dass jegliche Unterschiede und so auch eigene Abweichungen von der Norm nicht beschämend sind und nicht tabuisiert werden müssen und dass man in einer unterschiedsfreundlichen vielfältigen Gemeinschaft besser leben kann.

6 Ausgrenzung von Armut Betroffener in der Schule – Strategien zur Ermächtigung

Alexandra Sartori

6.1 Ausgangslage

Aufgrund fehlender Ressourcen haben viele Kinder und Jugendliche aus armen Familien nicht den Status anderer Schüler:innen ihrer Klasse. Sie sind oft weniger beliebt als Kinder und Jugendliche aus reicheren Familien. Doch was ist wirklich erlaubt, wer kennt die Codes? Waren zum Beispiel zerschlissene Hosen früher ein Zeichen für Armut und Vernachlässigung, so sind sie heutzutage aus dem aktuellen Modetrend nicht wegzudenken. Die Klassengemeinschaft ist ein Abbild der Gesellschaft, eine Minigesellschaft. Die Gruppe bestimmt, welcher Kleidungsstil und welches Erscheinungsbild angesagt sind. Sie gibt bestimmte Trends vor. Es kann deshalb zu Gruppendynamiken kommen, in deren Folge bestimmte Schüler:innen aufgrund ihres Erscheinungsbildes nicht akzeptiert werden. Das Gefühl, akzeptiert zu sein, ist eine wichtige Voraussetzung dafür, sich als Teil der Klassengemeinschaft zu fühlen. Je geschlossener die Gruppe, desto mehr Gruppennormen verfestigen sich und umso mehr Ausschließungstendenzen sind erkennbar.

Ist diesbezüglich eine Veränderung im Schulkontext möglich? Eine *diskriminierungskritische Schulentwicklung* gilt als Voraussetzung, um den Erwerb von Kompetenzen in einem demokratischen Sinne überhaupt zu ermöglichen. Dabei dient sie auch der Umsetzung der rechtlichen Grundlagen, der Bildungspläne und des pädagogischen Alltags (Foitzik, Holland-Cunz u. Riecke 2019).

Welche angemessene Haltung gilt es an Schulen zu entwickeln und welche Abläufe benötigt es, um der Diskriminierung von Kindern aus armen Familien vorzubeugen? Wie können arme Kinder und Jugendliche, die in der Schule Erfahrungen mit Diskriminierung machen, geschützt werden, und welche Möglichkeiten der Auseinandersetzung bietet die Schule an? Natürlich geht damit Hand in Hand, wie die Schule den Schüler:innen und Lehrpersonen einerseits pädagogisch begegnet, und andererseits, auf welche Art und Weise sie ausgrenzenden Haltungen entgegentritt. Wie gelingt uns Psychotherapeut:innen das Auffangen dieser Thematiken im geschützten Rahmen der Praxis, und was könnte uns helfen oder was fehlt uns aufgrund des Settings?

Außenseiter verspüren oft den Wunsch nach Akzeptanz, Integration, Anerkennung und Gleichberechtigung. Die Schule sollte sich die Frage stellen, wie sich die Gruppe Außenseitern anpassen kann und dadurch Lösungen findet.

Mithilfe von Angeboten des sozialen Lernens ab dem Kindergarten bis zur Matura können wichtige präventive Maßnahmen gesetzt werden. In der Schule soll eine Atmosphäre herrschen, die Kinder und Jugendliche zur Leistungserbringung motiviert. Die Kinder sollen erfahren, dass sie durch Leistungen in der sozialen Gruppe ihrer Klasse Anerkennung erhalten. Darauf soll das Leben in der Schule aufbauen. Gegenseitige Hilfe und Kooperation sollen in der Schule erlaubt und erwünscht sein. Die Schule sollte das Entwickeln und Bewahren von Achtung füreinander fördern, damit alle Schüler:innen davon profitieren.

6.2 Phänomen Kinderarmut

Die familiäre und soziale Situation ist oft ein Grund für Mobbing. Obwohl ein enger Zusammenhang zwischen familienbedingter Armut und der Vernachlässigung der Bedürfnisse von Kindern besteht (Lutz 2012) und Jugendarmut meist eine Folge von Kinderarmut ist, wird Jugendlichen aufgrund ihres Verhaltens oft selbst die »Schuld« für ihre Armut zugeschoben. Ihnen wird dabei vorgeworfen, dass sie zu wenig auf einen guten Job hinarbeiten, leichtsinnig und verantwortungslos leben.

Armut kann sich nicht nur negativ auf die materielle Versorgung auswirken, sondern auch auf die Bereiche Bildung, soziokulturelle und politische Partizipation. Von Armut betroffene Kinder und Jugendliche haben es viel schwerer, eigenverantwortliche, am Arbeitsmarkt integrierte und qualifizierte Erwachsene zu werden. Je schlechter die Grundvoraussetzungen der Jugendlichen, wie z. B. förderndes Elternhaus, finanzielle Unterstützung, Rollenvorbilder etc., sind, desto unerreichbarer scheinen ihre Ziele, Schul- oder Berufsausbildungen erfolgreich zu absolvieren.

Diverse Benachteiligungsfaktoren können einen starken Einfluss auf die Identitäts- und Persönlichkeitsentwicklung von Jugendlichen haben. Schüler aus armutsbetroffenen Familien können oft durch die Eltern nicht angemessen gefördert werden und benötigen besondere Hilfe durch die Schule und ihre Peers. Ihre Eltern haben oft weniger Zeit für sie, außerdem verfügen sie nicht über gleichwertige Ressourcen wie privilegierte Familien. Diese Schwierigkeiten prägen auch das emotionale Familienklima.

Die von Schulen kritisierten Faktoren auf individueller, schulischer und familiärer Ebene sind meines Erachtens veränderbar, wenn es gesellschaftspolitisch, aber auch im schulischen Umfeld ein Umdenken gibt und Lösungen gesucht werden. Die Schule kann viel dazu beitragen, diese Schüler:innen zu fördern und zu motivieren. Deren Eltern sollten gestärkt werden, sodass sie als emotionaler Beistand zu positiven schulischen Leistungen beitragen können.

Wieso ist es in unserer Gesellschaft so tabuisiert, diese Familien besser zu unterstützen, damit die Relevanz von Bildung für die Kinder klar wird? Ist die Politik nicht interessiert, soziale Veränderungen zugunsten der armen Bevölkerungsgruppe vorzunehmen? Ein Rückblick auf die 1980er-Jahre zeigt, dass es unter Bundeskanzler Bruno Kreisky viele Reformen gab, welche sich bis heute positiv auf Schulkinder auswirken. Zum Beispiel wurden im Jahr 1972 das Gratisschulbuchsystem und die Schülerfreifahrt realisiert.

Vielversprechend scheint die *Gesamtschule als Modell der Chancengerechtigkeit* zu sein. In Gruppen mit verschiedenartigen Schüler:innen kann hier das Erfahren unterschiedlicher Denkmuster, Lebensstile und Verhaltensweisen ermöglicht werden. Schüler:innen profitieren von der gegenseitigen Unterstützung und lernen voneinander. Ziel ist auch, dass in einem breit gefächerten sozialen Milieu Konflikte wahrgenommen und ausgehandelt werden können. In der Situation großer Vielfalt sind die Offenheit für Unterschiede und die Wertschätzung anderer wichtig, um den Aufbau von Beziehungen und Vertrauen zu ermöglichen. In einer inklusiven Gemeinschaft wird allen Beteiligten deshalb ein hohes Maß an aktiver Toleranz abverlangt. Schüler lernen in einer Gesamtschule mit diesen Unterschieden und Gemeinsamkeiten zu leben und diese zu respektieren. Es ist von großem Vorteil, wenn Lehrpersonen die Selbstwirksamkeit ihrer Schüler:innen stärken und sie als Menschen mit besonderer Biografie sehen können. Armen Schüler:innen kommt es sehr entgegen, wenn die Lehrenden ihre Lebens- und Sozialbedingungen berücksichtigen.

6.3 Fallbeispiel Martin

Martin, 15 Jahre alt, hat bereits als 11-jähriger Junge die Gruppe zur Förderung der sozialen Kompetenz besucht, die ich damals in meiner Praxis anbot. Nach 4 Jahren melden sich die Eltern bei mir mit der Bitte, ihr Sohn brauche Psychotherapie, da sie sonst akute Sorge um seine Gesundheit hätten. Die Kosten für die Psychotherapie übernimmt wieder die Kinder- und Jugendhilfe. Es stellt sich heraus, dass sich Martin immer mehr von seinen Klassenkamerad:innen absondert, sehr nervös und erschöpft ist und ein starkes Druckgefühl in der Magengegend verspürt.

Die Familie lebt unter sehr prekären Verhältnissen, da die Mutter aufgrund einer psychischen Erkrankung bereits seit langer Zeit arbeitslos ist und der Vater trotz seiner mittleren Bildung einer Teilzeitstelle als Arbeiter nachgeht. Hinzu kommen Sprachschwierigkeiten der Eltern, deren Erstsprache nicht Deutsch ist. Deshalb können die Eltern Martin beim Lernen nicht helfen. Seit längerer Zeit erhält Martin Unterstützung durch eine Lerntherapeutin der Schule.

Martins Wunsch an die Psychotherapeutin ist es, keine psychosomatischen Symptome mehr zu haben und sich fit genug zu fühlen, um gut lernen zu können. Martin hat insofern nicht aufgegeben, da er eine große Hoffnung verspürt, aus seinem Leben etwas Besseres zu machen, als es seinen Eltern gelungen ist. Die Eltern wollen hauptsächlich durch die positive Wirkung der Psychotherapie auf ihren Sohn entlastet werden und ein ruhigeres Leben führen. Sie fühlen sich durch Martins Verhaltensweisen überfordert und wünschen sich, dass er sich zum Guten ändert. Beide üben Druck auf ihn aus, er solle für die Schule mehr lernen. Oft werfen die Eltern Martin vor, dass er die Situation selbst verantwortet hat und zu faul zum Lernen sei. Sie führen Martin die Sichtweise der Gesellschaft vor Augen, dass er zu wenig Einsatz zeige, um seine schulischen Ziele zu erreichen. Dabei wird ausgeblendet, wie schwierig es für ihn aus mehrerlei Sicht ist, dorthin zu gelangen. Martin fühlt sich nicht ernst genommen und beschämt, da die Eltern sich nicht in seine Situation einfühlen können und ihm die ganze Schuld für die schulischen Probleme geben. Bei der Auftragsklärung mit den Eltern wird klar, dass diese so stark mit sich und ihren Alltagsproblemen beschäftigt sind, dass sie für ihre beiden Kinder wenig Energie und Zeit übrighaben. Martin fühlt sich »wie auf dem Abstellgleis« und von seinen Eltern nicht unterstützt, was ihn sehr grämt. Dieses Gefühl hat der Junge auch gegenüber seinen Mitschüler:innen und einigen Lehrpersonen. Kontakte zu früheren Freunden hat er abgebrochen, da er von allen sehr enttäuscht wurde.

Die Entstehung einer Vertrauensbasis zur Psychotherapeutin dauert lange, da Martin aus nachvollziehbaren Gründen Menschen gegenüber sehr misstrauisch ist. Die psychosoziale Situation der Eltern scheint sich auf das Leben meines Klienten stark auszuwirken. Martin hat ein großes Bedürfnis, sich von den Armutsverhältnissen seiner Familie abzuwenden. Seine Probleme führt er hauptsächlich auf die äußeren Umstände zurück. Martin glaubt, er hätte weniger Schwierigkeiten, wenn seine Familie ihn mehr finanziell und beim Lernen unterstützen würde und er einen sozialen Rückhalt durch Freunde und Verwandte hätte. Seinen Gestaltungsspielraum kann Martin vorerst noch nicht erkennen.

Ein weiteres Ziel des Klienten ist die Entwicklung zur Eigenverantwortung. Aus dem Gefühl heraus, benachteiligt zu werden, gelingt es ihm selten, Dinge selbst in die Hand zu nehmen und Pläne umzusetzen. Scheitert Martin bei der Umsetzung, sucht er die Fehler immer bei anderen. Ich bin hier insofern nicht ergebnisneutral, da ich großen Wert lege, dass Martin Verantwortung für sein Handeln übernimmt.

Es scheint, als fände Martin wenig Ankerpunkte und Rituale in seinem Leben, die ihm Kraft geben. Durch die Beziehungsprobleme der Eltern ist das Familienklima sehr konfliktreich, die Familienmitglieder haben sich in letzter Zeit voneinander entfernt. In der Familie fehlen Tischgespräche und Zusammenkünfte. Es scheinen sich alle Familienmitglieder aus dem Weg zu gehen. Gemeinsame Unternehmungen erfolgen kaum, jeder scheint gefangen im eigenen Leid zu sein. Martin ist enttäuscht über viele unerfüllte Versprechen der Eltern und den hohen Schuldenberg, der auf der Familie lastet. Drohen Konfliktsituationen mit Martin zu eskalieren, versprechen die Eltern zur Beruhigung Dinge, die sie nicht einhalten. Daher rührt auch Martins Eindruck, von seinem Umfeld nicht ehrlich behandelt zu werden und sich auf Menschen nicht verlassen zu können. Die Armutserfahrungen verstärken bei ihm Gefühle wie Ängstlichkeit, Depressivität und Opfer zu sein.

Martin erlebt in seinem Schulalltag wegen der Armutsverhältnisse seiner Familie viele stigmatisierende Äußerungen durch Mitschüler:innen und Lehrpersonen. Die fehlende Hilfsbereitschaft in der Schule kann er nicht verstehen. Er hat im Religionsunterricht gelernt, dass sich Menschen gegenseitig unterstützen und erwartet dies von seinem Umfeld. Martins Eltern sind unsicher und können ihm wenig Halt bieten. Sie wiederholen die Diagnosen und Zuschreibungen der Schule und haben wenig Hoffnung, dass sich die Situation bessern könnte. Martin lehnt sich gegen die Eltern auf und kritisiert sie im Tun. Der Vater, der sich durch Martins emanzipatorische Entwicklungen persönlich stark gekränkt fühlt, hat sich deshalb emotional stark von ihm distanziert.

In der Exploration ist es für mich schwierig, einen Überblick über Martins soziales Netz zu bekommen. Da Martin nur sehr wenigen Menschen vertraut, wertet er andere Personen seines Umfelds stark ab. Trotzdem ist es für mich von großem Vorteil zu erfahren, wie diese Personen über »sein Problem« denken, worin es besteht und welche Lösungen möglich sind bzw. wer ihrer Meinung nach etwas ändern soll. Einzelne Lehrpersonen sehen Martins Bemühen und berücksichtigen seine Lebensumstände, was Martin als positive Ausnahme erkennen kann. Seine Mutter zeigt zwar manchmal Interesse am schulischen Werdegang, übt jedoch gleichzeitig starken Druck auf ihren Sohn aus. Ein symbolisch schöner Moment für meinen Klienten war der Zeugnistag, an dem ihn seine Mutter in einem schönen Kleid in die Schule begleitet hat. Dieses Bild verdeutlicht Martins großes Bedürfnis nach Anerkennung und Halt.

Nach dem Vertrauensaufbau in der Therapie beschreibt Martin seine Außenseiterrolle und den schulischen Alltag mit Ausgrenzungserfahrungen. In der Schule werde er wegen seines niedrigen Status belächelt und ins Lächerliche gezogen, sowohl von Klassenkamerad:innen als auch von Lehrpersonen. Er fühle sich zwar unwohl dabei, finde aber keine Möglichkeit, die Situation zu ändern. Als Reaktion scheint Martin Menschen sogar zu provozieren, ihn schlecht zu behandeln, da er unpassende und überspitzte Verhaltensweisen zeigt. Er wolle »keine Spaßbremse sein« und glaubt manchmal, es liege nur an ihm, dass ihn seine Mitschüler:innen und viele Lehrpersonen nicht respektieren. Durch den Reaktionskreislauf scheint es, als trage Martin selbst dazu bei, Aggressionen gegen ihn auszulösen oder diese aufrechtzuerhalten.

Seine Eltern glauben ihm nicht, dass er gemobbt wird, und interpretieren seine Eindrücke so, als ob er alles auf sich beziehe und über keine sozialen Kompetenzen für den Umgang mit Gleichaltrigen verfüge.

Die Ausgrenzungserfahrungen führen bei ihm zu großem Misstrauen und großer Resignation und münden immer wieder in sozialem Rückzug. Martin grenzt sich nun selbst aus, indem er auf emotionale Distanz zu seinem Umfeld geht. Durch die Isolation fehlen ihm Möglichkeiten, seine sozialen Fertigkeiten im Kontakt zu Gleichaltrigen weiterzuentwickeln. Vielmehr sucht Martin im Laufe seiner Jugendzeit Kontakt zu einzelnen Erwachsenen, wie z. B. Klassenlehrerin, Lerntherapeutin, Psychotherapeutin, Nachbar, zu denen er Vertrauen hat. Ich versuche, Martin dabei zu unterstützen, nach Alternativen in der Peergruppe zu suchen. Doch leider kann das aufgrund der Mobbingerfahrungen noch nicht gelingen. Er scheint sich vor enttäuschenden Erlebnissen mit Gleichaltrigen schützen zu müssen und konzentriert sich weiterhin auf die Beziehungen zu einzelnen Erwachsenen, die ihm Halt zu geben scheinen.

Martin wird auch von Lehrpersonen abgewertet, was er erst in der Psychotherapie aussprechen kann. Zur Beschreibung dieser unerhörten Situationen und Abwertungen verwendet er enorme Kraftausdrücke, um das Ausmaß seiner Kränkung zu unterstreichen.

Im schulischen Alltag blendet Martin die Diskriminierungserfahrungen aus und verdrängt sie. Mir gegenüber beschreibt er, dass ihn »die Mitschüler fertigmachen«. Auch die Abwertungen der Lehrpersonen »nimmt er hin«, da er bei Auflehnung und Kritik an den Beleidigungen negative Erfahrungen gesammelt hat. Martin hat bereits seit längerer Zeit den Wunsch, dies in der Schule zur Sprache zu bringen. Gleichzeitig resigniert er manchmal, da die schwierigen Situationen alltäglich sind und ihm oft als unveränderbar erscheinen. Martin äußert sich enttäuscht über seinen sozialen Status, reagiert mit Misstrauen gegen Gleichaltrige und mit mangelnder Initiative in Bezug auf Freizeitbeschäftigungen. Mit der Verschlechterung seiner Position in der Klasse nimmt sein destruktives und aggressives Verhalten anderen gegenüber zu.

Martin fühlt sich nicht nur in der Schule, sondern auch gesellschaftlich an den Rand gedrängt. Er hat ein großes Bedürfnis an gesellschaftlicher Teilnahme. Seine beruflichen Ziele und Zukunftswünsche beziehen sich hauptsächlich darauf, unabhängig zu leben und genügend finanzielle Mittel zu haben, um ein angenehmes Leben als anerkanntes Mitglied der Gesellschaft führen zu können. Martins Zukunftsängste beziehen sich darauf, dass er sich ohne seine Lerntherapeutin und Psychotherapeutin allein fühlen könnte und stattdessen auch nach der Volljährigkeit einen Mentor bräuchte, um sein Leben bewältigen zu können.

Gemeinsam mit seiner Mutter entscheidet er sich nach Abschluss der Mittelschule für eine Fachschule und gegen eine Lehre. Er möchte seine zukünftigen Chancen am Arbeitsmarkt verbessern, obwohl Schule und Lerntherapeutin ihm diesen schulischen Weg aufgrund der schulischen Leistungen nicht zutrauen können. Auch wenn ich Martins Sehnsuchtsziele in der Therapie würdige, versuche ich, mit ihm eine zweitbeste Lösung als Alternative zu finden. Vorerst gebe ich seinem innigsten Sehnsuchtsziel den geforderten Platz. Dieses wird gewürdigt, bevor die zweitbeste Lösung angedacht wird. In der Therapie geht es um realistische Einschätzung und Akzeptanz der aktuellen Situation und um die eigene aktive Veränderung der Lebensumstände. Der Wunsch, seine Ziele zu verwirklichen, treibt Martin an, sich für sie zu engagieren. Für Martin erscheint es wichtig, die Fachschule zumindest probiert zu haben.

Martin lernt durch die psychotherapeutische Arbeit seine Reaktionen als Überlebensstrategien zu interpretieren, die so lange sinnvoll sind, bis er bessere Lösungen für sich nutzen kann. Wegen seiner Ängste (zu versagen, vor der Zukunft und dem Tod), die es ihm schwer machen, Schwierigkeiten im Alltag zu bewältigen, entwickelt er in letzter Zeit starke psychosomatische Reaktionen wie chronische Müdigkeit und Magendrücken. Außerdem leidet Martin unter Konzentrationsproblemen, Motivationslosigkeit und Langsamkeit. Die Angstatmosphäre, in der er sich bewegt, wird durch den Lockdown verstärkt.

Trotz fehlender Unterstützung in seinem Umfeld erarbeiten wir gemeinsam eigene Mechanismen der Problembewältigung. Das Erfragen und Formulieren von Kompetenzen und Eigenschaften, die bei der Lösung des Problems hilfreich sein könnten, hilft Martin dabei, sich versteckte Ressourcen bewusst zu machen. Einerseits vermeidet er die Problembewältigung durch Verdrängen dieser Themen, andererseits löst er Probleme mithilfe verschiedener persönlicher Herangehensweisen, wie Humor, Sich-Durchmogeln, Vehemenz, Gottvertrauen. In der Psychotherapie kristallisiert sich heraus, dass ihm die Religionsausübung Kraft und Lebenssinn schenkt.

Martin kann sich an frühere Übergänge, positive Begegnungen und Freundschaften nicht mehr genau erinnern. Er scheint vergangene Begebenheiten zu verdrängen, da diese schambesetzt und verletzend gewesen sind. Es gelingt ihm erst seit Kurzem, seine Gefühle über die aktuelle Situation auszudrücken und über sie zu sprechen. Martin benennt Ängste und eine große Wut.

Einbeziehen der Eltern

Damit Martin den Eltern seine Anliegen schildern kann, biete ich ihm an, die Gespräche zu moderieren, und gebe ihm durch meine Anwesenheit Sicherheit. Ich versuche, nie in die negativen Äußerungen seines Umfeldes einzustimmen, bleibe bewusst positiv und hoffnungsvoll. Anstatt gewisse Verhaltensweisen zu verurteilen oder zu belächeln, wie es sein Umfeld tut, unterstütze ich Martins Autonomiebestrebungen, aber auch das Lernen von Eigenverantwortung. So wird sein Selbstbewusstsein gestärkt und sein Mut, sich selbst Hilfe zu holen.

Die Eltern bringen Martin gegenüber aufgrund ihrer Lebenssituation wenig Geduld auf und erwarten, dass die Schule seine Förderung und Unterstützung vollkommen abdeckt. Sie wirken resigniert und beklagen sich, dass sie zwar eine Ausbildung in ihrem Herkunftsland absolviert haben, dort jedoch aufgrund ihrer psychosozialen und sprachlichen Situation keine beruflich adäquate Arbeit gefunden haben. Es ist deshalb nachvollziehbar, dass sie sich für ihren Sohn bessere Berufschancen wünschen.

Ich versuche die Eltern in regelmäßigen Gesprächen zu ermutigen, sich mit ihrem Sohn bewusst auseinanderzusetzen, ihm Sicherheit zu vermitteln, damit Martin seine angestrebten Ziele verfolgen kann. Sie sollen erkennen, dass sie sich auch an kleinen Erfolgen ihres Sohnes erfreuen können. Auf der Suche nach Veränderungszeichen macht es auch Sinn, sich mit anderen Helfenden zu vernetzen. Martin und seine Eltern erklären sich einverstanden, dass ich mich mit seiner Lerntherapeutin austausche.

6.4 Prävention und Interventionsmöglichkeiten in der Therapie

6.4.1 Halt geben und »Halt!« sagen – Klassenprojekte als Intervention

Klassenprojekte als Intervention können als sinnvolle Reaktion des Systems gesehen werden, welche die betroffene Klasse oder Schule aber auch stigmatisieren können. Dies hängt entscheidend von der

Haltung der Schule ab. Betroffene Schüler:innen müssen in der Schule geschützt und unterstützt werden. Sogenannte Täter und Assistenten, aber auch Verstärker und Zuseher sind zur Rede zu stellen und aktiv in die Lösung einzubeziehen. Sie werden mit dem Unrecht, dass sie diesen Mitschülern durch Ausgrenzung zugefügt haben, konfrontiert, und Mitgefühl für die Betroffenen soll dabei geweckt werden.

In der Praxis haben sich zwei unterschiedliche Vorgehensweisen bei Mobbing in der Schule etabliert:

- *direkte Konfrontation sogenannter Täter* mit ihrem Verhalten, verbunden mit der klaren Forderung, Mobbinghandlungen sofort zu beenden, und dem Ziel, ihr Unterstützungssystem zu entziehen; klares Benennen strafrechtlich relevanter Handlungen
- *indirekte Vorgehensweise ohne Konfrontation der Täter – No-Blame-Approach:* Aufbau von Unterstützungsgruppen für Betroffene und Aufgreifen der sozialen Normen der Klasse (Schule) als wirksames, nicht strafendes Interventionsverfahren, um die Bearbeitung und Auflösung von Mobbingprozessen in Schulen zu fördern.

Um Mobbingsituationen zu lösen, werden Lehrpersonen benötigt, weil Schüler:innen diese Aufgabe nicht allein bewältigen können. Frühzeitiges Erkennen und Eingreifen ist wichtig. Ausgrenzung wird dort öffentlich gemacht, wo sie auftritt. Das soziale Miteinander wird zum Thema der gesamten Schule. Alle an Schule Beteiligten sollen eine Haltung einnehmen, die Ausgrenzung und Mobbing an dieser Institution insgesamt bekämpft. Ansätze, die die gesamte Schule miteinbeziehen, sind dabei besonders Erfolg versprechend. Alle Lehrkräfte müssen umgehend reagieren und sich gegenseitig beim Erkennen von Mobbingsituationen unterstützen. Die Eltern sind über diese Haltung in der Öffentlichkeitsarbeit und in persönlichen Gesprächen zu informieren. Das gemeinsame Handeln der ganzen Schule zeigt eine viel größere Wirkung als ein einzelnes Projekt in einer bestimmten Klasse. Anfangs kann sich ein einzelnes Klassenprojekt jedoch als Impuls auf das Miteinander positiv auswirken.

6.4.2 Prävention an Schulen

Eine pädagogische Aufarbeitung von Mobbing- und Ausgrenzungsfällen ist, wie gerade beschrieben, notwendig, da es grundsätzlich viele Beteiligte gibt und um weitere Mobbinghandlungen zu vermeiden. Hauptanliegen sollte es aber sein, wirksam auf verschiedene Art und Weise vorzubeugen, statt nur auf Missstände zu reagieren.

Eine gemeinsame Auseinandersetzung der Schüler:innen zur Entwicklung von Klassennormen und Regeln kann eine wichtige präventive Maßnahme gegen Mobbing und Ausgrenzung darstellen. In vielen Schulen gibt es Unterrichtseinheiten, in denen das soziale Lernen gefördert wird. Inhalte dieser speziellen Einheiten sind (Gugel 2016):

- allgemeine Verbesserung der Kommunikationsfähigkeit
- Etablierung von Möglichkeiten der Konfliktbearbeitung
- Schaffung einer positiven Gruppenkultur
- Ermöglichung echter Mitbestimmung
- Ermutigung zum Eingreifen bei und Benennen von Diskriminierung, Ausgrenzung und Gewalthandlungen
- somit die Förderung von Zivilcourage.

Auch externe Anbieter bieten Trainings zur Steigerung der sozialen und der kommunikativen Kompetenzen, zur Persönlichkeitsentwicklung und zur Konfliktbewältigung an. Punktuelle Klassenprojekte können Impulse für weitere innerschulische Präventivmaßnahmen darstellen. Es gibt viele Initiativen, z. B. die Fachstelle für Gewaltprävention in St. Pölten,[17] die für Lehrpersonen und Fachkräfte im Kinder- und Jugendbereich Fortbildungen zu präventiven Antimobbingstrategien sowie wirkungsvolle Lösungen im konkreten Umgang mit Mobbing anbieten. Weitere Anbieter von Fortbildungen sind in Österreich z. B. Pädagogische Hochschulen, Jugendrotkreuz, Team Präsent, Wienxtra.

Eltern sollen durch Informationen in Form von Klassenbriefen oder/und Vorträgen an Elternabenden die Warnsignale von Mobbing und Ausgrenzung kennenlernen. Dabei gilt es, die Sorgen der Kinder ernst zu nehmen und aufzuhorchen, z. B. wenn diese nicht mehr in die Schule gehen wollen, sich oft ohne ersichtlichen Grund krank fühlen, Albträume und Schlafstörungen haben oder beschädigte Schulsachen nach Hause bringen.

17 Siehe https://www.gewaltpraevention-noe.at [18.08.2025].

Allgemeine soziale und emotionale Präventionsprogramme, die allen Schüler:innen angeboten werden, wirken sich positiv auf alle Kinder und Jugendlichen aus.

Das Österreichische Zentrum für Persönlichkeitsbildung und Soziales Lernen (ÖZEPS) ist beauftragt worden, Schulungen für Lehrpersonen anzubieten und Materialien auf einer Homepage zur Verfügung zu stellen. Die Inhalte der empfehlenswerten ÖZEPS-Broschüre »Mobbingprävention im Lebensraum Schule« (Wallner 2018, 2019, 2020) sind Antworten auf die Frage: Wie kann in Schulen, in den Klassen dauerhaft und konsequent gegen Mobbing und Gewalt präventiv gearbeitet werden? Grundlagen der Prävention sind eine Null-Toleranz-Haltung bei Gewalt, Wissen über die Dynamiken von Mobbingprozessen zu erweitern, Grenzen zu setzen und deren Einhaltung einzufordern. Verantwortlichkeiten müssen klar kommuniziert werden. Schüler:innen, Lehrkräfte und Erziehungsberechtigte sind einzubeziehen.

Maßnahmen zur schulischen Gewalt- und Mobbingprävention ermöglichen, in der Schule ohne Angst zu lernen und zu leben – zur Förderung ganzheitlicher Gesundheit und Entwicklung von Kindern und Jugendlichen. Die Handreichung »Mobbing an Schulen. Ein Leitfaden für die Schulgemeinschaft im Umgang mit Mobbing« (Haller et al. 2018) unterstützt Schulleitungen und Lehrkräfte bei einer umfassenden, theoriegeleiteten und praxisorientierten Mobbingprävention und -intervention in Schulen. Dabei werden Präventions- und Integrationsmaßnahmen gegen Mobbing als zentrale Schulentwicklungsaufgaben betrachtet und nachhaltig und konsequent in den Schul- und Unterrichtsalltag integriert. Mobbingprozesse lassen sich anhand der Analyse eines Videobeispiels[18] mit der Klasse darstellen. Das Video präsentiert anschließend szenische Impulse zur Mobbingprävention. Mithilfe des Begleitheftes zum Film[19] können zur Bearbeitung der Inhalte des Films Übungen mit den Schüler:innen durchgeführt werden. Diese Materialien sprechen sowohl Neugierige als auch in diesem Segment erfahrene Pädagog:innen als Zielgruppe an.

Voraussetzungen erfolgreichen präventiven Arbeitens an österreichischen Schulen sind (Spiel u. Strohmeier 2007):

---

18 Siehe https://www.schulpsychologie.at/gesundheitsfoerderung/gewaltpraevention-1/mobbing [18.08.2025].

19 ÖZEPS-cinema-edu: »Mobbing?«, 2018. Verfügbar unter: https://www.oezeps.at/a5965.html [18.08.2025].

- Sensibilität für und Wissen über die verschiedenen Formen von Gewalt
- differenzierte Wahrnehmung von Verhalten und Handlungsweisen
- Erlernen und Stärken sozialer und personaler Kompetenzen sowie von Kompetenzen und Strategien im Umgang mit Gewalt
- Übernahme von Verantwortung.

6.4.3 Interventionsabläufe bei Mobbing

Akute Mobbingsituationen müssen zunächst erkannt werden. Sie lösen sich weder von selbst auf noch können sie durch ein verändertes Verhalten der Betroffenen gelöst werden. Mobbingopfer können sich in der Regel nicht selbst helfen. Es bedarf einer Intervention von außen durch die Lehrkräfte oder, wenn diese sich das nicht selbst zutrauen, von sachkundigen Helfenden. Zentral beim Umgang mit Mobbing ist die Aktivierung der (passiven) Zuschauer.

Jeder Übergriff wird von der betroffenen Person in einem *Mobbingtagebuch* mit knappen aktuellen Aufzeichnungen protokolliert. Mitschüler:innen oder Lehrpersonen werden schriftlich von der Schuldirektion aufgefordert, das unerwünschte Verhalten zu unterlassen. Bei Mobbingverdacht wenden sich Eltern an die Schule, um den Handlungsbedarf klären zu lassen und zu fordern, dass die Schule handelt. Eine Dokumentation der einzelnen Mobbinghandlungen, die von Mitschüler:innen oder Lehrpersonen beobachtet wurden, scheint dabei besonders hilfreich zu sein. Da Schulen hierarchische Systeme sind, wenden sich Eltern am besten auch an die nächsthöhere Instanz (Schulbehörde), wenn sie nicht (gleich) Gehör finden. In der Zusammenarbeit mit Kindern und Eltern müssen Schulen infolgedessen Antimobbingstrategien entwickeln. Eine mögliche Maßnahme dabei ist es, Schüler:innen während der Pausen sorgfältiger zu beaufsichtigen und den Schulweg für die betroffene Person sicherer zu gestalten. Betroffene Schüler:innen sollten moralischen und menschlichen Rückhalt bei Verbündeten in der eigenen oder in anderen Klassen und bei ausgebildeten Peers als Ansprechpersonen an der Schule finden können.

6.4.4 Psychotherapeutische Begleitung

Kinder und Jugendliche wenden sich erst an eine Vertrauensperson, wenn ihr Leidensdruck bereits sehr stark ist. Deshalb muss das Umfeld sensibilisiert sein und Signale richtig interpretieren lernen. Während Kinder sich bei ihren Eltern, Lehrpersonen oder Freizeitpädagog:innen ihres Vertrauens Unterstützung holen, sprechen Jugendliche eher mit Freund:innen oder außerschulischen Helfenden wie Schulsozialarbeiter:innen, Schulpsycholog:innen und ähnlichen Personen.

Voraussetzung für eine Erfolg versprechende psychotherapeutische Begleitung ist die parallele Beruhigung der Situation durch klare schulische Interventionen, wenn nötig durch einen Klassen- oder Schulwechsel, mit dem Ziel einer vernetzten Zusammenarbeit zwischen Schulpartnern und Psychotherapeut:innen.

Eine weitere unabdingbare Voraussetzung für eine sensible psychotherapeutische Arbeit ist es, eine systemische Haltung einzunehmen, dass Mobbingprozesse nicht Problemen einzelner Individuen, sondern der Dynamik in Gruppen zuzuschreiben sind. Außerdem kann es für behandelnde und/oder beratende Psychotherapeut:innen hilfreich sein, sich der Tatsache bewusst zu werden, dass es in den wenigsten Fällen zum eigenen Erfahrungsbereich gehört, in armen Verhältnissen zu leben. Aus diesem Grund ist es für Therapeut:innen wichtig, sich mit den eigenen Privilegien auseinanderzusetzen. Hier bedarf es großer Achtsamkeit im Psychotherapieprozess mit begleitender supervisorischer Unterstützung bezüglich des Verständnisses von Diskriminierung von durch Armut betroffenen jungen Klient:innen. Psychotherapeut:innen sind in diesem Zusammenhang mit zermürbenden Situationen konfrontiert und fühlen sich oft ohnmächtig gegenüber den gesellschaftlichen Gegebenheiten, die Armut bei den Jüngsten nicht verhindern.

Es ist unerlässlich, dass Psychotherapeut:innen die Hoffnung haben, dass sich die Situation der Betroffenen verbessern kann und diese selbst wieder Gestalter:innen ihrer Situation werden. Mit großer Neugier sollen sie mit ihren Klient:innen herausarbeiten, was trotz der widrigen Umstände die schönen Momente sind und welche Kompetenzen Klient:innen im Laufe der Zeit gezeigt haben, um die Situation auszuhalten und mit ihr umzugehen. Klient:innen werden sich der eigenen Fähigkeiten bewusst, das Leben zu meistern und schöpfen Kraft, ihr Potenzial zu erkennen und zu entwickeln. Dabei werden Handlungsspielräume der Klient:innen erweitert. Bestimmte *psychotherapeutische Grundannahmen und -haltungen* tragen dazu bei, dass betroffene Kinder und Jugendlichen den Eindruck haben, ihre Situation selbst mitzusteuern. Betroffene ...

- ... sollen ernst genommen werden
- ... sollen mit Respekt behandelt werden
- ... sollen sich Informationen und Unterstützung holen
- ... dürfen und sollen Wünsche äußern
- ... sollen sich nicht schuldig fühlen, wenn sie Nein sagen
- ... dürfen eigene Gefühle und Meinungen haben, auch wenn sie nicht denen anderer, auch nicht von Psychotherapeut:innen, entsprechen
- ... sollen und dürfen Fehler machen.

In der Psychotherapie wird großer Wert auf die *Selbstermächtigung* der Klient:innen gelegt. Diese werden befähigt, ihren eigenen Weg zu finden, lernen, sich selbst zu organisieren, und treten dabei aus der Rolle des ohnmächtigen Opfers heraus. Die Klient:innen haben die Steuerhoheit im Psychotherapieprozess und stärken dadurch Autonomie und Selbstwirksamkeit.

Psychotherapeut:innen haben in meinen Augen die Aufgabe, ihre jungen Klient:innen darüber zu informieren, was ihre Rechte als Kinder und Jugendliche sind, und zu betonen, dass Mobbingsituationen sehr wohl veränderbar sind und durch Hilfe von außen gestoppt werden können. Aufgrund der Anregung der Psychotherapie in Bezug auf Autonomiebestrebungen und das Gefühl der Selbstwirksamkeit der Klient:innen gelingt es diesen wieder, Zukunftsvisionen zu entwickeln, eigene Werte zu reflektieren und über Lösungen schrittweise nachzudenken. Die Therapie gibt Raum, Ideen zu äußern, ohne sie rechtfertigen zu müssen.

Für Kinder und Jugendliche, die wegen Armut gemobbt werden, kann es hilfreich sein, sich mit anderen zu vernetzen, sich gemeinsam gegen die Diskriminierung zu wehren und dabei Solidarität zu erleben. Doch da das Thema sehr schambesetzt sein kann, wird oft ein Rückzug der Klient:innen als Schutzmechanismus beobachtet.

Es ist dabei auch wichtig, schambesetzte Alltagsthemen zu bearbeiten, wie z. B. das Annehmen des Angebots eines kostenlosen Laptops der Schule zum Arbeiten im Homeschooling (Hausunterricht).

Es kann Sinn machen, alle Familienmitglieder in die Psychotherapie zu involvieren, um den Halt durch die Familie wiederherzustellen und erfahrbar zu machen.

6.5 Hindernisse, Herausforderungen und Lösungen

Die große Herausforderung in der Fallarbeit mit Martin ist, dass er und seine Eltern nicht wünschen, dass ich mit der Schule Kontakt aufnehme. Ich jedoch fände eine enge Zusammenarbeit zwischen der Schule und mir zielführender. Obwohl die Eltern den Eindruck haben, die Schule setze sich zu wenig für ein gutes Miteinander ein, haben sie Angst, bei Forderungen ihrerseits könne sich die Ausgrenzungssituation verschlechtern. Erfahrungsgemäß reagieren viele Eltern auf diese Weise, da sie befürchten, dass sich das Verhältnis zwischen Schule und Schüler weiter verschlechtert. Martins Kränkung sitzt sehr tief, trotzdem gelingen ihm positive Erfahrungen im Umgang mit einigen Erwachsenen. Um Martin in seine Peergruppe, in die Schule und in die Gesellschaft integrieren zu können, bedarf es der Bemühungen von außen durch Schule, Eltern, Peers etc. In der Psychotherapie werden Aufgaben für den Alltag entwickelt, dass Martin lernt, sich Hilfe zu holen und Mobbingsituationen mitzuteilen. Martin stützt sich dabei auf den Halt und die positiven Rückmeldungen, die er durch die Erwachsenen erfährt. Das geht aber Hand in Hand mit Maßnahmen der Schule bezüglich Mobbingintervention und in weiterer Folge bezüglich Mobbingprävention.

6.6 Innovationen, Interventionen und Empfehlungen für das Gesamtsystem

Durch die psychotherapeutische Begleitung meiner Klient:innen ist mir bewusst geworden, wie sehr in Armut lebende Familien abhängig von engagierten externen Personen sind. Ich bin überzeugt, dass es auch aus politischen Gründen sinnvoll ist, von Armut betroffene Familien zu unterstützen, Bildungsverantwortliche und Pädagog:innen zu sensibilisieren, kompetent im Umgang mit dieser Problematik zu machen und entsprechende Förderprogramme zu entwickeln. Welche Handlungsansätze zur Vermeidung und Verminderung von Benachteiligung sollte es geben? Gerda Holz hat es auf den Punkt gebracht (Holz 2008, S. 344):

> »Gesellschaftliche Gegensteuerung erfordert die Bereitstellung entsprechender sozialer Ressourcen und die Initiierung integrierender Einflussnahme und Veränderung durch gezielte Förderung und Unterstützung des Einzelnen.«

7 Intelligenzminderung und Ausgrenzung

Johannes Gutmann, Patrizia Duda

7.1 Ausgangslage

Intelligenzminderung wird im ICD-10, dem Klassifikationssystem der WHO (vgl. Kap. V F70), als Zustand mit verzögerter oder unvollständiger Entwicklung der geistigen Fähigkeiten beschrieben. Besonders beeinträchtigt sind Fertigkeiten, die sich in der Entwicklungsperiode manifestieren und zum Intelligenzniveau beitragen, wie Kognition, Sprache, motorische und soziale Fähigkeiten. Eine Intelligenzminderung kann allein oder zusammen mit jeder anderen psychischen oder körperlichen Störung auftreten. Ihr Schweregrad kann leicht bis schwer sein und wird anhand standardisierter Intelligenztests festgestellt.

Eine verminderte Anpassungsfähigkeit an die Umwelt, Schwierigkeiten mit der Artikulation wie auch der nonverbalen Kommunikation erschweren das Verstehen oder die Fähigkeit, sich mitzuteilen, wie auch die sozialen Interaktionen.

Anpassungsstörungen und Verhaltensauffälligkeiten, Passivität, eine niedrige Frustrationstoleranz sowie eine gestörte Impulskontrolle, Selbstverletzungen und Aggressivität können mit der Intelligenzminderung einhergehen, ein geschützter Rahmen unter professioneller Pflege vermag die Situation jedoch zu verbessern (Häßler 2011).

Häufig ist es nicht die eigene geistige Behinderung, die die Menschen belastet, sondern die Reaktionen der Umwelt auf diese. Ausgelacht und geschnitten, gemobbt oder als dumm dargestellt zu werden beeinflusst und belastet die Psyche der jungen Menschen oft enorm. Verzweiflung, die häufig nicht verbal ausgedrückt werden kann, Rückzug und herausforderndes Verhalten können die Folge sein. Hilfreich für Betroffene sind z. B. aktives Zuhören, Spiele mit verteilten Rollen, das Behandeln von Themen im Gruppengespräch (»Was machen wir, wenn Schüler uns auslachen?«) oder besondere Therapieansätze.

7.2 Intelligenzminderung – Der Kontext

Mobbing und Ausgrenzung gehören zu häufigen negativen Erfahrungen, die Menschen mit Intelligenzminderung im schulischen, beruflichen und gesellschaftlichen Umfeld machen. Die Ursachen hierfür sind vielfältig und reichen von Vorurteilen und fehlender Sensibilisierung bis hin zu strukturellen Benachteiligungen. Dieser Beitrag skizziert zentrale Einflussfaktoren und theoretische Perspektiven, mit denen sich individuelle Erlebnisse in einen größeren Zusammenhang einordnen lassen. Das Fallbeispiel von Johann illustriert konkrete Erfahrungen im Alltag.

7.3 Fallbeispiel Johann

Der systemische Ansatz sieht das familiäre System einerseits als Ressource, mit dem ein Familienmitglied seine Fähigkeiten und Stärken fördern kann, andererseits als Umgebung, in der es auch Verhaltensstörungen entwickeln kann. Zeigt ein Mitglied einer sozialen Gruppe psychische oder Verhaltensauffälligkeiten, so wird der Betreffende als Symptomträger für das Gruppensystem betrachtet (von Schlippe u. Schweitzer 2007, S. 102).

Johann, 8 Jahre alt, kommt in Begleitung seiner Mutter und seines Vaters zu mir in die Praxis, das Jugendamt hat sie zur Psychotherapie geschickt. Er wird in der Schule von Mitschüler:innen gehänselt und geärgert, zudem gibt es Schlägereien mit Mitschülern. Er hat zu Hause gedroht, vom Balkon zu springen, und gemeint, alle seine Probleme »kommen wegen Schulproblemen«. Die Kindesmutter erzählt von »Auszuckern«[20] und dem »Wutproblem«. Der Vater beschreibt es anders: »Dann explodiert er.« Johann habe außerdem Angst vor der Dunkelheit und davor, in der Nacht allein zu sein, fügt der Kindesvater hinzu. Johanns Zwillingsschwester wird als »Problemlose«, »Gescheite« beschrieben.

Johanns Eltern haben sich vor zwei Jahren getrennt – aus dieser Verbindung stammen die Zwillinge. Aus einer vorigen Beziehung gibt es noch fünf Halbgeschwister (vier Burschen und ein Mädchen). Der Kindesvater versucht die Kindesmutter als »unwissend und lebensuntauglich« darzustellen, greift sie immer wieder abwertend an. Aus finanziellen Gründen kann sich die Kindesmutter keine neue Zahnprothese leisten, ihr fehlen die vorderen Zähne, das ist ihr sehr unangenehm.

20 Österr. für »Wutanfall, Aussetzer«.

7.4 Interventionsmöglichkeiten in der Therapie

Der erste Schritt einer therapeutischen Beziehung besteht darin, einander kennenzulernen. Patient:in und Therapeut:in sind einander fremd, und persönliche Einblicke in das eigene Leben zu geben erfordert Vertrauen (Liechti 2010, S. 11). Klient:innen beziehungsweise deren Bezugspersonen haben unterschiedliche Erwartungen an die Therapie. Im ersten Gespräch werden der Anlass der zukünftigen Therapie sowie die Rahmenbedingungen besprochen (Prior 2018, S. 61 f.). Die verschiedenen Erwartungen an die Therapie müssen abgeklärt werden. In einem zweiten Schritt werden die Anliegen konkretisiert, und ein Beratungsziel wird definiert. Therapeut:innen begleiten somit Klient:innen im Prozess der Lösungsfindung sowie bei der Entwicklung neuer Verhaltensweisen und Ziele (Retzer 2006, S. 61).

Eine weitere Phase ist die Phase der Bearbeitung und des Lösungsversuchs. Hier geht es vor allem darum, die Blickwinkel zu erweitern und neue Wege zu finden. Therapeut:innen unterstützen bei Veränderungen, neuen Bewältigungsstrategien und bei der Entwicklung neuer Ideen (de Shazer 2010, S. 34).

Vertrauen entsteht durch Verständnis, Korrektheit, Ehrlichkeit, Kontinuität. Die Berücksichtigung der therapeutischen Neutralität und das Vermeiden von Druck oder Zwang ermöglichen eine haltende und stützende Atmosphäre (Häßler 2011).

In der ersten Sitzung kommen die Eltern, meistens die Mütter, angespannt und nervös zu mir in Therapie. Daher frage ich die Kinder und Jugendlichen, was sie gerne machen oder was sie gut können. Das finde ich sehr wichtig, um das Selbstwertgefühl der Klient:innen zu steigern. Das senkt auch die Hemmschwelle, etwas Persönliches zu erzählen. Denn es ist für mich eine tolle Leistung, einer fremden Person von seinen Ängsten oder unangenehmen Dingen zu erzählen. Die Eltern sind manchmal irritiert, wenn ich mit den Kindern zunächst nicht über das Problem oder den Grund des Kommens spreche und lieber frage, was sie gut können. Die Antworten sind für die Eltern nicht immer nachvollziehbar (»Ich mache gern Lego bauen, YouTube schauen, Bügelperlen und Musik hören.«). Meistens verändert sich mit dieser Frage gleich die Stimmung, und der Kontakt zum Kind wird schlagartig besser, so auch bei Johann.

Als Aufgabe nach der Sitzung bis zur nächsten soll Johann aufschreiben, was er gut gemacht hat oder was ihm gut gelungen ist – am besten täglich. Am Beginn jeder Sitzung frage ich ihn nach dieser Liste. Anfänglich fiel es ihm sehr schwer, etwas niederzuschreiben (de Shazer 2010, S. 157). So haben wir gemeinsam in der Stunde versucht herauszufinden, was gut war. Gemeinsam ist uns immer etwas eingefallen. In der 14. Sitzung sagt er: »Heute weiß ich zum ersten Mal, was mir gut gelungen ist: Hab aufgehört, mit dem Handy zu spielen – nach Aufforderung.«

Als Therapeut ist es mir wichtig, dass meine Klient:innen einen Zentimeter größer aus dem Therapieraum gehen, als sie hineingekommen sind. Kinder erzählen einfach leichter von sich und ihrem Alltag und ihren Problemen, wenn sie gerne in Therapie kommen, und besprechen unangenehme Dinge lieber, wenn sie wissen, dass daraus kein Drama gemacht und ihr Problem ernst genommen wird. »Ernst nehmen bedeutet auch, dass das, was Klient:innen sagen, mit dem gebotenen Respekt behandelt und auch durch das Beachten von Details verantwortungsvoll aufgenommen werden« (de Shazer 2010, S. 129).

Es ist mir wichtig, dass Verhältnis zwischen Klient:innen und Therapeut:innen gut ist. Dadurch werden schwierige Therapiesitzungen oder als »langweilig« bezeichnete Stunden ein wichtiges Hilfsmittel, um Kindern und Jugendlichen besser helfen zu können – da man sie gemeinsam meistern kann. Dann können Klient:innen offen und ehrlich Gefühle aussprechen und etwa sagen: »Ich wollte heute gar nicht kommen« oder »Ich hab überhaupt keinen Bock, hier zu sein« (Liechti 2010, S. 58).

In der Therapie spiele ich oft mit Kindern und vor allem Jugendlichen Tischfußball. (Ich habe einen eigenen Tischfußballtisch in der Praxis.) Bei diesem einfachen Miteinander-Spielen fällt mir sehr viel auf. Ich kann meine Klient:innen besser einschätzen hinsichtlich Regelverständnis, Selbsteinschätzung und Frustrationstoleranz. Das Erkennen der Frustrationstoleranz und das Umgehen mit Sieg oder Niederlage wird dann gleich in der Therapie eingebaut. Haben Kinder einen sehr geringen Selbstwert, brechen sie das Fußballspiel meistens bei den ersten Gegentoren ab oder haben keine Lust mehr.

Es gibt aber auch Kinder und Jugendliche, die sich nicht richtig und teilweise sehr überzogen einschätzen: »Ich bin der Beste in Tischfußball. Du schlägst mich nie!« Bei ihnen versuche ich, sie langsam auf den Boden der Realität zu holen. Denn früher oder später müssen sie lernen, eine Niederlage auszuhalten. Das Leben besteht darin, zu gewinnen und zu verlieren und aus dem Verlust etwas Wertvolles mitzunehmen. Damit die Frustration nicht zu groß wird, werden die Ergebnisse der letzten Partien miteinander verglichen. »Schau, das letzte Mal hattest du zwei Tore weniger geschossen, das ist jetzt schon eine gute Leistung!«

> »Mit der Beobachtung der Beobachtung wird der konsequente Schritt von der Kybernetik zur Kybernetik der Kybernetik [...] vollzogen. Die Kybernetik der Kybernetik [...] untersucht die Wechselwirkung zwischen dem erkennenden Subjekt und dem Gegenstand seiner Erkenntnis« (Simon 1995, S. 34).

Es kommt vor, dass Klient:innen selbst nach einer Niederlage bei der nächsten Sitzung wieder einen direkten Vergleich und ein »Kräftemessen« wünschen.

Wenn Johann einen schlechten Tag hatte oder nicht reden will, hat er einen Stoffaffen oder ein Living Puppet genommen und für sich sprechen lassen. »Handpuppen und Stofftiere sind sehr hilfreiche Werkzeuge, mit denen man das Gespräch mit Kindern initiieren und fortsetzen kann, weil sich mit derlei Spielsache eine Situation leichter bildhaft darstellen lässt« (Steiner u. Kim Berg 2016, S. 103). Manchmal war das nur eine Ein-Wort-Kommunikation oder rein nonverbal, aber auch das hatte seinen Platz.

Humor ist bei diesem Therapieprozess sehr wichtig gewesen. Gemeinsames Lachen hat oft »die Schwere rausgenommen« oder Platz für neue Sichtweisen geschaffen. Auch ohne therapeutischen Hintergrund hat es allen Beteiligten gutgetan. Mir ist es sehr wichtig, die einzelnen Teilleistungen und das bisher Versuchte und Geschaffte hervorzuheben, auch wenn die einzelnen Familienmitglieder es jeweils anders gesehen haben. Auch wenn der Versuch einer Lösung gescheitert ist – es probiert zu haben, ist schon eine Leistung! Die Leuchtturmfunktion von Therapeut:innen darf niemals vergessen werden. Egal wie verzweifelt oder ausweglos eine Situation scheint – Therapeut:innen dürfen niemals die Sicht auf das Positive verlieren!

7.5 Hindernisse, Herausforderungen und Lösungen

In diesem Fall war es besonders herausfordernd, dass sich die Kindeseltern hinterrücks »das Leben zur Hölle gemacht haben«. Der Kindesvater hat die Kindesmutter wiederholt verklagt und bei den Behörden angeschwärzt wegen Streitereien über die Obsorge[21], Vernachlässigung etc. Leider hat er Johann und seine Schwester immer wieder über den derzeitigen Gerichtsstand informiert oder ihnen Gerichtsprotokolle zu lesen gegeben und sich ihnen gegenüber über die Sichtweise der Mutter geärgert. Darunter haben er und seine Schwester sehr gelitten. Sie konnten aber ihrem Vater nicht sagen, dass er damit aufhören soll. Dafür waren sie mit ihren acht Jahren noch zu jung.

Am Anfang des Therapieprozesses hat die Schule Druck auf die Kindesmutter ausgeübt. Johann hatte mehrere Wutausbrüche in der Klasse, woraufhin die Kindesmutter ihn abholen musste. Diese Situation war für sie schwierig genug, jedoch stieg dadurch zusätzlich die psychische Gewalt des Kindesvaters ihr gegenüber.

Jegliche Form von Gewalt ist inakzeptabel. Ich habe den Kindesvater deshalb zu mehreren Gesprächen eingeladen, um ihm verständlich zu machen, dass Gewalt Gegengewalt hervorruft und auch auf Dritte umgeleitet wird. Durch die offene Kommunikation sind seine öffentlichen Verbalattacken gegen die Kindesmutter weniger geworden – die Anschuldigungen bei den Behörden jedoch subtiler. Nach mehreren Sitzungen hat der Vater dann aber verstanden, dass es den gemeinsamen Kindern besser geht, wenn er das Handeln und den unterschiedlichen Erziehungsstil der Mutter akzeptiert. Dadurch waren die beiden Kinder entspannter. In Einzelsitzungen mit dem Vater konnte dieser erkennen, dass eine Weitergabe von Gerichtsprotokollen und Mitschriften von Telefonaten, gegenseitigen Vorwürfen der Kindeseltern ungünstig für die psychische Gesundheit ihrer gemeinsamen Kinder sind. Es kann als Therapieerfolg gewertet werden, dass beide Kinder nicht mehr über das Gerichtsverfahren informiert wurden und etwas ruhiger wurden.

> »Natürlich glauben Eltern gerne, dass ihr Leben leichter wird und ihre Beziehung zum Kind sich zum Besseren verändert, wenn das Problem des Kindes erst einmal korrigiert wird. […] Wenn die Eltern sich verändern, hat es das Kind leichter zu kooperieren. Demnach müssen sich alle, die in dem problematischen sozialen Kontext involviert sind, verändern und sich der Veränderung der anderen anpassen« (Steiner u. Kim Berg 2016, S. 68).

Es ist mir dank ihrer Offenheit schnell gelungen, die Kindesmutter zu stärken, ein gutes Vertrauensverhältnis zu ihr aufzubauen und ihr die

21 Österr. Amtssprache, sonst veraltet für »sorgende Aufsicht«.

Angst vor einer außenstehenden Person zu nehmen, die vom Amt für Jugend und Familie empfohlen worden ist. Es hat ihr gutgetan und den Therapieprozess positiv beeinflusst, die Mutter jedes Mal wertzuschätzen und zu loben für ihre Leistung als »Familienmanagerin« und »Lebensmanagerin« (Liechti 2010, S. 199). Um ihr, die während der Woche die erzieherischen Aufgaben übernehmen musste, den Druck von schulischer Seite zu nehmen, wurde hier (im Einverständnis mit der Mutter) ein Kontakt mit der Schule aufgebaut. Das Akzeptieren der jeweiligen Wünsche meiner Klient:innen und von deren Realität, ohne diese zu werten, ist mir als Therapeut wichtig. Denn es ist ihr Leben, und sie können es gestalten, wie sie es wollen. Ich darf immer nur einen Teil des Weges mit ihnen mitgehen. Ich treffe keine Entscheidungen für sie. Sie müssen selbst entscheiden (Steiner u. Kim Berg 2016, S. 69).

7.6 Innovationen, Interventionen und Empfehlungen für das Gesamtsystem

Ausgehend von dem Ansatz, dass Mobbing den ganzen sozialen Kontext beeinflussen kann, werden Interventionen und Präventionsmaßnahmen nicht nur am Individuum angesetzt, sondern beziehen das gesamte potenziell beteiligte System mit ein. Im Bereich der Prävention wird auf stabile soziale Beziehungen und das Vermeiden von gewaltnahen sozialen Beziehungen fokussiert: So sind zum Beispiel im System Schule ein gutes Schul- und Klassenklima und eine schülerorientierte Lernkultur Schutzfaktoren vor Mobbing.

Ein möglicher Interventionsansatz gegen Mobbing im schulischen Bereich ist der No-Blame-Approach. Dies ist eine klar strukturierte indirekte Vorgehensweise ohne Konfrontation der Täter, die in drei zeitlich aufeinanderfolgende Schritte unterteilt ist. Ich nutze sie in der Schule, wenn mir auffällt, dass Schüler:innen Mobbing ausgesetzt sind. Im Fall von Johann konnte ich mein Wissen über den Ansatz zwar einsetzen, indem ich die Schule in den Prozess eingebunden habe, die Methode selbst jedoch nicht. Die Kindesmutter beim Schulwechsel zu unterstützen ist ein wichtiger Schritt zur Entlastung der Situation gewesen.

Im Falle von Johann hat sich die erwünschte *Kontaktaufnahme mit Lehrer:innen* (mit der Zustimmung der Mutter) wie folgt entwickelt:

In einer der ersten Stunden habe ich Johann meine Visitenkarte für die Lehrer:innen mitgegeben. Leider hat dieses Angebot der Vernetzung bis zu seinem Schulwechsel nicht funktioniert, die Lehrpersonen haben es nicht angenommen. Die Kindesmutter ist zur 8. Sitzung allein zur Therapie gekommen. Sie hat vom psychischen und finanziellen Druck durch den Kindesvater erzählt und mit mir im Elterngespräch die Vor- und Nachteile eines Klassen- bzw. Schulwechsels durchdacht. Daraufhin hat ein Schulwechsel stattgefunden. Johann ist danach in einer Kleingruppe mit maximal sechs Schülern von zwei Lehrern unterrichtet worden. Von der Schule sind keine Anrufe wegen seines Verhaltens mehr gekommen. Johann hat sich in der Kleingruppe wohlgefühlt, und die Mutter ist entlastet gewesen. Das Konzept der neuen Klasse ist mehr auf das Sozial-Emotionale ausgerichtet. Dies ist ein Vorteil für Johann. Selbst wenn er in der Klasse schwierigere Tage hatte, sind die Eltern nicht kontaktiert worden. Das hat zu einer wesentlichen Entlastung des familiären Systems geführt.

Das Akzeptieren des Schulwechsels war für den Kindesvater schwieriger als für Johann und seine Mutter. Die Angst vor Stigmatisierung des Sohnes oder einer Benachteiligung aufgrund einer »Spezialschule« ließen sich nur schwer auflösen. Die Vernetzung mit den Klassenlehrern hat in der Förderklasse dagegen sehr gut funktioniert. Als Johann hörte, dass sein Klassenlehrer mir persönliche Grüße ausrichten ließ, war er sehr stolz auf diesen und seine Klasse.

Zur besseren Eigen- und Fremdwahrnehmung sollten die Lehrer Johann nach den Schulstunden direkte Rückmeldung geben. Dafür ist ein »Smiley-Kalender« angelegt worden. Auch Johann sollte sich jeweils selbst einschätzen, und dann wurden beide Einschätzungen verglichen. Dies hat nicht nur sein Selbstvertrauen gestärkt, sondern es ist auch ein gutes Instrument gewesen, um zu erkennen, wann Johann schlechtere Stunden hatte (de Shazer 2010, S. 159). Auf diese Weise kam zum Vorschein, dass es für Johann nach längeren Wochenenden, den »Papa-Wochenenden«, in der Schule schwieriger war und seine Konflikte mit der Mutter viel stärker waren als sonst. Johann war hin- und hergerissen zwischen den Erzählungen des Kindesvaters und seiner eigenen Liebe zur Mutter. Durch sein spezielles Verhalten nach diesen Wochenenden hat er seinen Mitschüler:innen immer wieder einen Anlass gegeben, gehänselt zu werden. Da ich früher selbst eine Förderklasse unterrichtet hatte, konnte ich die Dynamik in solch einer Kleingruppe gut nachvollziehen und so Johann und seine Familie unterstützen. Der Junge hat neue Strategien erlernt, mit seiner Wut umzugehen. Er hat auf diese Weise sein Verhalten in der Klasse kontinuierlich verbessert.

Dass Klient:innen die Therapiestunde so für sich nutzen dürfen, wie sie es möchten, ist mir sehr wichtig. In der Praxis oder draußen, spielend oder sitzend. Wenn Kinder und Jugendliche einen Wunsch äußern, wird dieser erfüllt, wenn es möglich ist. Das schafft eine bessere Atmosphäre. Meine Klient:innen sollen sich ernst genommen fühlen, ihre Wünsche zu äußern lernen und gestärkt in die nahe Zukunft gehen.

8 »Disst du mich, diss ich dich, du Opfer!« Ideen für die Praxis zur Verbesserung der Beziehungsfähigkeit von Jugendlichen mit bindungstraumatischem Erfahrungshintergrund

Marion Herbert

8.1 Ausgangslage

Jugendliche haben beim Übergang in das Erwachsenenleben mit vielfältigen Herausforderungen zu kämpfen. Sie brauchen verlässliche Bindungspersonen, die ihnen Sicherheit vermitteln und sie bei den Entwicklungsaufgaben unterstützen, damit sie sich möglichst risikominimiert ausprobieren und ihre Grenzen ausloten können.

Wachsen junge Menschen jedoch in einem Umfeld auf, in dem es häufig zu gewalttätigem Verhalten kommt, Kinder bei der Bewältigung überfordernder Erlebnisse und Erfahrungen nicht beruhigt werden, Elternteile eigene hohe Belastungen – vielleicht auch traumatische Erfahrungen – haben und so kaum für Sicherheit und Stabilität sorgen können, ist die Wahrscheinlichkeit hoch, dass solche Jugendlichen Ausgrenzungserfahrungen machen. Ihre Suche nach einer Sicherheit gebenden Erfahrung verläuft nicht oft genug positiv, und auch deshalb lernen sie die Unterscheidung zwischen sicher und ungeschützt auf der Beziehungsebene und in der Kontaktgestaltung schwer oder gar nicht.

Ausgrenzungserfahrungen beziehen sich auf verschiedene Kontexte: innerhalb der Peergroup (falls eine solche vorhanden ist), mit Erwachsenen wie z. B. Lehrer:innen, Sozialpädagog:innen, Ausbilder:innen oder Psychotherapeut:innen:

> »Eines der ersten und größten Probleme, die in einer Therapie mit chronisch Traumatisierten auftauchen, sind die großen und kaum überwundenen Schwierigkeiten solcher Menschen mit sozialem Kontakt und Bindung« (Van der Hart, Nijenhuis u. Steele 2006, S. 308 ff.).

Der vorliegende Beitrag beschäftigt sich mit der Frage, wie es professionellen Helfenden gelingt, mit dieser Gruppe höchstbelasteter

Jugendlicher in Kontakt zu kommen und zu bleiben und sie dabei zu unterstützen, ihre Beziehungsfähigkeit zu verbessern, um weiteren Ausgrenzungserfahrungen proaktiv entgegenzuwirken.

Dabei ist professionelle Betreuungsarbeit/Psychotherapie jedoch nur ein Baustein möglicher Unterstützung – zusätzlich braucht es unbedingt konzertierte Lobbyarbeit und interdisziplinäre Zusammenarbeit sowie ein hohes Engagement seitens der politischen Entscheidungsträger:innen. Nur so kann es gelingen, diese Zielgruppe bestmöglich zu erreichen und vor (weiterer) Ausgrenzung und sozialer Randständigkeit zu schützen bzw. Kreisläufe von Ohnmacht und Gewalt zu unterbrechen. Das Einbeziehen relevanter Bezugspersonen und das Schaffen förderlicher Umweltbedingungen sind auch für Breitenbach und Requardt unabdingbar, die die Notwendigkeit einer systemischen Betrachtungsweise sehr pointiert ausdrücken (Breitenbach u. Requardt 2014, S. 6): »Unter der Brücke ist kein Therapieraum – unter der Brücke braucht man Wohnraum.« Daher kann es im Laufe einer Psychotherapie Phasen geben, in denen rasche und unbürokratische sozialarbeiterische Unterstützung nötig ist. (Für Überlegungen zu niederschwelliger Psychotherapie vergleiche Herbert und Reininger [2015].)

Wichtig ist es zudem, denn Jugendbegriff altersmäßig auszudehnen (bis zum Ende des dritten Lebensjahrzehnts). Denn junge Menschen mit Bindungstraumatisierungen und schwierigen psychosozialen Voraussetzungen (Herbert 2014) brauchen erfahrungsgemäß einen größeren zeitlichen Puffer, um selbstständig zu werden und den Übergang von der Jugend ins Erwachsenenleben zu meistern.

8.2 Hilfreiches kontextspezifisches Wissen[22]: Bindungstraumatisierungen und komplexe posttraumatische Belastungsstörung

Psychotraumatologie und Traumapädagogik haben in den letzten drei Jahrzehnten sehr wertvolle Erkenntnisse und Konzepte für die Behandlung und Betreuung von Menschen mit Traumaerfahrungen geliefert. Da es sehr unterschiedliche Formen von Traumatisierungen gibt (Fischer u. Riedesser 1999; Huber 2003a und 2003b; Flatten

22 Dank an Gerda Mehta, die im Sinne der Sprachsensibilität darauf hingewiesen hat, besser von *kontextspezifischem anstelle von störungsspezifischem Wissen zu sprechen.*

et al. 2013; Pausch u. Matten 2018; Brisch 2018; Herman 2018), die unterschiedliche Dynamiken und Herausforderungen zur Folge haben, soll hier kurz eingegrenzt werden, welche Traumaerfahrungen Ausgrenzungsdynamiken besonders begünstigen können. Vor allem *Bindungs- und Beziehungstraumatisierungen*, die von nahen Bezugspersonen ausgehen, haben tiefgreifende Auswirkungen auf die persönliche Entwicklung, die Affektregulation (Impulskontrolle versagt häufig, Selbstberuhigung gelingt mäßig) und die Beziehungsfähigkeit. Kurz zusammengefasst können folgende Verhaltensweisen von Bindungspersonen gegenüber Kindern und Jugendlichen, vor allem wenn sie über einen längeren Zeitraum stattfinden, traumatisierend wirken (Wöller 2006, S. 40):

- emotionale Vernachlässigung
- chronische Entwertung und Zuschieben einer Sündenbockrolle
- Behinderung der psychosozialen Entwicklung durch Quälen, Isolieren (Abschneiden von Außenkontakten zu Spielkamerad:innen), Terrorisieren (z. B. Drohung, das Kind zu töten oder zu verlassen) oder Ignorieren des Kindes
- Erleben einer Vielzahl von Trennungen und Verlusten
- Erleben von Gewalt, Gewaltandrohung oder Suiziddrohungen zwischen den Eltern, Erleben von Substanzmittelmissbrauch durch die Eltern
- Missachtung aller elementaren psychischen Bedürfnisse eines Kindes, wie Wahrgenommen-, Gehalten- und Beschützt-Werden und Ähnliches.

Kinder, Jugendliche und junge Erwachsene, die Beziehungs- und Bindungstraumatisierungen überlebt haben, zeigen häufig Symptome, die den Kriterien einer komplexen Posttraumatischen Belastungsstörung (PTBS) entsprechen. Erfreulicherweise ist die Diagnose »Komplexe Posttraumatische Belastungsstörung« (6B41) im ICD-11, welche die ICD-10 abgelöst, endlich eingeführt worden. Erfreulich ist dies deswegen, weil sich für die Behandlung, Begleitung und Betreuung eine längere Dauer, komplexere Herausforderungen und Dynamiken ergeben und diesem Umstand nun auch diagnostisch Rechnung getragen werden kann – was vor allem im Hinblick auf die Notwendigkeit einer langfristigen und verlässlichen Finanzierung der Hilfsangebote unabdingbar ist.

> »Die Komplexe Posttraumatische Belastungsstörung ist eine Störung, die nach der Exposition mit einem oder mehreren Ereignissen auftreten kann, die extrem bedrohlich oder entsetzlich waren, meistens länger dauernde oder wiederholte Ereignisse, bei denen Flucht schwierig oder unmöglich war (z. B. Folter, Sklaverei, Genozidversuche, länger dauernde häusliche Gewalt, wiederholter sexueller oder körperlicher Kindesmissbrauch). Die Störung ist charakterisiert durch die Kernsymptome der PTBS; alle diagnostischen Bedingungen für eine PTBS waren im Verlauf der Störung einmal erfüllt.
>
> Zusätzlich ist die komplexe posttraumatische Belastungsstörung charakterisiert durch:
>
> 1) Schwere und tiefgreifende Probleme der Affektregulation;
>
> 2) Andauernde Ansichten über sich selber als vermindert, unterlegen oder wertlos, verbunden mit schweren und tiefgreifenden Gefühlen von Scham, Schuld oder Versagen in Verbindung mit dem traumatischen Ereignis; und
>
> 3) Andauernde Schwierigkeiten in tragenden Beziehungen oder im Gefühl der Nähe zu anderen (Gysi 2018, S. 2).«

Für eine differenziertere Auseinandersetzung mit komplexen Traumafolgen, die den Rahmen dieses Beitrags sprengen würden, vergleiche z. B. Van der Hart, Nijenhuis und Steele (2006), Sack, Sachsse und Schellong (2013), Breitenbach und Requardt (2014) sowie Nijenhuis (2016 und 2018).

8.2.1 Multivalente Botschaften auf der Beziehungsebene – Beziehungsvorsicht würdigen und dieser begegnen

War zumindest *eine* (oft langjährige) destruktive Beziehung traumatisierend, sind Beziehungen für Betroffene an sich potenziell bedrohlich, daher ist mit Auswirkungen auf der Beziehungsebene zwischen Klient:innen und Helfenden zu rechnen. Oft sind die Botschaften der jugendlichen Klient:innen multivalent (sie sind auch ohne Bindungstraumatisierungen meist schon nicht eindeutig), z. B.:

- »Lass mich in Ruhe, aber hilf mir.«
- »Komm mir nicht zu nah, aber lass mich auch nicht allein.«
- »Das geht dich nichts an, aber steh mir bei.«

Sie drücken jeweils ein Ringen um Nähe und Distanz aus. Eine nahe Beziehung im Außen zu haben ist Wunsch und Bedrohung zur gleichen Zeit, kann beruhigen und triggern. Oftmals fehlen erstmals Worte, um die erlebten Ambivalenzen bzw. Multivalenzen auszudrücken, auf der Verhaltensebene werden diese jedoch häufig sichtbar. Dazu ein Beispiel aus der Praxis.

> Eine 15-jährige Klientin ritzte sich das Wort »Hilfe« in den Unterarm, verdeckte es jedoch nicht mit Kleidung oder einem Verband – die Wunde »stach« nahezu ins Auge – auch ich nahm Multivalenzen in mir wahr: Ein direktes Ansprechen hätte die Jugendliche, die ich erst seit einigen Monaten kannte, möglicherweise beschämen oder emotional in die Enge treiben können. Nichtansprechen hätte sie als Ignorieren oder Distanzieren auf der Beziehungsebene deuten können: Ich werde schon wieder allein gelassen und nicht wahrgenommen.
>
> Für einen kurzen Moment kam mir Ludewig mit seinem Therapeut:innen-Dilemma (»Handle wirksam, ohne im Voraus zu wissen, wie und was dein Handeln auslösen wird!«; Ludewig 2005, S. 76) in den Sinn. Ich reflektierte für mich, dass ich offensichtlich eine Theorie zur Distanzierung brauchte und entschied mich dann dafür, meine Ambivalenz transparent zu machen und mir erst einen Erlaubnisraum zum Ansprechen bei der Klientin zu holen: »Ist es okay, wenn ich bezüglich deines Cuttings nachfrage? Ich bin mir gerade nicht sicher, ob mich das überhaupt was angeht, ob es dir vielleicht unangenehm ist, darüber zu reden? Andererseits käme ich mir ignorant vor, wenn ich so gar nichts dazu sage.« Die Jugendliche nahm kurz Blickkontakt auf, nickte leicht und sagte knapp: »Passt schon, rede ruhig.«
>
> Wir nutzten dann die Stunde, um gemeinsam zu reflektieren, wie es zu der Selbstverletzung gekommen war und welche – auch sich scheinbar widersprechenden – Bedürfnisse die Klientin hat: »Es soll gesehen werden, wie scheiße es mir geht«, »Mir kann eh keiner helfen«, »Ich will alles allein schaffen«, »Ich will mich nicht mehr so allein fühlen«, »Ich will meinen Schmerz nach außen bringen«. Wir mentalisierten gemeinsam, welche Reaktionen sie bereits von außen bekommen hatte: »Ein WG-Betreuer meinte, ich solle damit aufhören, weil es nichts bringt«, »Die Lehrerin hat komisch geschaut«, »Schulkollegen reden kaum mit mir und ignorieren mich«.

Mentalisieren ist die »Beachtung eigener und fremder mentaler Zustände und entsprechende Interpretation des Verhaltens« (Allen, Fonagy u. Bateman 2011, S. 68) – also eine grundlegende menschliche Fähigkeit, Verhalten in Bezug auf Gedanken und Gefühle zu verstehen (sowohl intern, als auch interaktional). Es ist ein Schutzfaktor und maßgeblich für die Beziehungsgestaltung bedeutsam. Daher lohnt es sich, diese Fähigkeit mit Jugendlichen immer wieder zu üben und zu vertiefen, um in Beziehung zu sich selbst und mit anderen anschlussfähiger zu werden und mehr gestalten zu können.

Die Klientin und ich entwickelten gemeinsam Hypothesen, warum die Lehrerin »komisch« geschaut hatte (Überforderung?), warum der WG-Betreuer so ein pragmatisches Statement abgegeben hatte (Wunsch, dass die Jugendliche konstruktivere Verhaltensweisen findet?) und die Peers nicht in Kontakt gehen (Selbstverletzendes Verhalten ist nicht anschlussfähig oder beängstigend?). Am Ende der Stunde gab ich der Jugendlichen ein selbstklebendes Tape mit Totenköpfen (»Fancy!«) mit, das auch als Armstulpe angesehen werden kann, damit sie je nach Kontext die Möglichkeit erhielt, ihre Wunde zu kaschieren.

Im Laufe der Therapie haben wir immer wieder gemeinsam reflektiert, was sogenannte »normale«, d. h anschlussfähige Themen bei Gleichaltrigen sein könnten (z. B. Musik, Mode, Hobbys) und wie man Small Talk führt. Auch war die Sichtweise für die Jugendliche hilfreich, dass auch Erwachsene (Betreuende, Lehrende) schlechte Tage haben können und deren mäßig freundliche Verhaltensweisen nicht gegen die Klientin gerichtet sein müssen. Diese *Übersetzungen* schienen es ihr im Laufe der Zeit zu erleichtern, mit anderen in Kontakt zu treten und sich so weniger ausgegrenzt zu fühlen.

Nach 2 Jahren therapeutischer Begleitung erhielt ich von der Klientin eine sehr schöne und berührende Rückmeldung: »Weißt du, am Anfang war ich sehr skeptisch. Doch dann war ich von deiner Freundlichkeit, Hilfsbereitschaft und deinem Verständnis überwältigt – ich konnte alles erzählen, ohne verurteilt zu werden.« Leider verlor sie mit 17 Jahren aufgrund der allgemeinen Rahmenbedingung der Wohngemeinschaft ihren WG-Platz, obwohl ein stringentes Aufrechterhalten der Tagesstruktur sie noch überforderte.

Jugendliche und junge Erwachsene, denen es aufgrund ihrer Belastungen noch nicht möglich ist, sich regelmäßig eine Tagesstruktur zu schaffen, bräuchten dringend mehr niederschwellige Angebote, bei denen sie z. B. tageweise gegen Entlohnung mitarbeiten oder in hochbelasteten Phasen abtauchen und dann wieder anknüpfen können. Nötig sind auch mehr Wohneinrichtungen, die über genügend personelle Ressourcen verfügen, um Jugendlichen in Belastungsphasen bedürfnisorientierte Angebote zu machen, z. B. Eins-zu-eins-Bezugsbetreuung oder die Option, einfach mal in Ruhe gelassen zu werden und abzutauchen.

8.2.2 Wie können wir die Beziehungsfähigkeit im Betreuungskontext verbessern? Therapeut:innen, Sozialpädagog:innen und Berater:innen als Sicherheitsbeauftragte

Seit vielen Jahren beschäftigen mich Fragen zur möglichst förderlichen Beziehungsgestaltung bei Jugendlichen, die aufgrund ihrer Erfahrungen niemandem mehr vertrauen. Es folgt eine kleine Sammlung von Reflexionsfragen, die ich mir häufig bei meiner Begleitung von Jugendlichen stelle, deren Verhalten Ausgrenzung begünstigt:

- Was kann ich anbieten, damit die Betreuungsbeziehung überhaupt eine Chance bekommt und sich die Ausgrenzungserfahrungen nicht im professionellen Kontext wiederholen?
- Wie kann ich konkret für Sicherheit im Kontakt bzw. in der Beziehung sorgen?
- Wenn Beziehungen traumatisiert haben, vermag vermutlich nur das Erleben förderlicher Beziehungen einen Unterschied zu machen. Was kann ich als systemische Psychotherapeutin konkret dazu beitragen, um Klient:innen andere Erfahrungen zu ermöglichen (Stichwort: Musterunterbrechung)?
- Was brauche ich, um mich im Kontakt und in der Beziehung generell sicher und wohl zu fühlen?
- Wie gehe ich mit multivalenten Botschaften auf der Beziehungsebene um?
- Was brauche ich, um mich auf mein Gegenüber einzulassen und mich gleichzeitig schützen zu können?[23]
- Wie reguliere ich Nähe und Distanz im Kontakt bzw. in der Beziehung? Woran bemerke ich, wenn mir Klient:innen zu nahe kommen? Welche Gründe habe ich umgekehrt dafür, dass ich zu distanziert bin?
- Wer bestimmt bzw. reguliert die Emotionen im Kontakt?

---

23 Gertrude Bogyi hat es im Rahmen eines Jour fixe zur Begleitung traumatisierter Kinder und Jugendlichen auf den Punkt gebracht: »Wenn wir mit traumatisierten Kindern und Jugendlichen arbeiten, müssen wir uns nicht abgrenzen, sondern *einlassen*. Aber: Wir müssen uns schützen.«

Konzeptuell fündig geworden bin ich bei Wöller (2006, S. 110 f.), der für die Beratung und Betreuung von Menschen mit Traumaerfahrung die Anwendung des *Prinzips des maximalen Kontrasts zur traumatischen Situation* empfiehlt (Tabelle 1). Ein genialer, kompakter Leitfaden für die Praxis, wie ich finde.

Traumatische Situation	**Beratung/Betreuung**
Bedrohung, Unsicherheit	Sicherheit
Kontrollverlust	Kontrolle
fehlende Entscheidungsfreiheit	Entscheidungsfreiheit, Wahlmöglichkeit
Missachtung basaler Bedürfnisse	Respektieren basaler Bedürfnisse
Unterlegenheit	gleichwertige Beziehungsgestaltung
Verwirrung, Intransparenz	Aufklärung, Transparenz
Gefühl, »verrückt« zu sein	Entpathologisierung
Alleingelassensein	reale Präsenz
Grenzverletzung	Wahrung von Grenzen

Tab. 1: Veranschaulichung des Prinzips des maximalen Kontrasts zur traumatischen Situation nach Wöller (2006, S. 115) anhand von Paarungen gegensätzlicher Erfahrungen

Wie kann dieses Prinzip des maximalen Kontrasts konkret umgesetzt werden? Dazu führe ich wieder ein Beispiel aus der Praxis an:

Eine junge Erwachsene mit anamnestisch bekannten Bindungstraumatisierungen kommt zum Erstgespräch und sagt – noch bevor sie Platz nimmt: »Was ist das da für eine behinderte Sitzordnung?!« Ich frage sie, welche Sesselanordnung sie gerne hätte (Kontrolle, Entscheidungsfreiheit, Wahlmöglichkeit, Wahrung von Grenzen), teile ihr mit, dass ich diesbezüglich flexibel bin und es mir wichtig ist, dass sie sich wohlfühlt (Respektieren basaler Bedürfnisse, gleichwertige Beziehungsgestaltung). Die Klientin verändert Sessel und Tischanordnung mit den Worten: »Na, Sie sind die erste Therapeutin, die sich umsetzen lässt.«

Diese Begebenheit scheint zwar nur eine Kleinigkeit zu sein, mein Eindruck war jedoch, dass meine Haltung und Reaktion für die Beziehungsebene förderlich gewesen war – die Klientin war jedenfalls bereit wiederzukommen und freute sich beim nächsten Termin darüber, dass ich den Raum schon für sie umgebaut hatte, sowie über meine Nachfrage, ob es für sie auch heute so passend sei.

Sozialpädagog:innen haben den Vorteil, dass sie settingbedingt im stationären Wohnbereich weitaus mehr Möglichkeiten als Berater:innen und Psychotherapeut:innen haben, in ihrem Alltag maximalen Kontrast zur traumatischen Situation zu schaffen, mit den Jugendlichen viel intensiver Beziehungsgestaltung üben und eine sichere Wohlfühlumgebung schaffen können. Jedoch braucht es dazu die entsprechenden personellen Ressourcen und Rahmenbedingungen (dies kann nicht oft genug betont werden), um dynamische Prozesse langfristig und verlässlich begleiten und traumapädagogische Konzepte umsetzen zu können (Hanswille u. Kissenbeck, 2010, S. 34).

8.3 Fallbeispiele

8.3.1 Wenn Aggression die Würde schützt[24] – Helfende als Coaches im Umgang mit schwierigen anderen

Jugendliche, die Schlimmes überlebt haben, inszenieren sich manchmal mäßig sympathisch, sind aufgrund eines chronisch hohen Stresslevels häufig »knapp vor kurz vor« und aufgrund ihrer Geschichte verständlicherweise leicht verletzlich, manchmal übervorsichtig, unsicher und orientierungslos, in jeden Fall besonders empfindsam. Dazu ein Beispiel aus der Praxis:

Fallbeispiel Max

Der 18-jährige Max hat einen Termin bei seinem AMS-Betreuer[25]. Max hat die Pflichtschule absolviert, ist hochintelligent, konnte allerdings nicht die Oberstufe besuchen, da er aufgrund von Straftaten (Körperverletzung, Drogenhandel) in Haft saß. Er ist auf der Suche nach einem Job. Zu dem Termin nimmt er seinen selbst vorbereiteten Lebenslauf mit. Max legt diesen seinem Betreuer vor. Der schaut sich den Lebenslauf gar nicht genau an und sagt sinngemäß: »Na, mit dem werden wir nicht weit springen.« Daraufhin »zuckt Max aus«: Er beschimpft den Betreuer wüst und droht ihm körperliche Gewalt an – es gelingt ihm jedoch, nicht gewalttätig zu werden. Der Betreuer reagiert mit Angst, Max wird vom Arbeitsamt verwiesen und gesperrt.

---

24 Reddemann und Dehner-Rau (2007).

25 Der Arbeitsmarktservice (AMS) ist ein Dienstleistungsunternehmen am Arbeitsmarkt in Österreich. Er erfüllt die Funktionen eines öffentlich-rechtlichen Arbeitsamts, vermittelt Arbeitskräfte auf offene Stellen und unterstützt die Eigeninitiative von Arbeitssuchenden und Unternehmen als Arbeitgeber durch Beratung, Information, Qualifizierung und finanzielle Förderung.

Beim gemeinsamen Rekonstruieren des Vorfalls versteht Max allmählich die Heftigkeit seiner Reaktion. Er wolle sich nie wieder so behandeln und abwerten lassen und schon gar nicht »von so einem fetten Hurenkind, der keine Ahnung vom Leben hat« und Max ja nicht einmal kennt. Max ist in einem Klima von Vernachlässigung, Gewalt und Abwertung groß geworden. Wer seine Geschichte kennt, versteht viel eher, dass Max mit der Aggression seine Würde schützt. Sein Lebenslauf ist gut vorbereitet, und Max ist motiviert. Dies hätte gewürdigt werden sollen. Die Abwertung des Betreuers hat Max getriggert, d. h frühere Ohnmachts- und Abwertungserfahrungen reaktiviert. Um Missverständnissen vorzubeugen: Dies soll nicht heißen, dass frühere erlittene Gewalterfahrungen eigene gewalttätiges Verhalten rechtfertigen. Sie machen letztere aber zumindest besser verstehbar. Und die gute Absicht hinter der Aggression (Schutz der Würde) soll anerkannt werden.

Max gelingt es zu reflektieren, dass es ihm wichtig ist, auf Augenhöhe behandelt und wahrgenommen zu werden, dass jedoch die verbalen Entgleisungen für ihn letztlich kontraproduktiv sind und er dann eher als »Psycho« gelabelt wird.

Max wird vermutlich noch viel Übung und Coaching im Umgang mit »schwierigen anderen« und die Rückendeckung und Stärkung verlässlicher, konstruktiver Bindungspersonen (z. B. Sozialpädagog:innen, Psychotherapeut:innen) brauchen, bevor er »etwas geschmeidiger« in seinen Kommunikationen wird.

Häufig ist es für Jugendliche eine große Herausforderung, von ihrem gewalttätigen Verhalten (Motto: »Disst du mich, diss ich dich, du Opfer!«) Abstand zu nehmen. Die Ausgrenzungserfahrungen verstärken sich durch die Aggressionen und die damit verbundenen interaktionellen Herausforderungen enorm. Aus meiner Praxiserfahrung ist es für einen Teil der Jugendlichen zunächst gar nicht klar, was überhaupt mit »gewalttätigem Verhalten« (sowohl aus der Opfer- als auch aus der Täterperspektive) gemeint ist – Stichwort: traumatische Normalität.

Damit die klare Positionierung gegen Gewalt bei Jugendlichen ankommen kann, braucht es eine tragfähige Beziehung, in deren Rahmen offen gesprochen werden kann, um gemeinsam Alternativen zu entwickeln und so den Kreislauf aus Ohnmacht und Gewalt durchbrechen zu können. Dabei ist es für den Verstehensprozess wichtig, hinter dem gewalttätigen Verhalten auch andere Signale wahrzunehmen, wie z. B. das Vermeiden weiterer Ohnmachtserfahrungen, Überforderung, Würdeschutz etc.

Das Daphne-Forschungsprojekt »Together against Violence« nahm eine Gruppe Jugendlicher in den Blick, die

> »wiederholt aggressives, impulsives und destruktives Verhalten gezeigt hatten, häufig zugleich selbst Gewalt erlebt hatten und aufgrund dessen oder wegen weiterer Verhaltensauffälligkeiten und Multiproblemlagen im Jugendwohlfahrtssystem in stationären Einrichtungen untergebracht waren« (Gahleithner et al. 2017, S. 128).

Sehr spannend war auch hier die Frage, wie es den Jugendlichen gelingt, Wege aus den Gewaltverhältnissen zu finden: Die Antworten fielen klar und eindeutig aus (ebd., S. 132):

> »Erst wenn es einer Einrichtung gelingt, Rahmenbedingungen und Strukturen sinnvoll in einem gemeinsamen Dialog und unter Einsatz gelingender Hilfsbeziehungen partizipativ für die Jugendlichen zugänglich zu machen, können sie als wirksame Hilfestellung erlebt werden. Befragt, woran sie denn erkannt hätten, dass sie in der jetzigen Einrichtung landen konnten, kommen die Jugendlichen insbesondere auf die Beziehungsarbeit der Einrichtung zu sprechen. In der eigenen Not in einer ›Vertrauensbeziehung wirklich verstanden zu werden‹ nimmt laut den befragten Jugendlichen die tragende Rolle positiv erlebter Wirkung ein.«

8.3.2 Die Reihenfolge macht den Unterschied: Beziehungsfähigkeit First

In seltenen Fällen möchten Jugendliche von sich aus eine Psychotherapie beginnen. Meist werden sie aufgrund unerwünschter Verhaltensweisen von Erwachsenen zugewiesen, um bestimmtes Verhalten zu verändern bzw. zu modifizieren. Dazu wieder ein Beispiel aus der Praxis:

Fallbeispiel Leonie

Leonie, fast 14 Jahre alt, kommt gemeinsam mit ihrer Mutter zum Erstgespräch. Die Mutter berichtet, Leonie verweigere die Schule, konsumiere Drogen, verletze sich selbst und sei aggressiv. Ein stationärer Aufenthalt in der Kinder- und Jugendpsychiatrie habe nicht die gewünschte Wirkung gezeigt. Nun solle der Versuch einer ambulanten Begleitung gemacht werden. Während die Mutter ihre Sicht der problematischen Verhaltensweisen schildert, schreit Leonie, *sie* brauche keine Therapie, die Mutter sei »die Gestörte« – Mutter und Tochter geraten derart in Rage, dass es mir beim besten Willen nicht gelingt, deeskalierend zu intervenieren und das gegenseitige Anschreien zu stoppen. Schließlich läuft Leonie aus dem Praxisraum in den Wartebereich, um ihre Jacke zu holen, die Mutter schreiend hinterher.

Da ich das Gefühl habe, das Erstgespräch schon verhauen zu haben, entscheide ich mich für eine unkonventionelle Intervention: Ich laufe den beiden nach und spreche Leonie direkt an. »Magst mir nicht vielleicht doch deine Handynummer geben und einmal allein vorbeikommen – vielleicht nicht zur Psychotherapie, sondern zum Coaching bezüglich schwieriger Eltern?« Leonie muss lachen und willigt schließlich ein. Die Mutter scheint überrascht zu sein, aber nicht verärgert, und ich entschuldige mich bei ihr für meine freche Aussage. »Da passen Sie eh zu meiner Tochter, die ist auch sehr frech!«, entgegnet sie nur.

Es gelingt, Leonie zu betreuen und sie dabei zu unterstützen, im nächsten Schuljahr in einer neuen Klasse wieder anzuknüpfen und die Schulpflicht zu erfüllen. Auch Mutter und Stiefvater lassen sich im Rahmen einer Angehörigenberatung stärken. Familiengespräche, an denen auch der ältere Bruder teilnimmt, finden zusätzlich statt und fokussieren darauf, wie die Stimmung zu Hause verbessert werden kann. Leonie kann (und will) den Drogenkonsum (Cannabis und Partydrogen) nicht gänzlich einstellen, vermag ihn jedoch soweit zu reduzieren, dass sie die Schulpflicht erfüllt, sogar einen positiven Lehrabschluss schafft und selbstverletzendes Verhalten nach und nach weitgehend einstellt.

Nach 5 Jahren Therapie reflektieren wir rückwirkend, was für sie hilfreich gewesen sei: Sie betont, mein authentisches Interesse an ihr – über sehr lange Zeit hinweg – habe ihr ermöglicht, sich vorsichtig zu öffnen und über ihre Probleme zu sprechen – sie selbst habe das Gefühl gehabt, es nicht wert zu sein, dass sich irgendjemand für sie interessiert. Auch das Vermitteln zwischen ihr und den Eltern beschreibt Leonie rückwirkend reflektierend als sehr unterstützend. Nach und nach wird es ihr so möglich, eigene Emotionen und Bedürfnisse wahrzunehmen, in Sprache auszudrücken und sich selbst (anfänglich noch mit meiner Unterstützung) zu beruhigen – ihre Mutter konnte und kann das aufgrund ihrer eigenen belastenden Vorerfahrung nicht sehr gut. Wir treffen uns ein Jahr lang noch niederfrequenter (alle 3 bis 4 Wochen) und schließlich nur mehr alle 3 Monate, sodass Leonie das Gefühl hat, es allein gut zu schaffen. Selbstverständlich kann sie sich bei Bedarf jederzeit wieder melden.

Wie an diesem Beispiel deutlich wird, stellt die Reihenfolge »Verhaltensmodifikation – Selbstregulation – Beziehungsfähigkeit« ein verbreitetes Missverständnis bezüglich der Zieldefinition dar, welches vermutlich dem Wunsch nach rascher sichtbarer Verbesserung (»hard facts«) entspricht. Vielmehr scheint es vorrangig zu sein, *zuerst die Beziehungsfähigkeit (im Innen wie im Außen) zu verbessern*, um mehr Einfluss auf die Selbstregulation zu haben und dann erst Verhaltensweisen adaptieren bzw. modifizieren zu können – das braucht Zeit, ist aber möglich und gehört vermutlich zu den freudvollsten Momenten professioneller Helfender, wenn sie Jugendliche dabei begleiten dürfen.

8.4 Interventionsmöglichkeiten in der Therapie

8.4.1 Im Lernfenster bleiben

Menschen mit traumatischen Erfahrungen geraten sehr schnell in Zustände der Übererregung (»Ich zuck leicht aus!«) oder der Untererregung (»Ich bin dann wie in Watte gepackt und bekomme nichts mit«). Wie Siegel herausfand, können Lernerfahrungen nur im »window of tolerance« stattfinden, d. h auf einem mittleren Erregungsniveau (Siegel 2012, S. 145). Für den Betreuungskontext bedeutet dies, dass Jugendliche möglichst im Lernfenster, d. h im Übererregungsbereich nicht über den Wert +5 und im Untererregungsbereich nicht unter –5 kommen sollten. (»0« – um es im Jugendsprech auszudrücken – würde »korrekt gechillt« bedeuten, und »+10« wäre das Maximum an Übererregung, »–10« wäre maximale Untererregung bzw. Starre.) Das gelingt in der Praxis zwar nicht immer, sollte aber im Fokus der Aufmerksamkeit stehen und im Kontakt gleich geübt werden. Erfahrungsgemäß ist es für die meisten Jugendlichen sehr unterstützend, im Sinne der Psychoedukation die Theorie des Lernfensters kennenzulernen und somit ihre »Auszucker« als traumabedingte Stressverarbeitungsstörung einordnen zu können, statt sich selbst als »gestört« zu labeln.

Psychoedukation mithilfe von Wöllers »Prinzip des maximalen Kontrasts zur traumatischen Situation« (Abschn. 8.2.2, Tabelle 1; Wöller 2006, S. 115) eignet sich sehr gut zum Entpathologisieren, um dem Gefühl, »verrückt« zu werden bzw. zu sein, konstruktiv und erklärend gegenüberzutreten. Sehr empfehlenswert sind in diesem

Zusammenhang die beiden »Powerbooks« (»Hilfe für die Seele« und »Erste Hilfe für die Seele«) von Krüger (2015a und 2015b).

8.4.2 Ideen für einen Umgang mit herausfordernden Dynamiken und Paradoxien in der Betreuungsbeziehung[26]

Wenn wir mit jungen Menschen arbeiten, die unter komplexen Traumafolgen leiden, dann sollten wir gleichzeitig

- nah genug dran sein *und* weit genug weg
- sehr flexibel sein *und* verlässlich Sicherheit vermitteln
- nachgehend arbeiten *und* nicht bedrängen (professionelle Helfende sorgen für Kontinuität im Kontakt!)
- zutrauen *und* nicht überfordern
- hoffen *und* keine falschen Hoffnungen machen
- empfindsam sein *und* nicht empfindlich (Stichwort: Würdeschutz)
- zuhören *und* Problemtrancen nicht aufrechterhalten – im Sinne des Double-Listening (White 2006, S. 30),

um den häufig auftretenden Paradoxien in der Betreuung Rechnung zu tragen. Im Fokus steht dabei stets die sichere und authentische Betreuungsbeziehung, die es Jugendlichen ermöglicht, immer wieder anzuknüpfen und konstruktive Aspekte einer Beziehung zu erleben. Zentral ist hier die permanente Reflexion bezüglich professioneller Nähe (vgl. dazu Dörrlamm 2006, der Jugendliche, die niederschwellig Drogen konsumieren, im Kontext von Streetwork begleitet hat). Damit wir uns einlassen und so den anvertrauten Jugendlichen verlässlich beistehen können (mitunter auch längere Zeit, weil sich positive Veränderungen oft nicht so rasch einstellen, wie wir uns das als professionelle Helfende wünschen), braucht es ein hohes Maß an Achtsamkeit und proaktiver Selbstfürsorge. Wertvolle und praxisnahe Übungen finden sich bei Hantke und Görges (2019) sowie bei Lauterbach (2015).

26 Großer Dank gilt hier meinem Kollegen Christian Reininger für seine wertvollen Ideen und Reflexionen der letzten Jahre.

8.5 Hindernisse, Herausforderungen und (noch keine) Lösungen[27]

8.5.1 Umgang mit Scheitern – Betreuer:innen, Sozialpädagog:innen und Psychotherapeut:innen werden zu Hoffnungszauber:innen

»Durch Fehler wird man klug, drum ist einer nicht genug!«
Wilhelm Busch

Wo es chronische Probleme gibt, gibt es auch chronisches Scheitern. In den meisten Fällen haben Jugendliche mit bindungstraumatischem Erfahrungshintergrund einen sehr niederen Selbstwert und ein durch *gefühlte Hoffnungslosigkeit* gekennzeichnetes Erleben (sowie de facto oft tatsächlich sozial benachteiligte Positionen). Diese Hoffnungslosigkeit kann wie ein Virus ansteckend sein und sich auf Helfersysteme sowie politische Entscheidungsträger:innen ausbreiten. Dagegen braucht es eine Immunisierung. Wie bereits erwähnt, geht es jedoch keinesfalls darum, »falsche« Hoffnungen zu wecken (Abschn. 8.3.2). Vielmehr ist es wichtig, ausgrenzungsgefährdeten Jugendlichen (und ihren Angehörigen) konsequent den Rücken zu stärken, das Begleiten bei gemeinsamen Scheiternerfahrungen als König:innenweg zum Kontakt zu verstehen, und nicht zuletzt um das große Feiern kleiner Erfolge (»Beeil dich langsam!«). Wichtig ist in diesem Zusammenhang auch die zeitliche Dimension der Unterstützung: Denn beziehungsvorsichtige Jugendliche wagen nur langsam zu hoffen, es könne sich auch einmal lohnen, sich einzulassen. Weiters scheint eine selbstreflexive Auseinandersetzung mit den Themen »Umgang mit (eigenem) Scheitern« und »Gegengift bei Ohnmachtserleben« förderlich.

8.6 Innovationen, Interventionen und Empfehlungen für das Gesamtsystem

Politische Entscheidungsträger sind – wie bereits erwähnt – dringend gefordert, Ressourcen zur Verfügung zu stellen und sich zu engagieren, um die bindungsfokussierte und langfristige Begleitung von

27 Motto: »Wir haben noch keine Lösung, aber wir bemühen uns weiter!«

ausgrenzungsgefährdeten Jugendlichen und deren Bezugspersonen zu ermöglichen. Kontinuität und Verlässlichkeit sind wichtige Eckpfeiler im Betreuungsnetz (Fröhlich-Gildhoff u. Röser 2012, S. 29).

Psychotherapie stellt dabei nur eine Möglichkeit des Hilfsangebots dar – wichtig sind zusätzlich niederschwellige Tagesstrukturangebote sowie traumapädagogische Wohneinrichtungen, die über ausreichend personelle Ressourcen verfügen, um langfristige und stabile Beziehungsangebote zu machen – über den 18. Geburtstag hinaus, damit der oft belastungsbedingt verzögerte Übergang in die Adoleszenz gut begleitet werden kann.

Weiterhin bräuchte es weit mehr stationäre Einrichtungen, die Jugendlichen und jungen Erwachsene möglichst unbürokratisch im Krisenfall eine Auszeit ermöglichen.

9 Erlebte Ausgrenzung und das Aufwachsen in Adoptions- bzw. Pflegefamilien

Susanne Ebner-Glantschnig

9.1 Ausgangslage

Die Ausgrenzungsthematik spiegelt sich bei Kindern und Jugendlichen aus Adoptions- und Pflegefamilien in deren ganzem Dasein wider. Die großen Fragen, »Wo gehöre ich dazu? Wer bin ich?«, kehren im Leben von Kindern, die nicht bei ihren leiblichen Eltern aufwachsen, immer wieder. Diese Identitätsfindung begleitet Kinder aus Adoptiv- und Pflegefamilien ein Leben lang in unterschiedlicher Ausprägung und tritt besonders stark in den Vordergrund, wenn es um Gruppenbildung in Kindergarten, Schule und Freizeit geht.

Kinder, die von ihren leiblichen Eltern getrennt wurden, können diesen Schmerz nie ganz vergessen. »Die sichere Bindung des Kindes ist für sein Überleben so grundlegend wie die Luft zum Atmen und die Ernährung« (Brisch 2010, S. 21). Werden Säuglinge von ihren Eltern getrennt und kommen zu neuen Bezugspersonen, können sie Bindung und Vertrauen auf die Menschen in ihrer Umgebung übertragen. Dennoch haben sie unbewusst den Verlust ihrer leiblichen Eltern registriert. Aus der Säuglingsforschung weiß man, dass Babys ihre Mutter an Stimme, Sprache, Herzschlag und Geruch wiedererkennen. Jeder Beziehungsabbruch im Kindesalter bis hin zur Pubertät traumatisiert Menschen seelisch akut für ihr weiteres Leben. Ihre Bindungsfähigkeit wird durch den erlittenen Abbruch eingeschränkt. Adoptiv- oder Pflegekinder fühlen sich sehr oft als Ausnahmekind (Wiemann 2003, S. 32).

Desorganisierte Bindungen behindern die kindliche Entwicklung und schlagen sich in den kognitiven Leistungen und Beziehungen der Betroffenen nieder. Mit eingeschränkter Bindungsfähigkeit tun sich Kinder und Jugendliche auch schwer dabei, sich gut in Gruppen Gleichaltriger zu integrieren, was durch das persönliche Gefühl, »nicht dazuzugehören« noch verstärkt wird. Mobbing und Ausgrenzung können jede und jeden treffen, wirken sich bei Kindern mit unsicherer Bindungserfahrung und anderem Aussehen aber leider besonders schwer aus. In welcher Ausprägung die Ausgrenzung dann stattfindet, hat hauptsächlich damit zu tun, wie das Umfeld mit dem Anderssein umgeht.

9.2 Ausgrenzungserfahrung bei Pflege- und Adoptivkindern – Der Kontext

9.2.1 Pflege- und Adoptivkinder als Mobbingopfer

Wallner (2018) hat bestimmte Risikofaktoren festgestellt, welche die Wahrscheinlichkeit erhöhen, von Mobbing betroffen zu werden. Bei den personenbezogenen Risikofaktoren wird zwischen provozierenden und passiv Betroffenen unterschieden. Adoptiv- und Pflegekinder können durch ihre unsichere Bindung und ihren geringen Selbstwert eher zu den *passiv betroffenen Mobbingopfern* gezählt werden. Sie sind oft sehr schüchtern, ängstlich oder unsicher im Aufbau von Beziehungen sowie in der Schule eher ruhig und introvertiert; sie versuchen, sich bei Angriffen eher zurückzuziehen oder lachen bei Angriffen auf die eigene Person sogar mit; sie fallen durch geringe Selbstsicherheit und geringe selbstorientierte Kompetenzen auf (ebd.).

9.3 Fallbeispiele

Fallbeispiel Mara

Mara (13) ist ein Pflegekind und ein sehr ruhiges Mädchen. Sie kam in meine psychotherapeutische Praxis, weil es in der Schule immer wieder Probleme mit Mobbing und Ausgrenzung gab. Ihre Lehrer:innen waren besorgt und meldeten sich bei den Eltern. Beide Elternteile waren wie vor den Kopf gestoßen, da Mara zu Hause nie ein Wort davon erwähnte. Mara selbst erzählte zu Hause immer, es wäre alles okay und versicherte auch mir gegenüber mit einem lachenden Gesicht, in der Schule sei alles in Ordnung, sie habe viele Freunde und es gehe ihr gut. Am liebsten hatte es Mara, wenn diese Gespräche rasch vorbei waren und sie die schmerzhafte Thematik schnell wegschieben konnte. Ich fragte sie, wie sie diese Gemeinheiten in der Schule denn nur aushält! Mara erklärte, sie »lache einfach mit«, dann würden die Mitschüler:innen irgendwann damit aufhören.

Adoptions- und Pflegekinder haben in ihrer Vergangenheit neben dem Beziehungsabbruch zu ihren leiblichen Eltern oft andere frühkindliche Traumata erlebt. Ist ein kleines Kind hilflos einer lebensbedrohlichen Situation ausgesetzt, kann dies sein Selbst- und Weltbild dauerhaft erschüttern. Diese *Stressreaktionen* können in unterschiedliche Richtungen gehen:

- Kampf
- Flucht
- Erstarren
- Unterwerfung, inklusive der Variante der instinktiven Täuschung.

Dorothea Weinberg und Alexander Korittko (2013, S. 22) beschreiben die *instinktive Täuschung* als Strategie, um mächtige Personen durch scheinbar freiwilliges oder gar fröhliches Mitmachen bei ihrem Treiben zu befriedigen. Sie wird als vierte Stressreaktion auch *überzeugende Fassade* genannt und ist kein bewusstes Lügen oder Schauspielerei, sondern eine Überlebensstrategie, die sich Menschen in ausweglosen Stresssituationen aneignen. Mobbing und Ausgrenzung können bei diesen Kindern einen traumabedingten Schreck und daraufhin biologische Stressreaktionen wie Kampf, Flucht, Erstarren oder Unterwerfung in Gang setzen, an die sie sich danach unter Umständen nur noch vage oder gar nicht erinnern können.

Pflege- und Adoptivkinder, die in ihrem Leben eine höhere Sensibilität für Zurückweisung und Verlassenwerden entwickelt haben und in denen eine grundlegende Angst wirkt, nicht geliebt oder gar zurückgewiesen zu werden, erleben *Mobbing und Ausgrenzung* oft *als Retraumatisierung*. Gefühle von Einsamkeit und Nichtdazugehören werden durch Ausgrenzungserfahrungen wieder aktiviert und noch verstärkt. Im Grunde kann jede solche Erfahrung den erlebten Schmerz, verlassen und nicht geliebt worden zu sein, aufs Neue auslösen. So haben Betroffene schon früh gelernt, schmerzhafte Erfahrungen zu überleben und sich Möglichkeiten zurechtzulegen, mit Enttäuschungen umzugehen.

Fallbeispiel Danny

Danny (12) wurde von seinen Adoptiveltern im Alter von drei Jahren aus dem Ausland adoptiert. Der Junge verbrachte seine ersten Lebensjahre als Straßenkind und musste um sein Überleben kämpfen. Er wählte schon früh die Strategie »Kampf« für sich aus. So war er auch ein Kämpfer, als ich ihn kennenlernte. In der Schule hatte er es nicht leicht, weil Danny sehr klein war und anders aussah – was die Mitschüler:innen schnell erkannten und weswegen sie ihn zur Zielscheibe für verbale Attacken machten. Danny reagierte darauf erst mit Mitlachen, wurde dann seiner Rolle als Klassenclown gerecht und schützte sich so nach außen vor weiteren Angriffen. Immer konnte er seine Fassade aber nicht aufrechterhalten. So passierte es, dass er immer wieder zum Kämpfer wurde und seiner Wut freien Lauf ließ. In unserer therapeutischen Gruppe genoss Danny großes Ansehen bei den jüngeren Kindern und wurde zum Anführer der Gruppe. Schwerpunkt des freien Spielens unter Dannys Führung war gemeinsames Kämpfen und Kräftemessen – Kampfspiele durften unter Einhaltung bestimmter Regeln stattfinden. Das spielerische Kämpfen half den Kindern, ihre Aggressionen gezielt abzubauen; lockte schüchterne Kinder aus dem Gefühl der Ohnmacht und aktivierte sie und ihr Gefühl von Selbstwirksamkeit.

Ein Mädchen in der Gruppe konnte sich nicht integrieren und wurde immer mehr ausgegrenzt, ja von Danny und der Gruppe sogar gemobbt. Dem wollte das Team der Betreuer:innen schnell ein Ende setzen. Wir führten zu diesem Zweck mit Danny ein Gespräch, ohne ihn dabei anzuklagen. (Darauf hätte er sofort mit Abwehr und Kampf reagiert.) Vielmehr lobten wir ihn für seine tollen Spielideen, seine Klarheit und seine besonderen Führungsqualitäten – was sein Selbstwertgefühl stärkte. Wir besprachen mit ihm die Rolle und die Gefühle des ausgegrenzten Mädchens und fragten ihn, ob er als angesehener Anführer unserer Gruppe eine Idee hätte, was wir gemeinsam dagegen unternehmen könnten? Danny fühlte sich von unserem Vertrauen in seine Person und Rolle so geehrt, dass er hinausging und von nun an das Mädchen bewusst zum Mitspielen einlud und sogar die anderen tadelte, wenn sie etwas gegen sie sagten.

In allen Gruppen, Klassen, Kindergärten, aber gerade in Gruppen, in denen Adoptiv- und Pflegekinder sind, ist es für die Leitungskraft besonders wichtig, den richtigen sozialen Umgang miteinander zu forcieren und vorzuleben. Kinder aus zerrütteten Familien können sehr viel Unsicherheit, Angst, aber auch Wut mitbringen und ihre Gefühle im Gruppengeschehen manchmal unkontrolliert ausagieren. Um Kindern und Jugendlichen mehr Handwerkszeug im Umgang mit ihren Gefühlen und den Gefühlen anderer mitzugeben, sollte man die Arbeit mit Emotionen, dem sozialen Miteinander, Konfliktlösestrategien und den fairen Umgang miteinander immer wieder besprechen und üben. Nach Schulte-Körne und Studien in dessen Artikel zu psychischen Störungen von Kindern und Jugendlichen im schulischen Umfeld wirkt sich das Schulklima enorm auf die psychische Entwicklung von Schüler:innen aus (Schulte-Körne 2016, S. 184). Mit schulbasierter Prävention und Intervention versucht man dem entgegenzuwirken. Die ausschlaggebenden *Einflussfaktoren für eine erfolgreiche Verhinderung und Begegnung von Mobbing und Ausgrenzung* sind:

- verbesserte sozial-emotionale und psychische Sicherheit in der Schule durch explizite Normen und Regeln
- Schulverbundenheit – sich als Teil der Schule zu fühlen
- gute Beziehung und Interaktion zwischen Lehrenden und Schüler:innen – der Eindruck, Lehrende kümmern sich um mich
- schulische Lernumgebung – kooperative Gruppenarbeit, Zusammengehörigkeitsgefühl.

Wie man anhand dieser Einflussfaktoren erkennen kann, liegt viel Verantwortung beim Fachpersonal. Deshalb ist es das Ziel, das *Fachpersonal themenspezifisch zu schulen und weiterzubilden*. Wünschenswert ist auch die Anpassung des Lehrplans. Monika Murphy-Witt (2005) erläutert in ihrem Buch *Ich alleine … und wir gemeinsam* hervorragende Ansätze zum Erlernen *sozialer Kompetenzen* im Kleinkindalter und *wichtige Werte*, mit denen Kinder fit fürs Leben werden, etwa Optimismus, Verantwortungsgefühl, Solidarität, Toleranz, Friedfertigkeit und Bescheidenheit. Sie beschreibt dieses Minimum an gemeinsamen Werten als Voraussetzung dafür, gut und in Zufriedenheit miteinander zu leben.

Gutes Konfliktmanagement und früh erlernte Empathiefähigkeit sind gute präventive Maßnahmen gegen Mobbing und Ausgrenzung. Besonders Adoptiv- und Pflegekinder profitieren davon und können so besser in eine Gruppe integriert werden. Ihre Situation wird umgekehrt von den anderen Kindern besser verstanden. Somit erleichtert man es ihnen, das Gefühl zu entwickeln, dazuzugehören und akzeptiert zu werden, mit ihrer ganzen Geschichte und so wie sie sind.

9.4 Interventionsmöglichkeiten in der Therapie

9.4.1 Biografiearbeit

Die Geschichte von Adoptiv- und Pflegekindern kann man nicht ungeschehen machen. Aber man kann Kinder und Jugendliche dabei unterstützen, ihre Herkunftsgeschichte von Beginn an gut in ihr Leben zu integrieren und zu verstehen, wieso ihre Situation jetzt ist, wie sie ist. Wiemann (2007) beschreibt in ihrem Artikel »Biographiearbeit mit Kindern ausländischer Herkunft« wertvolle Ansätze zur Arbeit mit Kindern aus Adoptions- und Pflegefamilien: Je weniger ein Kind von seiner Lebensgeschichte abspalten und verdrängen muss, umso unbeschwerter kann es durchs Leben gehen.

Durch *Wissensweitergabe, Biografiearbeit und Würdigung der Herkunftsfamilie* kann man die Kinder ein Stück weit beruhigen. Mit einer Pflegschaft oder Adoption sollte den Kindern gegenüber immer offen umgegangen werden, denn Kinder haben ein feines Gespür dafür, wenn ihnen etwas vorenthalten wird (ebd., S. 14).

Auch wenn es den Adoptiv- oder Pflegeeltern aus guten Gründen oft schwerfällt, die Herkunftsfamilie der ihnen Anvertrauten positiv erscheinen zu lassen, ist deren Würdigung wesentliche Voraussetzung für eine gute Identitätsentwicklung des Kindes. Kinder identifizieren sich mit ihren Bezugspersonen – in diesem Fall mit ihren Pflege- und Adoptiveltern, aber unbewusst auch mit ihren leiblichen Eltern. *Das innere Bild der leiblichen Eltern prägt die Identität des Kindes.* Werden Adoptiv- oder Pflegeeltern die Herkunftsfamilie negativ bewertet, reproduzieren manche Kinder aus unbewusster Identifikation immer wieder vermutete negative Verhaltensweisen ihrer leiblichen Eltern – besonders in der Jugendzeit (Wiemann 2003).

Heutzutage werden Adoptiv- und Pflegefamilien zum Wohle des Kindes und der Familien sehr gut auf Adoption oder Pflege vorbereitet und gut begleitet. Elfriede Feichtinger (2016) spricht in ihrem Artikel »Zweimal Eltern« von *doppelter Elternschaft.* Damit benennt sie die *innere Haltung der Pflege- und Herkunftseltern,* sich gegenseitig wohlwollend gegenüberzustehen, um dem Kind ein Aufwachsen mit beiden Elternsystemen zu ermöglichen:

- Im Idealfall für das Kind sind *Pflegeeltern* den Herkunftseltern und ihrem kulturellen Milieu gegenüber zugewandt.

- *Herkunftseltern* meistern die schwierige Aufgabe, ihre Kinder den Pflegeeltern als umsorgende und pflegende Eltern zu überlassen.
- Jedes Kind in Pflege- und Adoptionsfamilien wünscht sich einen wohlwollenden Kontakt zwischen seinen Pflege- und Herkunftseltern.

Nicole (11), Noah (9) und Emily (7) waren gemeinsam in einem Kinderdorf untergebracht. Immer zu den Geburtstagen telefonierten die Kinder mit ihrer leiblichen Mutter. Diese war am Telefon sehr liebevoll und erklärte, dass sie nun zum versprochenen Besuch aufbreche und in einer Stunde mit Geschenken bei den Kindern sei. Leider kam sie nie. Dasselbe passierte auch an anderen Tagen: Die Mutter sagte, sie hätte die Geschenke heute weggeschickt, doch wochenlanges Warten auf die Post blieb vergebens.

Wie schafft man es hier, den enttäuschten Kindern die Situation zu erklären? Muss man viel erklären, oder verstehen es die Kinder selbst? Wo beginnt hier der Schutz der Kinder vor zukünftigen Enttäuschungen?

In der Therapie mit Nicole, Noah und Emily benannten wir diese Kränkungen und Enttäuschungen ganz klar. Dann erarbeiteten wir ihren Lebensweg – wir gestalteten ihn farbenfroh und bauten die leiblichen Eltern gut mit ein. Unsere neutrale Haltung den Eltern gegenüber beim Besprechen der oft schmerzlichen Tatsachen half den Kindern dabei, ihrer Herkunftsfamilie trotz aller Enttäuschungen einen guten Platz zu geben:

- Ohne leibliche Mutter und leiblichen Vater gäbe es die Kinder nicht.
- Mama und Papa haben den Kindern jeweils besondere körperliche Merkmale vererbt.
- Die leiblichen Eltern haben sich Gedanken gemacht, welcher Name gut zu den Kindern passt.

Es gibt viele kreative *Methoden der Biografiearbeit*, wie Steckbriefe, Familienkollagen, Landkarten, Zeittafeln, Lebenswege, Stammbaum, Lebensbuch und vieles mehr. Biografiearbeit ist besonders bei Pflege- und Adoptivkindern eine wichtige therapeutische Methode, um verschwundene Zeiten und Menschen wieder ins Bewusstsein rücken und zugänglich zu machen. Kinder und Jugendliche fühlen sich selbst wieder als wertvolle, vollständige Menschen. Ihr Erfahrungsspielraum und Selbstwertgefühl wird erweitert, es entsteht *Klarheit über Zugehö-*

rigkeit, Rollen und Status in der seelischen sozialen Familie, sie bekommen mehr Klarheit über bedeutsame Lebens- und Familienereignisse und somit über ihre Identität (Wiemann 2007).

9.4.2 Unterstützung bei der Identitätssuche

Neben der Identitätssuche in der familiären Vergangenheit ist das Abgleichen mit Eltern und Gleichaltrigen des gleichen Geschlechts ein normaler Entwicklungsprozess bei der Identitätsentwicklung. Fragen tauchen auf, etwa: *Bin ich in Ordnung? Bin ich so wie die anderen? Finden mich die anderen gut, so wie ich bin?* Antworten darauf sind entscheidend bei der Findung von Identität und Selbstwert (Wiemann 2009, S. 33). Hier wirken Ausgrenzungs- und Mobbingerfahrungen oft noch stärker, da nicht integrierte Kinder und Jugendliche mehr an sich zweifeln.

Gerade bei der Frage *Bin ich so wie die anderen?* haben es aus anderen Regionen der Erde adoptierte Kinder sehr schwer und sind ständig damit konfrontiert, dass sie anders aussehen. Ihre neuen Eltern gleichen den Menschen im Umfeld und gehören dazu – sie selbst hingegen werden oft nur aufgrund ihres Aussehens als Außenseiter behandelt. Wie Wiemann schreibt, wünschen sich solche Kinder nichts mehr, als so auszusehen wie die anderen, um in der Öffentlichkeit nicht ständig Blicken ausgesetzt zu sein. Sie meistern täglich ihre Ausnahmesituation, denn sie haben neben ihren leiblichen Eltern alle Verwandten, ihre Muttersprache, Umgebung und ihren kulturellen Hintergrund verloren. Meistens gibt es wenig bis gar keine Informationen über ihre Herkunftsfamilie, was eine Suche nach den eigenen Wurzeln sehr erschwert oder unmöglich macht (Wiemann 2009).

9.5 Hindernisse, Herausforderungen und Lösungen

9.5.1 Arbeit mit Traumatisierten

Neben dem enormen Cut der eigenen Wurzeln weiß man bei Auslandsadoptionen wenig bis gar nichts über die erlebte Vorgeschichte der Kinder. Somit bleiben Traumata oft für immer im Verborgenen, während die *Traumafolgestörungen* wie beispielsweise Dissoziation sichtbar werden. Man kann nur vage erahnen, was ein Kind in seinen ersten Lebensjahren und vor seiner Geburt erlebt hat. Frühe Beziehungstraumata führen zu spezifischen neuroanatomischen und neurobiologischen Veränderungen, die sich auf die Affektregulation auswirken (Hanswille u. Kissenbeck 2010, S. 46).

Nina (7) wurde als Baby aus dem Ausland adoptiert. Die Adoptiveltern, besonders die Adoptivmutter konnte es kaum erwarten, das Baby endlich bei sich zu haben, und wollte in ihrer Rolle als liebende und fürsorgliche Mutter völlig aufgehen. Leider erfüllt Nina (damals 1 Jahr alt) nicht die hohen Erwartungen der Adoptivmutter. Sie reagierte wenig auf ihr Umfeld und verharrte sehr oft mit starrem Blick ins Leere. Ninas stereotype Bewegungen ließen auf eine vorherige starke Vernachlässigung schließen.

Um alte Wunden zu heilen, sind Adoptiv- und Pflegeeltern besonders gefordert, die Kinder im Hier und Jetzt, so gut es geht, zu begleiten, ihnen viel Sicherheit, Geborgenheit und Stabilität zu bieten, die die Kinder vorher nicht hatten. Da Kinder ein genetisch programmiertes Bindungssystem haben, sind sie hoch motiviert, sich auf ihre annehmenden Eltern einzulassen. Je jünger die Kinder in Pflege- oder Adoptivfamilien kommen, desto stärker ist diese *Bindungsentschlossenheit* (Wiemann 2009, S. 261).

Somit ist eine liebende Pflege- und Adoptivfamilie, in der sich Kinder mit noch so traumatischer Vergangenheit gut aufgehoben fühlen, neben allen Schwierigkeiten eine riesige, ja oft die einzige Chance für das Kind auf ein »normales« Leben. Ein Leben mit vielen Höhen und Tiefen, die aber leichter zu bewältigen sind, wenn Pflege- und Adoptiveltern hinter den Kindern stehen und ihnen das Gefühl geben, sie jederzeit aufzufangen, was eine Meisterleistung der gesamten Familie darstellt.

9.5.2 Arbeit mit der Lebensgeschichte

Die Familie im nächsten Beispiel fand es wichtig, ihrem Adoptivkind die Fragen nach seiner Herkunft zu beantworten, und entschieden sich, wie folgt damit umzugehen:

Die heute 3-jährige Steffi wurde im Alter von einem Jahr mit dem Entwicklungsstand eines 3 Monate alten Babys aus dem Ausland adoptiert – ohne jegliche Informationen zu den leiblichen Eltern. Steffi hockte später auf dem Schoß ihrer Adoptivmama und bat sie oft, ihr die Geschichte ihrer leiblichen Mama zu erzählen: Deine Mama hatte dich als ganz kleines Baby im Arm, hat dich angeschaut und gesagt:

»Ich kann mich leider nicht gut genug um dich kümmern, aber hier ist eine liebevolle Mama und ein liebevoller Papa für dich, die dich lieben und großziehen werden.« Steffi hörte sich diese Geschichte immer mit strahlenden Augen an und wirkte völlig zufrieden mit dieser Information.

Mir geht das Herz auf, wenn ich das höre. Es stellt sich nur die Frage, was hier richtig ist und was falsch. Was ist Lüge? Was sind einfach »nur« heilsame Gedanken für das Kind? Bei der Suche nach Antworten scheiden sich die Geister, besonders dahingehend, wie viel Wahrheit das Kind braucht, ohne in ihm falsche Hoffnungen zu schüren – aber doch den Grundgedanken zu benennen, den die leiblichen Eltern vielleicht hatten. Wird dadurch der Wunsch nach einem Wiedersehen von falschen Annahmen geleitet und das Kind dann vielleicht enttäuscht? Ich beobachtete es bei diesem kleinen Mädchen als einen sehr heilsamen Gedanken und als kleine Chance, irgendeinen Kontakt (wenn auch nur gedanklich) zur Herkunftsfamilie herzustellen.

9.5.3 Psychotherapie mit Tieren als Co-Therapeuten

So viele Fragen tauchen hier auf! Aber eines wird mir bei diesem Beispiel klar: Körperkontakt und Nähe heilen. Das Bindungshormon Oxytocin wird über Hautkontakt, Nähe und Vertrautheit ausgeschüttet und wirkt auf neuroendokriner Ebene bindungsstiftend (Hanswille u. Kissenbeck 2010, S. 88).

In meiner therapeutischen Arbeit mit Kindern und Jugendlichen habe ich einige »Co-Therapeut:innen«, die es ebenfalls schaffen, Kindern heilende Nähe, Geborgenheit und schöne Gedanken zu geben. Denn meine Privatpraxis ist auf meinem Bauernhof, und meine Hasen, Ziegen, Hühner und Lamas sind meine Co-Therapeut:innen. So kann schon das Streicheln eines Hasen während einer Therapiesitzung den ganzen Therapieprozess viel intensiver gestalten.

Hier bieten Tiere die Möglichkeit, Beziehung zu ihnen aufzubauen. Tiere vermitteln Sicherheit und trotzdem anregende Herausforderungen. Sie locken besonders verschlossene Kinder aus der Reserve und sind tolle »Eisbrecher«. Die Arbeit auf dem Bauernhof und in der Natur vermittelt eine ansprechende Atmosphäre: Die Kinder und Jugendlichen sind Teil des normalen Lebens und kommen mit Boden, Pflanzen, Tieren und primären Lebenserfahrungen in Berührung (Prothmann 2012, S. 21 f.).

9.5.4 Therapie ohne Worte

Da Worte bei der 13-jährigen Mara (vgl. Abschn. 11.2) nicht wirklich durchdrangen und ich uns mühsame Fragestunden ersparen wollte, ging ich mit ihr zu meinen Lamas. Mara lachte zum ersten Mal aus vollem Herzen, ging zu den Lamas hinein und nützte die ganze Einheit, die Lamas kennenzulernen und zu streicheln. Dabei konnte ich von Mara viel lernen: Ohne Worte kann oft viel mehr bewirkt werden, bzw. musste ich mir eingestehen, dass Worte in dieser Situation völlig fehl am Platz waren. Mara und die Lamas waren eins, in ihrer Ruhe. Sie umarmte und streichelte die Lamas und blühte dabei Stunde um Stunde mehr auf. Dabei stellte sich ein Lama als Maras Favoritin heraus. Auch das Lama wählte Mara als Freundin – was ihr sehr viel bedeutete, als ich ihr dies zurückmeldete. Für unseren Vertrauens- und Bindungsaufbau räumte ich sehr viel Zeit mit den Lamas ein.

An diesem Beispiel kann man sehen, dass die Bedürfnisse von Pflege- und Adoptivkindern oft sehr basal sind – die Suche nach Geborgenheit, Nähe und Liebe. Das Bedürfnis, das innere Kind mit Kuscheln, Streicheln und einfachem »Dasein« nachzunähren und bedingungslos so angenommen zu werden, wie man ist. Über diese Gaben verfügen die Tiere. Durch körperliche Nähe wird das Bindungsbedürfnis eines Säuglings am besten beruhigt, da sie dem Säugling signalisiert, dass er sich sicher fühlen kann (Fremmer-Bombik, 1995, S.198).

So sind auch Lamas Tiere, die eine grenzenlose Ruhe und Stärke ausstrahlen und sich, wenn überhaupt, nur mit leisem Summen äußern. Lamas werden gerne als Co-Therapeuten eingesetzt, da sie sehr soziale, neugierige und sensible Tiere sind. Sie gehen sehr achtsam miteinander und mit Menschen um, egal ob klein oder groß, und haben einen starken Beschützerinstinkt. Durch ihr kuscheliges Fall und die großen Augen sind sie besonders für Kinder sehr ansprechend.

Ziegen als Co-Therapeuten

Systemische Familienskulptur im Stall

Für eine Variante der systemischen Familienaufstellung nutze ich gerne meine Ziegen. Die Aufstellungsarbeit schafft Distanz und arbeitet mit einer gesicherten Beobachterposition (Abschn. 11.4.8). Ziegen sind als Co-Psychotherapeut:innen ebenfalls sehr interessant, da sie sehr neugierige und charakterstarke Tiere sind. Besonders beziehungsstärkend und aussagekräftig ist die gemeinsame Arbeit mit und bei den Tieren anhand meines *lebenden Systembretts*:

Eltern und Kindern versorgen die Tiere, streicheln und bürsten sie und lernen sie kennen. Gegen Ende der Einheit lasse ich Eltern und Kinder ihre Familie anhand der Tiere gemeinsam »aufstellen«. Da Ziegen sehr unterschiedliche Charaktere haben, findet jede Familie für jedes Familienmitglied einen passenden Stellvertreter. Diese gemeinsame Arbeit ist immer sehr ehrlich, auf eine so amüsante Art und Weise, dass alle Familienmitglieder ihre Rolle ohne Abwehr gut annehmen können.

Metaphernarbeit

Bezogen auf Pflege- und Adoptionskinder passen Ziegen als Therapietiere auch deshalb besonders gut, da sie einen ausgeprägten Mutterinstinkt haben. Auf Schafbauernhöfen werden Ziegen gerne zusätzlich als »Ammen« gehalten, da sie durch ihren ausgeprägten mütterlichen Instinkt kein Problem damit haben, auch mal ein oder zwei fremde Lämmchen als die ihren anzunehmen und aufzuziehen.

Mit Mara, der ihre Pflegegeschichte im Hintergrund immer wieder zu schaffen machte, erarbeiteten wir uns bei den Ziegen ein besonders schönes Bild: Eine meiner grauen Ziegen bekam Zwillinge, hatte aber nur genug Milch für eines der beiden Zicklein. Eine meiner braunen Ziegen hatte zu viel Milch, aber nur ein Kitz. Jetzt versuchte ich eines der grauen Zwillingskitze bei dieser braunen Ziege unterzuschummeln. Und eines Tages bemerkte Mara: »Schau mal, das graue Kitz trinkt bei der braunen Ziege!?« Und genau! Mit Freude bemerkten wir gemeinsam, dass die braune Geiß das Kitz nun schon als ihres anerkannte und es nun hegte und pflegte, als wäre es ihr eigenes! Das Kitz hatte den Lottosechser getroffen: Nun hatte es eine fürsorgliche Pflegemama gefunden, die es annahm, als wäre es ihr eigenes!

Perspektivenwechsel

Ziegenindividuen sind ausgeprägte Persönlichkeiten, ihr Verhalten ist also sehr individuell. Einige sind beispielsweise eher scheu, andere dagegen sehr aufdringlich.

Nina (7) tat sich einerseits sehr schwer, in Beziehung zu gehen, und hatte wenig Gespür für Nähe und Distanz bei Fremden und in der Gruppe. Das führte immer wieder dazu, dass sie ausgegrenzt wurde.

Einige meiner Ziegen sind besonders neugierig und lassen sich sehr gerne streicheln und herumführen. So schaffte es Nina, eine Beziehung zu einer bestimmten Ziege aufzubauen, die in den nächsten Stunden ihre Favoritin blieb. Sie war viel bei den Ziegen und belohnte sie gerne mit Leckereien. Dabei können die Tiere sehr aufdringlich und gierig werden. So war es auch bei Nina, der es richtig unangenehm war, von den Ziegen so bedrängt zu werden. An diesem Beispiel konnten wir Nähe und Distanz gut thematisieren und erarbeiten, wie viel Nähe ich oder ein Gegenüber mag und wann es genug ist, wie ich dies klar und deutlich vermittele und wie ich spüre, wann es dem anderen reicht.

Beobachterposition

Um gewisse Themen anschaulicher zu machen und den Kindern die Scheu zu nehmen, über für sie schmerzhafte Themen zu sprechen, setze ich mich mit ihnen gerne in den Stall.

Bei Ziegen herrscht meist eine *klare Hierarchie*: Das Herdenoberhaupt gibt den Ton an. Diese Chefposition kann sich nur durch neue Gruppenkonstellationen oder die Krankheit eines führenden Tieres verändern, sonst bleibt sie stets beim gleichen Tier. Leider gibt es immer wieder Tiere, die ausgegrenzt werden – oft, weil sie anders aussehen oder später dazukommen – besonders trifft es Individuen, die wenig Selbstbewusstsein haben und sich nicht behaupten. Diese arrangieren sich mit ihrer Position und ordnen sich unter. Ich frage dann die Kinder, in welcher Position sie sich selbst aktuell sehen, in welcher sie stattdessen gerne wären und was dafür notwendig wäre.

Ausgrenzung wird von Kindern und Jugendlichen oft verdrängt. Das kostet sehr viel Energie. Deshalb ist es in der Therapie umso wichtiger, Themen wie Ausgegrenztwerden und Sich-ungleich-Fühlen in ihrer vollen Tragweite bewusst zu machen und zu bearbeiten (Wiemann 2007, S. 260).

Imaginative Stabilisierungsarbeit

Der *innere sichere Ort* oder *Wohlfühlort* (»safe space«) gibt Kindern und Jugendlichen das Gefühl, einen Platz zu haben, an dem sie sich geborgen fühlen und der heilsam und beruhigend ist. Zusätzlich kann er ein Ort sein, an dem man innere Anteile (wie das innere Kind) gut beschützen, versorgen und »nachnähren« kann (Hanswille u. Kissenbeck 2010, S. 66).

Die Arbeit mit Tieren hilft dabei insofern, als durch die Nähe und das Streicheln dieses Gefühl der Geborgenheit verstärkt werden kann und die Tiere den Kindern und Jugendlichen zusätzlich helfen, nicht zu dissoziieren bzw. schnell wieder ins Hier und Jetzt zurückzufinden.

Ella (14) kam im Volksschulalter zu ihren Pflegeeltern, nachdem bei ihr ein familiärer Missbrauch bekannt geworden war. Wir arbeiteten auf ihren Wunsch hin draußen in meinem Garten. Als ich mit ihr ihren persönlichen »sicheren Ort« mentalisierte, beschrieb sie den Garten, in dem wir saßen, und schmückte ihn mit besonderen Sicherheitsmaßnahmen aus. Das Mädchen saß dabei in der Hängematte und träumte vor sich hin. Immer, wenn sie abzugleiten drohte, schlüpfte ein Seidenhuhn zwischen ihren Füßen durch, die Hasen hüpften neugierig herum und immer wieder kam ein Lama vorbei, um zu schauen, ob wir gerade eine Streicheleinheit übrig haben. Diese »natürlichen Gegebenheiten« halfen Ella, gut und stabil im Hier und Jetzt zu bleiben, und riefen bei ihr, auch bei noch so schwierigen Themen, immer wieder ein kleines Lächeln hervor.

9.6 Innovationen, Interventionen und Empfehlungen für das Gesamtsystem

Bei Ausgrenzung und Mobbing von Adoptiv- und Pflegekindern ist es mir wichtig, die Kinder selbst, ihre Identität und Bindungsfähigkeit zu stärken. Dadurch stärkt man das Selbstwertgefühl eines Menschen und unterstützt somit auch die Art und Weise, welche Rolle und Position er oder sie in Gruppen einnimmt.

Als nächster Schritt werden neuen Eltern und Institutionen eingebunden. Hier ist es wichtig, das Umfeld der Kinder zu stärken und die Eltern gut anzuleiten, wie sie auf Ausgrenzung und Mobbing früh genug reagieren können. Für Lehrer:innen und Betreuer:innen ist es wichtig, Themen wie Ausgrenzung und Mobbing sofort aufzugreifen und zu thematisieren, um das soziale Miteinander zu stärken, als Erwachsener die Vorbildrolle auszufüllen und sich klar gegen alle Formen von Gewalt und Ausgrenzung in der Gruppe zu positionieren!

Im Bereich Mobbing und Ausgrenzung kann das gemeinsame Arbeiten mit Tieren sogar in therapeutischen Gruppen sehr erfolgreich sein, darüber hinaus vielleicht auch in betroffenen Kindergruppen und Klassen.

10 Kinder und Jugendliche mit Migrationshintergrund und Mobbing – (k)eine therapeutische Seltenheit

Diana Karabinova

10.1 Ausgangslage

In diesem Beitrag werden zwei Begriffe kritisch hinterfragt: Migrationshintergrund und Mobbing. Mobbing und Ausgrenzung als Thema kommen sehr wohl im therapeutischen Arbeiten vor, wenn nicht als Haupt-, dann als Begleitthema im (therapeutischen) Prozess. In diesem Beitrag werden internationale und österreichische Studien zusammengefasst, denen zufolge Mobbing unter Kindern und Jugendlichen mit Migrationshintergrund *keine* erhöhte Prävalenz (Vorkommen) aufweist (Abschn. 10.1). Es werden therapeutische Prozesse mithilfe zweier Praxisbeispiele veranschaulicht, bei denen erlebte Mobbingerfahrung als Begleitthema und als Teil des Prozesses erscheint und kein akutes Thema darstellt (Abschn. 10.2 bis 10.4).

10.2 Migrationshintergrund – Was ist das?

Kinder und Jugendliche mit Migrationshintergrund, Migrationsvordergrund, Migrationsgeschichte, Migrationserfahrung, Migrationsbiografie, mit internationaler Erfahrung, mit migrantischen Wurzeln – welche Gruppe von Kindern und Jugendlichen wird in diesem Text diskutiert?

Die Diskussion in der Migrationsforschung, einer relativ neuen Disziplin, hat eine jahrzehntelange Geschichte. In diesem Text verwende ich Migrationshintergrund und -vordergrund für Kinder, Jugendlichen, Eltern und damit für Menschen, die es aus verschiedenen Gründen wagen mussten, das Gewohnte, das Bekannte, den eigenen vertrauten Geburtsort, die Heimat zu verlassen und zu migrieren. Auch ihre Nachkommen, die sogenannte zweite und dritte Generation, schließe ich mit ein. Migrationshintergrund hat sich im deutschsprachigen Raum als Begriff etabliert (Perchinig u. Tröger 2011). In Deutschland wurde er im Jahr 2012 zum Unwort des Jahres gekürt, in Österreich war 2008 ein weiteres Wort des Jahres im Rennen. »Migrationsvordergrund« (Kaloianov 2008) bezeichnet – mit einem Augenzwinkern – den offenkundigen Migrationsbezug, die Migrationseigenschaft von Personen, die man schwer verbergen kann bzw. die immer dann am ehesten entdeckt, angesprochen, zur Schau gestellt oder auch problematisiert wird, wenn sie etwas verborgen ist. Ob nun mit Migrationshintergrund oder -vordergrund – diese Begrifflichkeiten handeln von Menschen, die als Migrant:innen gelten, auch wenn sie sachlich aufgrund ihrer Geburt in Österreich oder österreichischer Staatsangehörigkeit keine sind (Kaloianov 2021).

Zu Vereinfachung verwende ich in diesem Beitrag für die betrachteten Fallbeispiele den Terminus Migrationshintergrund und beziehe mich dabei auf die Definition der Statistik Austria.[28] Als eine Selbstbezeichnung ist Migrationshintergrund selten in Verwendung, Migrant:innen definieren sich auf jeweils eigene Art und Weise, was speziell in der therapeutischen Arbeit ressourcenorientiert von Nutzen sein kann.

10.2.1 Zwei Jugendliche auf einem Schulhof in Wien: »Ich habe echt Pech. Meine Eltern sind beide Junkies« – »Und meine sind Tschetschenen«

Diese Anekdote, die mir eine Jugendliche in meiner Praxis erzählt hat, illustriert, wie Migrationshintergrund defizitär erlebt wird. Als statistische Kategorie erhebt man in der Regel mit dem Indikator Migrationshintergrund diverse Defizite, was in dem breiteren öffentlichen Sprachgebrauch in der Folge diese Kategorie zu Überträgerin negativer Stigmata über Menschen festigte, die »als Migranten gelten« (Kaloianov 2014, S. 87).

Der defizitäre Beiklang des Migrationshintergrunds wird nicht selten durch die Paarung mit weiteren negativ stigmatisierenden »Hintergründen« wie Bildungsferne oder einem niedrigen sozioökonomischen Status verstärkt. Das kann manchmal stark an die geografische Herkunft anschließen oder auch differenzierter betrachtet werden (Südosteuropa, Türkei, Mittlerer Osten, Südostasien). Positive und af-

---

28 »Als Personen mit Migrationshintergrund werden hier Menschen bezeichnet, deren beide Elternteile im Ausland geboren wurden. Diese Gruppe lässt sich weiter in Migranten der ersten Generation (Personen, die selbst im Ausland geboren wurden) und in Zuwanderer der zweiten Generation (Kinder zugewanderter Personen, die selbst im Inland zur Welt gekommen sind) untergliedern.« Verfügbar unter: https://www.statistik.at/statistiken/bevoelkerung-und-soziales/bevoelkerung/migration-und-einbuergerung/migrationshintergrund [28.08.2025].

firmative Ansätze zum Migrationshintergrund haben im schulischen Alltag Aufholbedarf, obwohl einige gute Projekte bereits existieren.[29]

10.2.2 Mobbing und Ausgrenzung – Kritische Betrachtung der Begriffe

Mobbing im schulischen Kontext ist ein systemisches Phänomen bzw. Problem (Wallner 2018, S. 23; vgl. Kap. 1). Um Mobbing in Lebensraum Schule entstehen zu lassen, bedarf es eines ganzen Systems von Betroffenen, Tätern, Assistenten, Verstärkern, Unterstützern, Lehrer:innen, Zusehern (ebenda). Aus systemischer Sicht sind alle diese Personengruppen für die Entstehung einer Mobbingsituation – und genauso für die ihre Verhinderung – mitverantwortlich.

Generell vulnerable Gruppen sind häufig mit Diskriminierung oder Mobbing konfrontiert. Laut dem umfassenden Ergebnisbericht der Antidiskriminierungsstelle des Bundes von 2013[30] fühlt sich unter allen Schüler:innen und Studierenden jede vierte Person mit Migrationshintergrund diskriminiert. *Diskriminierung* ist nicht mit Mobbing gleichzusetzen, kann aber eine verstärkende Rolle haben. Mobbing genau wie Diskriminierung bringen Benachteiligung, die sich negativ auf den Bildungserfolg, auf die Leistungsfähigkeit und auf die Arbeits- und Lernmotivation der Jugendlichen auswirken kann.

Ich möchte im Speziellen den leichtfertigen Umgang mit dem Begriff Mobbing für den therapeutischen Prozess infrage stellen: Wenn die betroffenen Kinder und Jugendliche einen Vorgang, den sie als unangenehm oder grenzüberschreitend erlebt haben, als Mobbing bezeichnen, ist es für den therapeutischen Prozess besonders wichtig, in die Tiefe zu gehen und das Erlebte zu dekonstruieren.

Schüler:innen mit Migrationshintergrund gehören in den meisten zentral- und westeuropäischen Ländern zum schulischen Alltag. Die Arbeitsmigration seit den 1960er-Jahren und der Fall der Berliner Mauer sowie der Zerfall Jugoslawiens haben die ethnische Zusammensetzung der europäischen Bevölkerung nachhaltig verändert. Die Entstehung und das Faktum einer *Migrationsgesellschaft* (Kaloianov 2021) wurde seit Ende der 1990er-Jahre in Deutschland und seit An-

29 Siehe z. B. projektXchange (https://blog.projektxchange.at/?doing_wp_cron=1758556540.7537319660186767578125 [16.08.2021]), ein Projekt zu Förderung affirmativer Migrationsgeschichten an Schulen, Bildungseinrichtungen und Jugendgruppen.

30 Siehe https://www.antidiskriminierungsstelle.de/SharedDocs/downloads/DE/publikationen/BT_Bericht/gemeinsamer_bericht_zweiter_2013.pdf?__blob=publicationFile&v=4 [18.08.2021].

fang 2000 in Österreich auch gesellschaftlich und politisch anerkannt. Nicht nur seit dem Sommer 2015 und der letzten großen Migrationsbewegung geflüchteter Menschen nach Europa gehören Kinder mit Fluchtgeschichte zum Schulalltag.

Migration in der Soziologie ist als Prozess der Verlagerung des Lebensmittelpunkts in ein anderes Land als das Geburts- und Herkunftsland zu verstehen. *Psychologisch* ist Migration ein Kraftakt, mit dem Hoffnung und positive Gefühle assoziiert werden – vor allem in der Anfangsphase, auch »Honeymoonphase« der Migration genannt (Özlü-Erkilic 2015, S. 31). In der unfreiwilligen Migration wie bei Flucht versetzt der geglückte Migrationsakt viele Menschen in einen ersten Schockzustand, ausgelöst durch eine komplett neue Umgebung und Lebensumstände. Oft entspricht das Leben im Aufnahmeland wenig den Erwartungen und Hoffnungen auf ein Leben im Wohlstand, Anerkennung und Teilhabe am gesellschaftlichen Leben.

Migration wird im folgenden Text nicht nur als räumliche, sondern auch als *mentale und biografische Bewegung* verstanden (Yildiz 2017, S. 19).

Faktoren, die Mobbing und Ausgrenzung bei migrantischen Kindern verstärken – gibt es sie wirklich? Für Mobbing und Ausgrenzung können gewisse migrationsabhängige Faktoren wie sozioökonomische Verhältnisse der Familien der Kinder und Jugendlichen von Bedeutung sein, wie einige Mobbingstudien belegen. Migrantische Haushalte in Österreich (verglichen mit Migranten in anderen westeuropäischen Staaten) verdienen im Durchschnitt weniger und haben als Konsequenz im Vergleich zur einheimischen Bevölkerung ein höheres Risiko zu verarmen (Migration und Integration, Zahlen. Daten. Indikatoren 2019, S. 69). Viele Forschende sehen daher bei Migrant:innen der ersten und zweiten Generation eine höhere Prävalenz psychosozialer Probleme (Özlü-Erkilic et al. 2020, S. 3). Andere Forschende sehen hier eine fragliche Relation zwischen ökonomischer Verarmung und psychosozialen Problemen. In der therapeutischen Haltung sind eine unvoreingenommene Position gegenüber Migration (nicht zwingend nur ein Verlustgeschäft) und Neugier an den konkreten Lebensumständen der Kinder und Jugendliche mit Migrationshintergrund sehr hilfreich, besonders, um Stärken zu finden und adäquate Unterstützung zu bieten.

Sind Kinder und Jugendliche mit Migrationshintergrund öfters von Mobbing und Ausgrenzung betroffen als Gleichaltrige in der

Mehrheitsbevölkerung? Unterschiedliche Ergebnisse von Studien liegen vor, besonders die Vulnerabilität der Gruppe ist ein wichtiger Fokus. Eine vergleichende Studie aus Deutschland stellte keine eindeutige Prävalenz von Mobbing fest; allerdings zeigen Schüler:innen mit niedrigerem sozioökonomischem Status ein erhöhtes Risiko Mobbingbetroffene zu werden (Oertel, Schmidt u. Melzer 2009, S. 99). Des Weiteren fand diese Studie heraus, dass heterogene Klassen positiv auf Mobbingprävention wirken, Klassen mit geringerer Diversität dagegen ambivalent. Strohmeier und Wagner (2019, S. 129) zufolge ist einerseits Migration per se kein Risikofaktor für globales Mobbing in der Schule und sind andererseits Muttersprache wie auch Migrationshintergrund nicht für das Ausmaß von Mobbingerfahrungen in multikulturellen Schulen in Österreich und anderen europäischen Ländern und den USA relevant.

Auch wenn Migrant:innen in der Schule nicht mehr oder weniger gemobbt werden, stellen Kinder und Jugendliche mit migrantischen Wurzeln, angesprochen auf Mobbing und ihre Ausgrenzungserfahrung, eine vulnerable Gruppe dar. Im klinischen Bereich stellte die Studie von Özlü-Erkilic et al. fest, dass Jugendliche im Alter von 12 bis 18 Jahren aus migrantischen Familien (aus der Türkei und dem ehemaligen Jugoslawien) einem höheren Risiko für Suizidversuche und selbstverletzendem Verhalten ausgesetzt sind als Jugendliche im gleichen Alter aus nicht migrantischen Familien. Auch Mobbing und Schulprobleme werden als Faktoren genannt, die Suizidversuche und Selbstverletzungen verstärken (Özlü-Erkilic et al. 2020, S. 4).

10.2.3 Von multikultureller und interkultureller zu transkultureller systemischer Praxis

Die systemische Praxis ist in Bezug auf methodische und terminologische Bezeichnungen mit der Migrationsforschung mitgegangen. 2003 war sie eine »multikulturelle systemische Praxis« (von Schlippe, El-Haschemi u. Jürgens 2013), im Jahr 2020 ist das Konzept des Multikulturalismus und der »interkulturellen Skills« bereits Geschichte. Zur Erklärung: Im Konzept der *Multikulturalität und Interkulturalität* werden Kulturen wie Kugeln beschrieben, die in sich geschlossen und nicht offen und durchlässig sind. So wird die Kultur der in der Migration lebenden Türk:innen, Chines:innen oder Bulgar:innen als etwas in sich Geschlossenes betrachtet. Auch die Interkulturalität bedient sich dieses in sich geschlossenen Modells –

Begegnung ist möglich, aber jede Kultur bleibt in sich geschlossen (und die Individuen unter sich).

Das Konzept der *Transkulturalität* des Philosophen Wolfgang Welsch (2007) wurde in den 1990er-Jahren aufgegriffen und von der türkisch-kurdisch-stämmigen Frauenrechtlerin und Rechtsanwältin Seyran Ateş in ihrem Buch *Der Multikulti-Irrtum* (2007) propagiert.

Im Konzept der transkulturellen Gesellschaft ist Kultur etwas Durchlässiges. In der transkulturellen Gesellschaft sind Migrant:innen in mindestens zwei kulturellen Kontexten zu Hause: in ihrer Herkunftskultur, aber auch in der Kultur ihrer Aufnahmegesellschaft. Kommt es zu unüberbrückbaren Gegensätzen zwischen beiden Kulturen, hat die Kultur der Aufnahmegesellschaft Vorrang. Für Welsch hat jedes Individuum seine »eigene innere Transkulturalität. Jede Kultur ist hybrid«[31].

10.2.4 Was ist transkulturelle Psychotherapie?

Das Bild unserer Klient:innen ist längst ein Spiegelbild der Gesellschaft. Auch wenn Migrant:innen vor einigen Jahrzehnten etwas zögerlich psychotherapeutische Unterstützung annahmen, sind sie jetzt in den psychotherapeutischen Praxen angekommen, wenngleich immer noch leicht unterrepräsentiert.

Im psychiatrischen Bereich hat sich bereits die *transkulturelle Psychiatrie* etabliert. In Wien gibt es seit 1996 die Ambulanz für transkulturelle Psychiatrie und migrationsbedingte psychische Störungen im Kindes- und Jugendalter an der Universitätsklinik für Kinder und Jugendpsychiatrie. Ähnlich wie in der klinischen Arbeit werden in der psychotherapeutischen Arbeit transkulturelle Aspekte berücksichtigt und in den therapeutischen Prozess integriert.

Transkulturelle Aspekte sind: Migrationsbiografien, Berücksichtigung von Überforderungssituationen wie u. a. rechtliche Unsicherheit, fehlende und nicht ausreichenden sprachliche Kompetenz, Verlusterlebnisse, fehlende Struktur und Systemkenntnisse, Wertschätzung bzw. Integration der geltenden kulturellen und religiösen Normen der Ursprungsfamilie, finanzielle Schwierigkeiten, fehlende Netzwerke in der Aufnahmegesellschaft, ungewisse Zukunftsperspektive. Auch Erfahrungen von Diskriminierung, Ausgrenzung, Vorurteilen gegenüber Fremden, geringe Möglichkeiten zur gesellschaftlichen

31 Siehe https://de.wikipedia.org/wiki/Transkulturalität [19.08.2025].

Partizipation können eine Rolle in der Migrationsbiografie spielen. Selbst ein besseres Verständnis und die Möglichkeit zur Reflexion der eigenen Migrationsgründe (oder jene der eigenen Familie), der Phasen der Migration und die Normalisierung des subjektiv Erlebten können für Klient:innen ein wichtiger Beitrag sein, die eigene Situation und die Auswirkung auf die psychische Gesundheit besser zu integrieren. Somit bietet die transkulturelle Psychotherapie einen Raum, herausfordernde familiäre Situationen und psychische Störungen oder Erkrankungen im Zusammenhang mit der Migrationserfahrung zu betrachten.

10.2.5 Migrantische und transkulturelle Selbstkonzepte

Die eigene Migration als Erwachsene Person setzt eine gefestigte Identität voraus. Die abgeschlossene Sozialisation ermöglicht es, Fremdes vom eigenen zu unterscheiden und beides zueinander in Verbindung zu setzen (Kizilhan 2013, S. 121). Für Angehörige folgender Generationen, für die der Migrationsakt bereits durch die Eltern »erledigt wurde«, kann es manchmal schwierig sein, in transkulturellen Prozessen das »Fremde« und das »Eigene« klar voneinander zu trennen (ebd.). Hier ist es wichtig, für die therapeutische Arbeit das eigene Selbstkonzept der Jugendlichen in Bezug auf ihre Migrationsbiografie zu explorieren und in den therapeutischen Prozess einzubinden.

Mobbing und Ausgrenzung haben einen starken Bezug zum »Anderssein«, was für Kinder und Jugendliche mit Migrationserfahrung eine *Vulnerabilität* bedeuten kann. Oft sind es Sprache, Herkunft, Aussehen – migrantische Merkmale – die in der Mobbing- oder Ausgrenzungssituation zu Sprache kommen.

Resilienz als Gegenpol zu Vulnerabilität ist der Faktor, der migrantische Jugendliche stärkt und oft eine zentrale Rolle in ihrem Selbstkonzept spielt.

10.2.6 Kollektivismus versus Individualismus

Kizilhan (2013, S. 120) und Özlü-Erkilic (2015, S. 32) betonen die Wichtigkeit der Kulturdimension Kollektivismus versus Individualismus, um gewisse Prozesse und Handlungsweisen bei migrantischen Familien aus dem südeuropäischen und kleinasiatischen Raum besser zu verstehen. Die *Bindung in der Kernfamilie*, aber auch in der Großfamilie sei wesentlich stärker ausgeprägt als in west- und mitteleuropäischen Familien und dient besonders in herausfordernden Zeiten hoher psychischer, psychosozialer und ökonomischer Belastungen – wie in der Migrationssituation – als Orientierungsmaßstab (Kizilhan 2013, S. 65). Die Familie bietet Sicherheit und ist ein wichtiges Auffangnetz in finanziellen und emotionalen Schwierigkeiten. Es kommt oft im Zuge der Anpassung an die neuen Lebensverhältnisse und Realitäten zu einer *Umverteilung familiärer Rollen,* z. B. werden oft die ältesten Kinder als Dolmetscher:innen und Organisator:innen eingesetzt. Somit bekommen sie mehr Macht und Bedeutung sowie Verantwortung im familiären Gefüge, und ihre migrantischen Selbstkonzepte werden angepasst.

10.3 Fallbeispiele

10.3.1 Hüseyin, Fatima, Hadischat: Wie kommen von Mobbing und Ausgrenzung betroffene Jugendliche in die psychotherapeutische Praxis?

Fallbeispiel Hüseyin

Der 16-jährige Jugendliche mit türkischen Wurzeln kam mit seiner Mutter zum Institut für Paar- und Familientherapie. Seine Mutter erlebte jahrelang häusliche Gewalt, der Junge war oft Zeuge von Schrei- und Gewaltszenen. In der Schule ist er scheu und ängstlich, wenn Jugendliche ihn anschreien, beginnt er zu zittern und erlebt manchmal Panikattacken. Seine Deutschkenntnisse sind eingeschränkt, und er wird oft von seinen Schulkamerad:innen dafür gehänselt: »Kannst nicht mal Deutsch sprechen, du Ausländer.«

Nach der Scheidung der Eltern und der Stabilisierung der Mutter war deren Wunsch (angeregt durch die Schulpsychologin), ihren Sohn durch Psychotherapie zu stärken, die Gewalterfahrungen aufzuarbeiten und an seinen Ängsten und Panikattacken zu arbeiten, sodass er nicht von Gleichaltrigen – und auch Erwachsenen – eingeschüchtert und verletzt wird.

Fallbeispiel Fatima

Fatima, 13, Tochter einer tschetschenischen Familie mit drei Schwestern, lebt seit ihrem 3. Lebensjahr in Wien. Ihre Mutter ist vom Vater (mit einer Alkohol- und Drogengeschichte) getrennt. Die Familie hat in Österreich subsidiären Schutz. Die Mutter ist nicht berufstätig, da drei der vier Töchter massive Gesundheitsprobleme haben und Fatima nach eigener Auskunft mehr Tage in Krankenhaus als zu Hause verbracht hat. Sie leidet an einer Erbkrankheit mit Fehlbildungen ihres Gesichts und wird in der Schule gehänselt.

Fatima kann sich in der Schule wehren und hat einen Jugendlichen verprügelt, der sie und ihre Freundin mit Schimpfwörtern beleidigt hat. Die negativen Erfahrungen in der Schule nimmt sie in Kauf, sie fühlt sich da souverän und kann handeln, auch wenn sie nachher zur Direktorin bestellt wird. Ihr Autonomieversuch wird zu Hause nicht gehört – sie möchte bald mit ihrer Freundin in eine gemeinsame eigene Wohnung ziehen. Dies untersagt ihre Mutter, da ein tschetschenisches Mädchen nie vor der Heirat das elterliche Zuhause verlassen kann; sonst dürften ihre Schwestern niemals heiraten, da die Ehre der Familie beschmutzt wäre.

Trotz Konflikten in der Schule fühlte sich Fatima zu Hause mehr belastet als in der Schule. Sie kann die schulische Ausgrenzungserfahrung gut integrieren, die eher beiläufig Thema in der Therapie ist. In dieser Fallgeschichte bestimmt das Interesse der Familie, das Kollektive, eindeutig das Leben des jungen Mädchens. Ihr gewünschtes Verhalten (Ausziehen vor der Heirat) würde, da außerhalb der Norm, die anderen Familienmitglieder nachhaltig beeinflussen. Eine Ausweichhandlung ist für Fatima nicht möglich und so fühlt sie sich von der eigenen Familie ausgegrenzt.

Fallbeispiel Hadischat

Hadischat, 14, ist in Österreich geboren, ihre Eltern sind Tschetschenen. Die Jugendliche hat fünf Schwestern, nur die älteste ist noch in der Heimat geboren worden. Hadischat erzählt in der Therapie von ihrer jüngeren Schwester Havva, die seit Beginn des Lockdowns kaum spricht, sich in der Schule zurückzieht und den Unterricht schlecht verfolgen kann. Gefragt, wie es ihr in der Schule geht, erzählt Hadischat von einem Jungen, der sie ein Jahr lang schikanierte und das Schuljahr für sie besonders schwierig machte. Anlass der Schikanen, manchmal verbunden mit Beleidigungen, war ihre Herkunft, aber nicht durchgehend. Diese Erzählung im therapeutischen Geschehen ist mit zwei Nebensätzen erledigt, dann kommt Hadischat wieder auf ihre Schwester Havva zu sprechen. Sie schien mit der unangenehmen und schwierigen Geschichte des Schikanierens abgeschlossen zu haben.

In allen drei Geschichten sind die Jugendlichen wiederholt und für längere Zeit negativen Handlungen anderer Schüler:innen ausgesetzt – gemäß ihren Erzählungen. Alle drei haben einen Migrationshintergrund; es sind vor allem, aber nicht ausschließlich migrationsspezifische Faktoren, die zum Mobbing geführt haben (Anspielungen auf ihre Herkunft, Sprache, Aussehen und generell Anderssein). Die Herkunft hat demnach keine führende Rolle bei dieser Erfahrung gespielt. Ich als Therapeutin bin das Bindeglied zwischen allen, da ich vorwiegend Jugendliche mit Migrationshintergrund betreue und selber Migrationshintergrund habe.

Ein zentraler Ort des Auffangens der Ausgrenzung und der Mobbingerfahrungen bildet die Familie, ob klein oder groß. Auch die Peergroup ist hier wichtig, besonders wenn Jugendliche gewisse Vulnerabilitäten und noch kein stabiles Selbstwertgefühl entwickelt haben (Beaudoin 2014, S. 203).

10.3.2 Nabila und Ronya

Anhand der folgenden beiden Fallbeispiele zeige ich auf, dass Mobbing und Ausgrenzung *eine* Facette der Herausforderungen und Vulnerabilitäten der Jugendlichen darstellen. Die Mobbing- und Ausgrenzungserfahrung eines Familienmitglieds ist für das ganze Familiensystem relevant. Die beschriebenen Familien weisen durch ihre Migrationserfahrung (freiwillige oder unfreiwillige Migration der Eltern) und begleitende Familiendynamiken wie Heiratsmigration, Trennung, späte Familienzusammenführung, Geschwisterrivalität, familiäre Krisen eine größere Vulnerabilität und mehr Belastungsfaktoren auf.

In den Fallgeschichten von Nabila und Ronya bezog die psychotherapeutische Arbeit mehrere Mitglieder der Familie sowie andere Akteure des Helfersystems ein. Die betroffenen Jugendlichen berichteten von Erleichterung, nicht allein mit diesem Thema dazustehen. Einerseits war ich als Therapeutin die Vertraute, andererseits Brückenbauerin zwischen Familienmitgliedern bei Nabilas Familie bzw. zwischen Betreuerin und Schule sowie Mutter und Tochter.

Fallbeispiel Nabila

Die Familie kommt zu mir in das Institut für Paar- und Familientherapie in Wien. Die Überweisung ist von der Wiener Kinder- und Jugendhilfe (WKJH). Vereinbart wurde Psychotherapie mit der Familie, im Rahmen einer Unterstützung der Erziehung (Maßnahme der WKJH im Fall einer Gefährdungsmeldung, um eine Fremdunterbringung zu umgehen).

Mutter Dina kommt ursprünglich aus Ägypten, wie auch ihr geschiedener Mann. Er hat bereits in Österreich gelebt, für sie war es Heiratsmigration. Von ihren drei Kindern wurden Layla (19) und Nabila (17) in Ägypten geboren, Ahmad (14) in Österreich. Alle sind in Österreich eingeschult worden und sozialisiert. Ihre Muttersprache und gemeinsame Sprache zu Hause ist Arabisch. Somit sind alle Geschwister Migranten zweiter Generation, ihre Eltern Migranten erster Generation. Kinder und Eltern haben verschiedene Sozialisationen erfahren.

Die Mutter ist seit 12 Jahren alleinerziehend, der Vater lebt weiterhin in Österreich und hat eine neue Partnerin geheiratet. Zu ihm besteht seit Jahren keinen Kontakt. Beide Eltern haben eine universitäre Ausbildung mit Abschluss in Ägypten.

Nabila sucht die Regionalstelle der WKJH auf, weil sie Angst hat, nach Hause zu gehen. Sie erfährt dort körperliche und psychische Gewalt, die sich verschlimmert hat, seitdem sie das Kopftuch abgelegt hat: Beschimpfungen sowie Schläge und Tritte seitens der Mutter. Gespräche mit Mutter und den Geschwistern ergeben ein differenziertes Bild: Die Gewalt wird beidseitig ausgeübt, laut den Geschwistern wehrt sich die Mutter gegen Nabilas aggressives Verhalten. Nabila habe in der Schule lange Mobbing und Ausgrenzung erfahren und befinde sich gemäß ihren Geschwistern noch in der Opferrolle. Nach 2 Monaten Fremdunterbringung ist Nabila wieder zu Hause.

Nach dem Kennenlernen und einem ersten Gespräch über die Familienrollen formulieren sie ihren Auftrag: Alle, Mutter wie Kinder, wollen zu Hause weniger Streit, Stress und Gemeinheiten. Die Mutter möchte Unterstützung im Haushalt; von ihren Kindern wünscht sie sich, dass diese mehr Verantwortung übernehmen – für das Lernen, die Organisation des eigenen Alltags, besonders in Zeiten der Covidpandemie und des Lockdowns. Wir vereinbaren gemeinsam ein Familiensetting mit der Möglichkeit verschiedener Konstellationen.

Mobbing und Ausgrenzungserfahrungen sind in der ersten Sitzung nicht explizit erwähnt worden. Dieses Thema war anfänglich allein von der Sozialarbeiterin angesprochen worden. Im Laufe der Therapie wurde es präsenter. Nicht nur die Jugendlichen, auch die Mutter berichtete von Ausgrenzungserfahrungen in Österreich. Diese Erfahrungen sind ein verbindendes Thema für alle Familienmitglieder – und wirken zugleich trennend: Nabila hat laut ihrer eigenen Erzählung am meisten unter Mobbing und Ausgrenzung in der Schule gelitten, die Mutter bei verschiedenen Ämtern, Behörden und

Nachbar:innen. Auch wenn Mobbing in ihrer aktuellen Situation in einer Produktionsschule (in der sie auf die Suche einer Lehrstelle vorbereitet wird) kein Thema ist, hat die jahrelange Erfahrung von Ausgrenzung ihr Leben und Empfinden, ihre Persönlichkeit und Grundstimmung zusammen mit anderen Vulnerabilitäten nachhaltig beeinflusst. Familienleben und -dynamik sind von den Mobbing- und Ausgrenzungserfahrungen von Nabila und ihren Geschwistern stark beeinträchtigt wurden (so die subjektive Wahrnehmung der Familienmitglieder).

Fallbeispiel Ronya

Ronya (laut Dokumentation 15 Jahre alt, nach eigenen Worten jedoch schon 17) stammt aus Syrien. Im Alter von 3 Jahren, als ihre Schwester noch ein Baby war, haben sich ihre Eltern getrennt, und der Vater ist mit beiden Mädchen in eine andere syrische Provinz gezogen. Beide Eltern gehörten der kurdischen Minderheit in Syrien an.

Im Jahr 2015, auf dem Höhepunkt der Migrationsbewegung nach Europa, kam ihr Vater mit den beiden Mädchen und seiner neuen Frau nach Norddeutschland. Das Paar hatte bereits einen kleinen Sohn als gemeinsames Kind. In Deutschland bekamen sie zwei weitere Söhne. Ronya und ihre Schwester glaubten sehr lange, die Frau ihres Vaters sei ihre leibliche Mutter.

Ihre Stiefmutter hat sie schlecht behandelt, die Schwestern mussten viel im Haushalt arbeiten und auf ihre Brüder aufpassen. Der Vater hat beide Mädchen oft geprügelt, sie erlitten jahrelang körperliche und psychische Gewalt.

Über Social Media hat Ronya nach 2 Jahren in Deutschland ihre leibliche Mutter kontaktiert und erfahren, dass diese in Österreich lebt. Die damals (laut Reisepass) 13-Jährige flüchtete daraufhin allein, ohne Geld und nur mit ihrem Reisepass in der Tasche nach Österreich, kam mitten in der Nacht auf einer Polizeistation an und machte ihre leibliche Mutter und deren neue Familie ausfindig.

In Syrien durfte Ronya nicht in die Schule gehen, ihr Vater gestattete es ihr und ihrer Schwester nicht. In Deutschland besuchte sie 3 Jahre die Schule und kam sehr gut mit, da sie viel Förderunterricht erhielt. In Österreich stieg sie nun in die dritte Stufe der Neuen Mittelschule ein, die sie aufgrund der vielen Fehlstunden wiederholte.

Zu Hause und in der Schule ist Ronya schüchtern und kontaktscheu, sie traut sich nicht allein auf die Straße. Sie ist in ihrer Klasse das einzige Mädchen mit Kopftuch und wird eher unfreundlich angeschaut. Da sie leise und schüchtern ist, hat sie keine Kontakte zu ihren Mitschüler:innen.

Ronya klagt über massive Konzentrationsstörungen; sie muss sehr viel Kraft und Mühe aufbringen, um sich den Stoff zu merken; Mathe geht etwas besser. Ihre Mitschüler:innen beachten sie so gut wie gar nicht. Sie fragen sie höchstens etwas Merkwürdiges wie »Warum musst du Kopftuch tragen?« oder »Kannst du überhaupt reden?«.

Ronya leidet seit einigen Jahren täglich an Bauchschmerzen und dadurch an Schlafstörungen. Aus Angst davor, dass die Bauchschmerzen auftreten, isst sie wenig und trinkt kaum. Sie hat Gewicht verloren und ist an der Grenze zur Untergewichtigkeit.

Ronya ist nach einem stationären Aufenthalt aufgrund ihrer akuten Bauchschmerzen und des Verdachts auf eine Posttraumatische Belastungsstörung (PTBS) zur Psychotherapie überwiesen worden. Da sie laut Reisepass im Alter von 13 Jahren allein nach Österreich kam, ist die Wiener Kinder- und Jugendhilfe vom Anfang an eingebunden gewesen und hat ihr die Psychotherapie ermöglicht.

Ronya hatte Schuldgefühle gegenüber der Schwester in Deutschland, die sie ohne Benachrichtigung verlassen hat und zu der seitdem kein Kontakt bestand. In Österreich ins Leben ihrer leiblichen Mutter zu platzen, ist für sie überfordernd gewesen. Ihre Mutter lebt mit ihrer neuen Familie (Ehemann und zwei Kleinkinder) in beengten Wohnverhältnissen (38 m^2).

10.4 Interventionsmöglichkeiten in der Therapie

10.4.1 Fokus Nabila

Nabilas Familie unterhält enge Beziehungen zur Familie in Ägypten, vor allem zur Familie von Nabilas Mutter. Es gibt Verwandte auch in anderen europäischen Ländern und in den USA. Durch die transnationalen Beziehungen und die Erzählung der Familie, wie wichtig die Bezugspersonen in Ägypten und anderen Ländern sind, können wir sie auch als eine transnationale oder »Weltfamilie« sehen (Borsca a. Hille 2015, p. 215).

In den ersten Sitzungen wurde exploriert, wie viel Individualität und Autonomie gelebt und gebraucht wurde – als Gegensatz zu Harmonie und Sicherheit durch die und in der Familie. Es wurden ebenso die Narrative der Kinder exploriert, wie sie sich in der Familie sehen und welche Autonomiebestrebungen sie äußern. Hier benutzte ich Elemente des Genogramms 4.0 (ebd., pp. 227ff.), um die Zugehörigkeit der Klient:innen und deren Wahrnehmung der Migrationsfaktoren zu erfassen. Auch die Rollen der Geschwister innerhalb der Familie wurden angesprochen.

Über die Rolle der Mutter sind sich die Geschwister einig. Mutter Dina ist die Diktatorin, Layla ist stellvertretende Diktatorin, die Kommandantin; Nabila ist die Rebellin, hat viele Wünsche (neuer Haarglätter, eigenes Zimmer, Schminke) und ist gemein zu allen! Ahmad ist der Jüngste, der Bub, der Liebling der Mutter, auch der Hitzköpfige, manchmal der Vernünftige. Layla war früher für Nabila ein Vorbild, jetzt nicht mehr. Layla mit ihrem Studium ist die gescheite Tochter, die den Erwartungen der Mutter entspricht. Ahmad ist der fürsorgliche Sohn, der ihr am meisten hilft, beim Einkaufen die Taschen trägt und sich von den Schwestern distanziert.

Die Familie in Ägypten spielte vor allem in der Krise eine wesentliche Rolle; Nabila hat die Familie bloßgestellt, sie sei die Schlimme, die Schande über die Familie bringt; ihr Verhalten wurde mit allen Verwandten in Ägypten besprochen, was Nabila störend und unfair fand. Auf der anderen Seite war Layla über das Verhalten ihrer Schwester beschämt und musste sich gegenüber der ägyptischen Familie rechtfertigen, wie es dazu gekommen war, dass ein Familienmitglied die Familie verlässt, wegläuft? Die Kommunikation mit der Familie im Ausland lief ausschließlich über Social Media.

Mobbing- und Ausgrenzungserfahrungen in Nabilas Familie und ihre Rolle in der Familiendynamik

Alle drei Jugendlichen dieser Familie kennen Mobbing und Ausgrenzung in der Schule aus eigener Erfahrung, wenn auch in Ausmaß und Form unterschiedlich. Layla und Ahmad berichten von sehr unangenehmen Erfahrungen, etwa Verfolgungen durch Schüler:innen, der Entwendung des Mobiltelefons, anderen Schikanen in der Schule und auf dem Schulweg: Ahmad ist regelmäßig von Buben aus seiner Klasse verfolgt worden, sie haben dann seine Klingel gedrückt und in die Gegensprechanlage Beschimpfungen geschrien.

Nabilas Mobbing- und Ausgrenzungserfahrungen sind intensiver und dauerten 7 Jahre an. Es hat bei ihr in der Volksschule begonnen, die Mädchen haben Erfundenes über sie erzählt und sie verspottet. In der Mittelschule haben Buben sie verfolgt und beschimpft. Wenn

Nabila wütend wird, beginnt sie zu zittern und wird aggressiv, schubst ihre Geschwister, beleidigt sie. Als das Mobbing sehr schlimm war, kam sie täglich weinend nach Hause und hat ihren Geschwistern davon erzählt, die ihr nicht geglaubt und sie als »Lügnerin« bezeichnet haben. Die Situation eskalierte und wurde unerträglich, so kam Nabila ins Krisenzentrum.

In einem weiteren Gespräch mit der Mutter und Nabila kommt das Thema auf, dass sich Nabila in ihrem Leid mit den Mobbing- und Ausgrenzungserfahrung nicht wahrgenommen und gewürdigt fühlt. Sie sehnt sich nach Anerkennung ihres Leids, des Ausmaßes, wie sehr sie gelitten hat. Doch ihre Geschwister sagen, es reiche ihnen, sie wüssten selbst, was Mobbing ist, kennen es auch, fordern Nabila auf, sich nicht mehr zu beschweren. Auch bei der Mutter ist Müdigkeit und Überdruss bei diesem Thema zu erkennen. Sie war oft in der Schule, als die Mobbingerfahrung akut war, sprach mit der Direktorin, den Pädagog:innen und der Schulpsychologin und gab Nabila Rückhalt. Sie hörte dabei verschiedene Aussagen, denen zufolge Nabila ihrerseits Kinder beleidigt und ihnen den Mittelfinger gezeigt hat.

Nabilas Mutter betont, wegen dieser Probleme in der Schule und zu Hause habe sie ihren Job aufgegeben und sei jetzt ausschließlich zu Hause. Die Mobbing- und Ausgrenzungserfahrungen ihrer Kinder haben ihrem Berufsleben vorerst ein Ende gesetzt.

Mutter Dina fühlt sich allgemein durch die jahrelange Erfahrung als Alleinerziehende erschöpft; in den beengten Wohnverhältnisse, (aktuell 56 m^2 Wohnfläche) findet sie keine Ruhe und Erholung. Der Lockdown seit Anfang März 2020 hat die Familiensituation noch schwieriger gemacht, da alle drei Kinder zu Hause im Homeschooling gewesen sind. Layla hat im Juni 2020 ihre Matura gemacht, was die Familie aufgrund der beengten Wohnverhältnisse zusätzlich belastete.

Im Dreiergespräch mit Nabila und ihrer Mutter ist das Leiden und die Frage, wer am meisten gelitten hat und das größte Opfer ist, erneut angesprochen worden. Das eigentliche Thema sei, wer die Mutter, die einzige nahe Bezugsperson in Österreich, am meisten für sich hat. Die Geschwister wurden von ihrem Vater im Kleinkindalter verlassen, in ihrer Wut auf ihn sind sie vereint. Hier ist Nabila erneut diejenige, die– subjektiv – die größte Wut empfindet, auch weil sie am meisten unter den Mobbing- und Ausgrenzungserfahrungen gelitten hat.

In der therapeutischen Intervention wurde versucht, ein für alle gültiges gemeinsames Narrativ zu finden. Als weiterer Schritt wurden Nabilas Autonomiebestrebungen angesprochen: Wie sähe für sie– formell – ein mögliches Leben außerhalb der Familie aus?

Nabila hat bereits einen Autonomieversuch, einen versuchten Bruch mit der Familie unternommen. Auch wenn sie die Zeit in der Fremdunterbringung positiv erlebt hatte, war ihre Rückkehr nach Hause für alle Familienmitglieder eine Erleichterung. Trotz anhaltender Spannungen im familiären Umfeld zeigt Nabila derzeit wenig Motivation, ein selbstständiges Leben mit eigener Wohnung und eigenem Einkommen anzustreben. Ihr ist vom heutigen Standpunkt aus bewusst, dass sie nicht in der Lage wäre, das Leben für sich finanziell und praktisch zu organisieren und alle Kosten und die Verantwortung allein zu tragen. Sie beschreibt ihren täglichen Schmerz, die Spannungen und Beleidigungen, nimmt sie aber in Kauf, weil ihr Alternativen fehlen.

Layla, die älteste Schwester, ist am Anfang ihres Bachelorstudiums und plant bereits ein anschließendes Masterstudium. Einen Nebenjob sieht sie nicht als hilfreich, sondern eher kontraproduktiv, wenn sie sich auf das Studium konzentrieren soll. Somit plant sie, die nächsten 5 Jahre als Studierende in der Familie und der gemeinsamen Wohnung zu bleiben.

Ahmad, aktuell 14, der jüngste, kann sich vorstellen, schon mit 18 Jahren auszuziehen, will aber gerne bei der Mutter bleiben.

Die Mobbing- und Ausgrenzungserfahrungen haben für die Geschwister somit den Zusammenhalt verstärkt. Wenn Autonomiebestrebungen in Bezug auf die eigene Identitätsfindung innerhalb der Familie weiterhin im Prozess sind, bleiben (vorerst) alle Geschwister in der sicheren und vertrauten Familienumgebung im Land der Migration ihrer Eltern. Trotz der engen familiären Beziehungen nach Ägypten via Social Media ist ein Leben dort für alle keine Zukunftsperspektive. Die Stadt, in der sie sich wohlfühlen, ist Wien, es ist die Stadt ihrer Kindheit und Jugend mit der Familienwohnung, die ihnen Sicherheit und Vertrautheit bietet. »Auch wenn wir streiten, haben wir uns!«, sind sich die Geschwister einig. Eine Stärkung des Zusammenhalts könnte durch gemeinsame Aktivitäten wie Kartenspielen geschehen, dann gibt es weniger Konflikte und Beleidigungen; es ist etwas Verbindendes und Entspannendes.

Lebenskonzepte und Zukunftsperspektiven

Es ist wieder Nabila, um die Mutter Dina sich große Sorgen macht: Ihr »Problemkind« will nicht lernen und interessiert sich für gar nichts außer für ihr Aussehen. Hier in Österreich schaut das Leben für junge Frauen anders aus als in Ägypten: Es ist nicht möglich, zu Hause zu bleiben und nichts zu machen. Arbeitsamt und Behörden würden (wegen der Sozialleistungen) sonst fragen, was die Kinder machen. In Ägypten dagegen können Mädchen zu Hause bleiben, und die Familie kümmert sich um sie; alle sind versorgt. Hier ist Nabilas Mutter die einzige Versorgerin, sie kann sich nicht vorstellen, alle drei Kinder noch lange zu versorgen, möchte arbeiten gehen und ein eigenes Leben haben.

Nabila schließt einen eigenen Berufsweg nicht aus – sie ist gut in Deutsch und kann sich vorstellen, Nachhilfelehrerin zu werden. Auch Heiraten und das Gründen einer eigenen Familie wäre eine mögliche Perspektive für sie, bei der sie sich von ihrer Herkunftsfamilie vorerst trennen würde.

Eine kurzfristige Perspektive für alle Familienmitglieder ist eine größere Gemeindewohnung, in der alle mehr Privatsphäre hätten. Sie ist real, allerdings finanziell fraglich, da die Familie aktuell von der Mindestsicherung der Mutter, dem Geld vom Arbeitsamt für Nabila und weiteren Familiensozialleistungen lebt.

Nabilas jahrelangen Mobbing- und Ausgrenzungserfahrungen (gemeinsam mit anderen Faktoren) haben dazu beigetragen, dass sie ihre Schulausbildung nicht abschließen konnte und sie keine guten Chancen für einen eigenen beruflichen Weg hat. Die Mobbing- und Ausgrenzungserfahrungen der anderen Geschwister haben deren Schulweg nicht nachhaltig beeinträchtigt, aber deren Autonomiebestrebungen gebremst.

10.4.2 Fokus Ronya

Schule und fehlende Kontakte mit Gleichaltrigen waren in Ronyas Fall Belastungsfaktoren: Wie sie sagt, waren das Ignoriertwerden und die feindliche oder bedrohliche Stimmung für sie eine Zusatzbelastung.

Am Anfang war der psychotherapeutische Prozess auf die Beziehung zu Mutter, Vater und Schwester fokussiert. Ronya spürte große Wut auf den Vater, der ihr die Mutter entzogen, ihren Schulbesuch in Syrien verhindert und sie und ihre Schwester jahrelang schlecht behandelt hatte. (Ronyas Mutter berichtete im Einzelgespräch von angeblichem sexuellem Missbrauch durch den Vater, den Ronya ihrerseits nie angesprochen hat.) Trotzdem fühlte sich Ronya ihrem Vater verbunden und vermisste ihn – vor allem aber ihre Schwester.

Ronya tat sich schwer, Wien und Österreich als neues Zuhause zu akzeptieren. Der Weg dorthin war für sie die vierte Migration in ihrem Leben, allerdings war es diesmal ihre eigene Entscheidung, nach Wien zu ihrer leiblichen Mutter zu ziehen und sich hier niederzulassen, um für sich eine Zukunft aufzubauen. Ronya bedauerte es, sich in Deutschland nicht einer Lehrerin oder der Jugendwohlfahrt anvertraut zu haben, um auch ihrer Schwester eine bessere Zukunft ohne Prügelei und Beleidigungen zu ermöglichen.

Ronya lernte, Wien als sicheren Ort langsam zu akzeptieren, wo sie die neue Familie ihrer Mutter kennenlernen durfte. Diese Familie zog ein Jahr nach dem Beginn von Ronyas Therapie in eine größere Wohnung, wo diese zum ersten Mal in ihrem Leben ein eigenes Zimmer bezog.

Ronya träumt davon, die Matura zu machen und Ärztin zu werden. Die Konzentrationsstörungen und die fehlende Unterstützung in der Schule haben sie ernüchtert und von ihren Träumen distanziert.

Unterstützt durch ihre Mutter und ihre Therapeutin besuchte Ronya im Sommer 2020 ihre Familie in Deutschland. Sie versicherte sich, dass es ihrer Schwester gut geht und ihr Vater sie nicht komplett verstoßen hat. Als sie nach Wien zurückkam, kaufte sie sich erneut ein One-way-Ticket nach Deutschland, das sie allerdings verfallen ließ. Es gelang ihr, sich selbst und die eigene Sicherheit und Zukunft wichtiger zu nehmen als die Sorgen um ihre Schwester.

Ein anderer Autonomieversuch Ronyas war ihre Idee, einen Jungen aus Deutschland zu heiraten. Sie lernte einen Jungen über das familiäre Netzwerk kennen, und beide begannen, sich zu schreiben; eine mögliche Heirat stand im Raum; die Mutter hätte sie auch erlaubt, obwohl sie eine so frühe Verbindung nicht gut fand. (Die Mutter selbst bekam Ronya im Alter von 15 Jahren.) Ronya vertraute sich bezüglich der Heiratspläne mir und der Sozialbetreuerin ihrer Mutter in dem Verein, in dem ihre Mutter einen Deutschkurs besuchte, an und verwarf auch diese Idee.

Es gibt weitere Herausforderungen zu Hause – Streitereien und Beleidigungen, große Spannungen zwischen ihrer leiblichen Mutter und dem Stiefvater. Ronya ist erneut mit einer belastenden Familiensituation konfrontiert, wie in Deutschland. Erneut handelt sie und nimmt ihre Mutter mit in die Therapie, initiiert ein Gespräch mit dem Dolmetscher, in dem die Mutter zum ersten Mal die belastende Situation zu Hause anspricht und sich Hilfe holt.

10.5 Hindernisse, Herausforderungen und Lösungen

10.5.1 Fokus Nabila

Im Rahmen der Therapie konnte auf die Mobbing- und Ausgrenzungserfahrungen der Geschwister nur im Nachhinein Bezug genommen werden. Ein ansprechender Ansatz wäre die weitere Exploration der Selbstkonzepte, Ideen und Fragen: Wie könnte im Rahmen der Familie ein Autonomieversuch ausschauen? Wie viel Autonomie und Sicherheit in der Familie brauchen alle Geschwister für den eigenen Weg?

Die Rolle der in diesem Fallbeispiel geschilderten Erfahrungen in der Biografie der Jugendlichen zu explorieren und sie offen anzusprechen, Strategien zu integrieren (im Fall von Nabila) und konkret umzusetzen, waren in beiden Fällen integrale Teile des therapeutischen Prozesses.

Es ist wichtig, diese Erfahrungen zur Entwicklung und Förderung der individuellen Autonomieprozesse der Jugendlichen anzusprechen. Deren Ideen für die Zeit nach der Schule, ihre Träume und Bestrebungen haben viel Platz in der Therapie eingenommen, ebenso ihre Vorstellungen von Nähe und Distanz in der Familie. Nabila und ihre Schwester Layla haben klare Vorstellungen von ihren beruflichen Interessen, eine Trennung von der Mutter ist vorerst nicht erwünscht. Auch hier wäre es wichtig, das Selbstkonzept der Jugendlichen für ein autonomes Leben weiter zu explorieren und zu entwickeln. Da das Bleiben in der Familie wegen des erfahrenen oder gewünschten Zusammenhalts als Stärkung angesehen wird, ist dieser Wunsch aller Geschwister neutral zu erkunden.

Als besonders unterstützend und facettenreich sowie reich an Lösungsmöglichkeiten erwies sich bei Nabilas Familie das Arbeiten mit der gesamten Familie (Mutter und drei Geschwister) in verschiedenen Konstellationen. Die Familientherapie begann kurz nach dem Ende des ersten Covid-Lockdowns, und die meisten Sitzungen fanden live statt, mit Mund-Nasen-Schutz. Zweimal fanden Online-Therapiesitzungen auf der Videoplattform statt. Dieses Setting – jedes Geschwister vor dem eigenen Endgerät – machte deutlich, wie beengend die Wohnverhältnisse für alle waren. (Die Familie hat zwei Wohnräume, es war also nicht möglich, dass jede Person sich in einem eigenen Raum befindet, um Rückkopplungen zu vermeiden.) Andererseits war es im virtuell getrennten Raum möglich, sich selbstständig mit eigenem Platz – und zugleich in der Familie – zu erleben.

Wichtig war auch, mit der Mutter an der Akzeptanz ihrer »Problemtochter« zu arbeiten und ihre Erwartungen an ihre Tochter infrage zu stellen. Die Familie hat die Familientherapie als neutralen Raum für sich entdeckt, wo sie – unabhängig von der institutionellen Intervention (WKJH-Maßnahmen zur Unterstützung der Erziehung) – ihr familiäres und jeweils individuelles Selbstkonzept in der Migration (für die Mutter) und in der Wiener Heimat (für die Jugendlichen) erforschen können. Alle Familienmitglieder berichten auch nach 8 Monaten Therapieprozess von (leichten) positiven Veränderungen zu Hause – »weniger Streit und Beleidigungen« und vor allem Abwesenheit handgreiflicher Konflikte.

Eine Einzeltherapie für Nabila wurde bereits von der WKJH organisiert. Sie wurde aufgrund der Pandemie unterbrochen und ist wieder aktuell. Eine Mentorin für Nabila, z. B. eine Studentin des Programms »Big Brothers Big Sisters Österreich«,[32] könnte Nabila Ressourcen außerhalb der Familie erschließen und ihr ein Referenzsystem außerhalb der Familie zugänglich machen.

10.5.2 Fokus Ronya

Die Situation in der Schule, das Ignoriertwerden und die leicht feindliche Stimmung, belasteten Ronya. Speziell fühlte sie sich vom Lehrpersonal nicht unterstützt. Ronya hätte gerne Kontakt mit Gleichaltrigen gehabt. Sie hat in der Schule niemandem von ihrer Geschichte erzählt und hatte dort das Gefühl, als dumm wahrgenommen zu werden. In der Therapie besprachen wir eine mögliche Vernetzung, und ich durfte die Betreuerin vom Verein kontaktieren, die auch für Ronya als eine Art Vertraute gilt. Diese kontaktierte die Schule und erzählte Ronyas Geschichte und Flucht sowie ihre Problematik mit den Konzentrationsstörungen der Klassenlehrerin. Die Konsequenz dieser Intervention für Ronya war in den Zeiten des zweiten Lockdowns noch nicht unmittelbar eingetreten. Das Mitteilen ihres Schicksals gegenüber der Lehrerin hat es Ronya ermöglicht, in der Schule besser Anschluss zu finden: Eine neue Schülerin, die ein Kopftuch trug,

32 Siehe https://verein-fema.at/project/big-brothers-big-sisters-oesterreich/ [15.08.2025].

hat sich mit Ronya vorsichtig angefreundet. Diese Freundschaft ging durch Homeschooling und Lockdown unter.

Eine *schulische Intervention* wäre für Ronya eine große Hilfe. Beispielsweise könnte ein »Undercover Team« (Williams 2013) das Geschehen rund um Ronya beobachten und sie unterstützen. Eine *Peerbegleitung* durch einen Tutor oder einen Schulmentor könnte Ronyas schulische Integration erleichtern. Ronya spricht sehr gut Deutsch, hat sich im österreichischen Schulsystem nach eigenen Angaben aber nicht gut zurechtgefunden. Hier könnte eine stärkere Vernetzung des Helfersystems aus Kinder- und Jugendhilfe, Betreuerin vom Verein und Psychotherapeutin nützlich sein – die Sozialarbeiterin von der Kinder- und Jugendhilfe hat selbst Möglichkeiten, einen guten Kontakt mit der Schule und eventuell zu einer Schulpsychologin herzustellen.

10.6 Innovationen, Interventionen und Empfehlungen für das Gesamtsystem

Viele Kinder und Jugendliche mit Migrationshintergrund machen Erfahrungen mit Mobbing und Ausgrenzung. Diese Themen kommen in der Therapie häufig zur Sprache, sind aber meist nicht der eigentliche Grund dafür, dass psychotherapeutische Unterstützung gesucht wird. Die hier beschriebenen Fälle erhielten therapeutische Begleitung im Rahmen einer sozialarbeiterischen Maßnahme. Dabei zeigt sich deutlich: migrationsspezifische Faktoren spielen in der Therapie eine wichtige Rolle.

Wenn Belastungen durch Migration bewusst angesprochen, familiäre Verbindungen ins Ausland einbezogen und migrantische Selbstbilder sowie Autonomiebestrebungen thematisiert werden, können daraus wertvolle Ressourcen für den therapeutischen Prozess entstehen.

Gerade im Zwangskontext ist es entscheidend, Erfahrungen von Mobbing und Ausgrenzung ernst zu nehmen und gezielt aufzugreifen. Ein systemischer Ansatz, der sowohl Familien als auch Helfersysteme einbindet, bietet hier besonders geeignete Möglichkeiten für eine wirksame Unterstützung.

Kinder und Jugendliche in ihrer Entwicklung zu begleiten – beim Erwachsenwerden, beim Finden eigener Autonomie und bei ihrer transkulturellen Verortung – ist ein wertvoller und vielschichtiger Prozess. Gleichzeitig trägt der Zugang zu Psychotherapie im Zwangskontext dazu bei, dass psychotherapeutische Angebote in den

Communities bekannter werden. Mit den positiven Erfahrungen, die Einzelne oder Familien dabei machen, wächst auch das Vertrauen in die psychosozialen Hilfesysteme und die Menschen, die darin arbeiten.

11 »Wenn die Maus mit dem Löwen tanzt« – Hypnosystemische Interventionen zum Thema Ausgrenzung und Integration

Doris Psenner

11.1 Ausgangslage

In diesem Beitrag beschreibe ich einige Möglichkeiten, wie sich hypnosystemische Denk- und Herangehensweisen im Umgang mit Mobbing bei Jugendlichen hilfreich anwenden lassen. Im Zentrum steht die Falldarstellung einer sehr kreativen Jugendlichen, die diese Möglichkeiten gut für ihren Veränderungsprozess nutzen konnte. Dafür werden zunächst die Grundprinzipien des hypnosystemischen Ansatzes und dessen Geschichte kurz umrissen.

11.2 Grundprinzipien und Geschichte des hypnosystemischen Ansatzes

11.2.1 Grundprinzipien

Im hypnosystemischen Konzept werden systemische und hypnotherapeutische Vorgehensweisen miteinander verknüpft. Dies ermöglicht die Berücksichtigung von Kontexten, wie zum Beispiel Kommunikationsbeiträgen in Familien und deren Regeln, Aus- und Wechselwirkungen. Daneben geht der Fokus verstärkt auf eine »systematische Betrachtung und Beeinflussung der autopoietisch produzierten Wahrnehmungsprozesse (sowohl der zu Problemen beitragenden als auch der lösungsförderlichen)« (Schmidt 2004, S. 35). Vermutlich setzen sich diese inneren Erlebenszustände aus Wahrnehmungen, Imaginationen, Körperempfindungen, Gefühlen und Gedanken zusammen und organisieren sich in Abstimmung mit Kontexten immer wieder selbst.

Daraus lassen sich interessante Fragen für den Umgang mit dem Thema Mobbing ableiten, bei dem der Fokus der hilfesuchenden Familien zunächst meist vermehrt auf die problematischen Kontexte gelegt wird. Die Frage, wie jemand die Welt und die problematischen oder angenehmen Situationen erlebt, kann so neben der Fokussierung von Kontexten Beachtung finden.

Für die Behandlung von Kindern und Jugendlichen erscheint der hypnosystemische Ansatz als besonders geeignet, da imaginative, szenische und körperorientierte Möglichkeiten an deren natürliche spielerische und fantasievolle Art des Verhaltens und Erlebens anknüpfen.

11.2.2 Historischer Hintergrund

Milton Erickson betrachtete das Unbewusste als unerschöpflichen Pool an Ressourcen, Weisheit und kreativen neuen Organisationsmöglichkeiten. Er postulierte, dass *Lösungen* für menschliche Probleme *in unbewussten Aktivierungen* zu finden sind, die er gezielt zu beeinflussen versuchte. Diese Lösungen suchte Erickson in den persönlichen Lebensgeschichten und Wirklichkeitskonstruktionen der Patient:innen. Er sah es als wichtig und vorteilhaft an, für alle Patient:innen in gemeinsamer Arbeit eine individuelle Psychotherapie maßzuschneidern.

Erickson beschrieb *Trancezustände* beim Menschen als Zeitabschnitte, in denen »die Begrenzungen des üblichen Bezugsrahmens und Glaubenssystems vorübergehend verändert sind, sodass man empfänglich ist für andere Muster der Assoziation und Modalitäten mentalen Funktionierens, die zu Problemlösungen führen« (M. H. Erickson, zit. nach Dirk Revenstorf in einem seiner Seminare).

Leider ranken sich heute immer noch zahlreiche Mythen und bestehen Vorbehalte und Ängste um das Thema Hypnose, was sich auf die hypnosystemische Praxis auswirkt. Diese können in der psychotherapeutischen Praxis zu überhöhten und unrealistischen Erwartungen oder unangemessenen Ängsten führen.

Vielen Praktiker:innen und Forschenden ist es inzwischen gelungen, die Hypnotherapie wissenschaftlich zu untermauern, im Gesundheitssystem zu etablieren und ihre Wirksamkeit zu belegen.[33] Ortwin Meiss (2016, S. 23) beschreibt zum Beispiel moderne Hypnotherapie als »Systemtherapie nach innen, mit der ein Selbstorganisationsprozess beim Patienten angeregt wird«. Es bleibt zu hoffen, dass es gelingt, Ängste und Vorurteile weiter abzubauen.

---

33 Siehe z. B. die Sammlung von Revenstorf unter https://www.meg-tuebingen.de/wissenschaftliche-anerkennung/ [22.09.2025].

11.3 Fallbeispiel Lisa

Das Fallbeispiel handelt von dem 14-jährigen Mädchen Lisa. Die Anmeldung erfolgt durch die Mutter, die sich große Sorgen um Lisa macht, da diese in der Klasse immer wieder Erfahrungen von Ausgrenzung, Angriffen und Mobbing erlebt. Lisa geht es dadurch oft schlecht, und auch sie wünscht sich Unterstützung im Umgang mit dem Thema. Im Raum steht die Frage, ob ein Schulwechsel die Situation verbessern könnte.

11.3.1 Erstgespräch

Zum Erstgespräch erscheint Lisa mit ihren Eltern. Alle sind sehr bemüht, freundlich und kooperativ. Lisa hat einen 3 Jahre jüngeren Bruder, der nicht mit zum Gespräch kommt, auch weil er weder große Auswirkung noch großen Einfluss auf das Problem von Lisa zu haben scheint.

Lisa besucht die 3. Klasse einer neuen Mittelschule. Sie hat sich in den letzten Jahren zunehmend unwohl gefühlt, jedoch zu Hause nichts davon erzählt. Lisa konnte und kann schwer darüber sprechen. Die Eltern berichten, ihnen sei aufgefallen, dass Lisa sich vermehrt zurückzog, traurig erschien und sich wenig an familiären Ausflügen beteiligte. Dies schoben die Eltern zunächst auf die Pubertät. Zwei Monate vor Therapiebeginn kam es zu einem Übergriff auf dem Schulweg durch Klassenkameradinnen: Lisa wurde geschubst, beleidigt und verhöhnt, und ihr Schulrucksack wurde leicht beschädigt. Für Lisa war das ein Schock und der Auslöser, ihren Eltern zu erzählen, dass einige Klassenkameradinnen sie schon länger schlecht behandeln. Lisa weigerte sich daraufhin mehrere Tage, in die Schule zu gehen.

Dies hat zu Gesprächen zwischen Eltern und der Klassenlehrerin geführt, die jedoch wenig verändert haben. Die Lehrerin berichtet, wenig von dem Mobbing mitzubekommen, und beschrieb die Situation in der Klasse als allgemein schwierig. In einem Gespräch, das daraufhin zwischen der Klassenlehrerin und Lisa in der Schule stattfand, konnte Lisa sich schwer ausdrücken. Sie vermutet, dass die Klassenlehrerin das Geschehen anders einschätzt und als nicht so schlimm empfindet.

Was genau an der Schule passiert, ist nicht leicht erzählbar, und vorerst wird von Ausgrenzungen und subtilen Gemeinheiten mehrerer Klassenkameradinnen berichtet. Die Familienmitglieder haben ähnliche Erklärungen für das Zustandekommen der Situation und bewerten sie auch ähnlich. Die Anführerin der »Mobbingclique«, Sara, sei in der Volksschule mit Lisa befreundet gewesen, hätte sich dann aber von ihr abgewandt. Dieses Mädchen käme aus einem Elternhaus mit Gewalt und wenig Halt. Es sei in der Mittelschule gezielt auf Lisa losgegangen und hätte auch andere Mädchen gegen Lisa aufgehetzt. Lisa vermutet, dass ihre Schüchternheit und Wehrlosigkeit Sara noch angestachelt haben könnten.

Lisa berichtet in dieser ersten Stunde auch von Dingen, die sie gut kann und die ihr Freude machen: Sie backt und bastelt gerne mit ihrer Mama oder ihrer Cousine, die ein Jahr jünger ist. Vor einiger Zeit hat sie für ihre Cousine eine Motivtorte zum Geburtstag gebacken. Lisa erzählt, dass sie gerne neue Dinge ausprobiert und mit ihrer Cousine schon zwei Mal in einem Kletterferienlager war, wo es ihr in der Gruppe gut ging.

Lisa beschreibt als ihr Ziel, sich von anderen nicht mehr so beeinflussen zu lassen, sondern mehr »Egal-Gefühl« gegenüber anderen zu entwickeln und mehr Sicherheit für das, was sie tut. Sie möchte mehr auf sich schauen und ihre Wünsche und Bedürfnisse an die erste Stelle setzen. Auch möchte Sie eventuell die Schule wechseln. Gemeinsam wird überlegt, wie sie sich in der Schule schützen kann. Aufgrund der Coronapandemie ist der Schulbetrieb aktuell eingeschränkt, was Lisa sehr hilft, mit etwas mehr Abstand auf die Ereignisse zu schauen. Die Eltern beschließen, mit der Direktorin ein Gespräch über die Vorkommnisse zu führen.

11.3.2 Lösungsversuche im System Schule

Nach dem zweiten Gespräch, das ich mit Lisa allein führe, meldet sich die Mutter mit der Information, sie hätten den Schulwechsel beschlossen, nachdem das Gespräch mit der Direktorin für die Eltern enttäuschend verlief. Die Direktorin glaubt, wenig Einflussmöglichkeiten zu haben und erscheint den Eltern wenig motiviert, sich in der Sache zu engagieren. Die Mutter berichtet, dass sie sich mit Lisa nun nach einer neuen Schule umsehen.

11.3.3 Worte finden für das Mobbing und das Erleben von Lisa

Lisa kommt gerne und wöchentlich in die Therapie. Sie hat in der 3. Klasse nun nur noch 2 Monate zu absolvieren, bevor die Sommerferien beginnen. In den ersten Stunden geht es um das Kennenlernen und verstehen der aktuellen Situation. Lisa gelingt es zunehmend, Worte zu finden für das, was in ihr vorgeht, und sich zu öffnen.

Sie erzählt, wie es schon in der 1. Klasse zu kleinen Ausgrenzungen gekommen ist und wie sehr sie versucht hat, sich die Kränkung nicht anmerken zu lassen, sondern das Geschehen einfach zu ignorieren, obwohl es ihr innerlich sehr schlecht ging. Dies wird als die Beschreibung einer Seite ihrer Person angeboten, die sich nichts anmerken lassen will und einfach immer weitermacht. Diese Seite wünscht sich, zu sein wie alle anderen und nicht aufzufallen.

Das Erzählen fällt Lisa schwer, berichtet sie, weil sie lange Zeit überhaupt nicht von den größeren und kleineren Gemeinheiten in der Schule gesprochen hat. Den Begriff Mobbing kannte sie damals nicht. Lisa ist sehr interessiert daran, auszudrücken, was passiert ist. Sie beschreibt mehrere Situationen, in denen sie ausgelacht, verspottet, beschämt wurde.

Wenn Lisa im Unterricht etwas vortrug, z. B. in einer Prüfungssituation oder bei einem Referat, gab es mehrere Mädchen, die leise flüsterten oder lachten und Grimassen schnitten. Die Lehrer:innen bekamen davon wenig mit. Lisa wurde oft ausgegrenzt, beim Zusammenstehen auf dem Pausenhof wurde auf ihre Versuche, sich einer Gruppe anzuschließen, mit Wegdrehen und Augenverdrehen reagiert. Oft wurde ihr vorgeworfen, sie sei eine Streberin, das »Lehrerinschatzi«, und sie würde »sowieso bevorzugt« werden. Sara erschreckte Lisa einmal auf dem Schulweg, indem sie im Vorbeigehen laut schrie: »Ich hasse dich, weil du so gut bist!«

Lisa schildert, dass aus der Klasse fünf Mädchen aktiv und systematisch am Mobbing beteiligt sind und die anderen Mitschüler:innen dies tolerieren. Es gibt niemand, von dem Lisa sich Hilfe oder Unterstützung erwartet, außer von einem Mädchen, das ihr manchmal mitfühlende und verständnisvolle Blicke zuwirft.

Lisa berichtet davon, wie sich diese Erlebnisse auf ihren Selbstwert, ihr Sicherheitsgefühl, ihr Verhalten und ihre Sicht auf sich selbst und die Welt ausgewirkt haben. Sie hat sich dadurch immer mehr ängstlich zurückgezogen.

Das Mädchen beschreibt immer wieder, dass sie sich in der Therapie beim Erzählen dieser Angst machenden Erlebnisse »komisch« fühlt und es jedes Mal eine große Überwindung ist, über diese Erlebnisse zu sprechen. Danach fühlt Lisa sich jedoch jedes Mal erleichtert und ein bisschen stolz darauf, dass sie es geschafft hat. Außerhalb der Therapie hat sie noch mit niemandem darüber gesprochen.

Nach einem Therapiegespräch sagt sie beim Rausgehen mit einem Lächeln: »Ich hätte es nicht gedacht, aber Reden hilft!«

11.3.4 Imaginative Prozesse im Therapieverlauf

Lisa berichtet, dass sie in der Schule immer wieder in Situationen gerät, die für Sie sehr unangenehm sind, z. B. beim Warten vor dem Schulgebäude, wenn alle anderen in Gruppen zusammenstehen und manchmal tuscheln, wenn sie vorbeigeht. Sie erlebt diese Situationen so, dass sie als Einzige allein herumsteht. Es fühlt sich dabei so an, als legte sich von hinten oben eine Ritterrüstung über ihren ganzen Körper. Das erlebt sie als sehr unangenehm, es schränkt ihre Beweglichkeit ein bis zur Immobilität. Ihr Atem wird flacher und die Brust eng. Die Gedanken sind panisch und wechseln zwischen »Ich halte das nicht aus!« zu »Es ist so schlimm!«, »Ich will nicht hier sein.« Ihre Angst ist verbunden mit Scham und Verzweiflung. Lisa kann in diesen Situationen kaum sprechen und fühlt sich im Anschluss erleichtert, dass die Schule beginnt, aber auch müde.

Auch in den Schulstunden fühlt Lisa sich oft gestresst, während die Situation vor der Schule auf einer Stressskala oft auf dem höchsten Wert 10. Im Klassenzimmer beruhigt sie sich wieder etwas auf Stresswerte zwischen 7 und 8.

Im Gespräch über Angst wird ihr klar, dass beim Warten vor dem Schulgebäude keine reale Gefahr droht, obwohl es sich für Lisa so anfühlt. Nach unserem Gespräch sinkt der Stresswert auf der Skala in der Schule leicht.

In einem Anruf berichtet die Mutter, Lisa und die Eltern hätten nun eine neue Schule gefunden, die gut passen könnte.

Lisa berichtet in der nächsten Stunde, sie freue sich schon sehr auf die neue Schule und hoffe, dass dort alles anders wäre und sie keine Angst mehr haben müsse, ausgegrenzt zu werden. Sie habe erst jetzt gemerkt, wie sehr sich die Angst auch allgemein in ihrem Leben ausgebreitet hat. Wenn die Angst kommt, fühle sie sich wie eine kleine Maus, die sich verstecken möchte. Die Maus lebt in einem Haus mit Mauern, in dem es schwer ist, ein Loch oder Versteck zu finden. So läuft sie oft panisch hin und her oder kauert sich mit geschlossenen Augen irgendwohin. Dabei fühlt sie sich ausgeliefert und hilflos mit einem engen und angespannten Körpergefühl.

Wir beschließen, den Sommer gut für unsere Gespräche zu nutzen und in diesem Zeitraum zwischen den Schuljahren das Alte zurückzulassen und sich zu stärken für das Neue. Lisa kommt im Sommer regelmäßig wöchentlich in die Therapie. Sie bringt eine Zeichnung mit, die einen Weg mit schwierigeren und leichteren Phasen in einem Auf-und-ab-Verlauf darstellt. Das Reden fällt ihr sehr schwer, und sie findet für vieles erst beim Sprechen und mit Unterstützung Ausdruck. Wie sie beschreibt, gab es einige besonders schlimme Momente in der Schule, die sie zum Teil mit mir schon besprochen hat. Lisa berichtet noch von einigen besonders schlimmen Momenten, zum Beispiel, dass sie als einziges Mädchen nicht zu einer Übernachtungsparty eingeladen wurde. Dieses Verbalisieren des Erlebten tut ihr sehr gut, auch wenn es schwerfällt. Lisa beschreibt außerdem, wie schlimm es sich für sie angefühlt hat, im Pausenhof immer am Rand zu stehen. Wenn sie versuchte, sich zu einer Gruppe zu stellen, kam sie nicht an und erlebt es, dass jemand die Augen verdrehte, eine abwertende Bemerkung machte oder sie verspottete. Lisa spricht darüber, wie erleichtert sie sich nach dem Aussprechen des Erlebten fühlt und dass es hilft, darüber zu reden.

Es wird klar, dass Lisa sich oft als ängstlich und am Rande stehend wahrnimmt, vor allem wenn sie in der Schule ist. Wir reden über Situationen in der Vergangenheit und Gegenwart, in denen Lisa sich anders erlebt, z. B. beim Klettern oder mit der Cousine. Diese Situationen scheinen jedoch vergessen, sobald Lisa in der Schule ist oder an die Schule denkt. Lisa stellt fest, dass sie viel mehr ist als diese Angst und das Mobbing, wie ein »Fleckenteppich«, der aus vielen bunten Farben besteht. In der Schule kommt sie sich jedoch wie auf einen grünen Streifen reduziert vor, der gar nicht mit dem Gefühl assoziiert ist, dass er mit einem schönen Teppich verbunden ist. Das Bild gefällt Lisa, und sie möchte den ganzen schönen, bunten Teppich im Kopf haben und zeichnen.

Lisa berichtet, dass sich die Angst inzwischen in andere Situationen eingeschlichen hat, z. B. wenn sie mit ihrer Cousine einkaufen gehen möchte. Vor lauter Angst, jemanden aus der Schule zu treffen, bleibt Lisa lieber zu Hause. Auf die Frage, wem bzw. welchem Tier das nie passieren würde, fällt Lisa gleich ein Löwe ein. Er geht ruhig und langsam, mit schönen Bewegungen durch die Geschäfte. Sein Kopf ist oben, und er hat eine aufrechte Haltung. Der Löwe hat keine Angst vor anderen, sondern denkt mehr an sich. Er möchte sich eine tolle Beute holen, alles andere ist ihm egal. Lisa lacht und mag es sehr, sich wie ein Löwe zu fühlen.

Nach dem Wechsel an die neue Schule

Nach dem Sommer entfällt eine Stunde, sodass wir den Neuanfang an der neuen Schule nicht vorbesprechen können. Der erste Termin findet erst 5 Wochen später statt, also nach 4 Schulwochen.

Lisa hat an der neuen Schule verständlicherweise noch kaum Freundinnen gefunden. Darüber ist sie enttäuscht, und wir besprechen ihre Erwartungen an die neue Schule.

In dieser Stunde wird deutlich, wie groß die Hoffnungen waren, an der neuen Schule schnell Anschluss und Freundinnen zu finden. Wir sprechen über Zeit und das Hineinwachsen in eine neue Gemeinschaft. Lisa beschreibt, was sie möchte: einen guten Platz in der Gruppe finden.

11.3.5 Systemische Aspekte und Fokus auf Familiendynamik

In der nächsten Stunde sind die Eltern wie abgesprochen zur Stunde geladen. Beide berichten, auch sie seien etwas enttäuscht vom Start an der neuen Schule. Der Vater wünscht sich, dass Lisa nicht so schnell verzweifelt und geduldiger mit sich selbst umgeht. Die Mutter sieht das ähnlich. Lisa wünscht sich, dass die Eltern sie mehr machen lassen und weniger nachfragen, wie es ihr geht. Sie fühlt sich manchmal zu sehr behütet. Alle Beteiligten berichten wie bei jeder Familiensitzung auch von ihren gelungenen Beiträgen für mehr Sicherheit und Selbstsicherheit von Lisa.

In der Folgestunde erzählt Lisa, dass sie sich im Gespräch mit den Eltern fast nicht zu sagen traut, was sie denkt. Sie möchte ihre Eltern nicht belasten. Diese Seite, andere nicht belasten zu wollen, war in der Vergangenheit stark und hat mit dazu beigetragen, dass Lisa zu Hause von den Übergriffen durch ihre Mitschüler:innen nichts erzählt hat. Diese Seite war oft sehr einsam und hat heimlich viel geweint.

11.3.6 Aufbau einer Beobachterposition

Noch immer ist die Situation am Morgen für Lisa besonders belastend, und wir versuchen, die Situation zu verstehen.

Ich lade Lisa ein, sich mit mir auf eine Tribüne zu setzen. Von dort schauen wir gemeinsam auf Lisas »Spielfeld des Lebens«, in diesem Fall auf die Situation am Morgen: Lisa beschreibt in der dritten Person, was sich von außen beobachten lässt. Da sie Journalistin werden möchte, ist sie hoch motiviert und sieht gleich die Parallelen zu ihrem Berufswunsch. Die beobachtende Beschreibung lässt sich wie folgt zusammenfassen: Lisa startet um 7.00 Uhr und geht zur Schule. Am Eingang der Schule geht sie an den anderen Schüler:innen vorbei. Eine Gruppe von Mädchen tuschelt und lacht. Lisa schaut nach unten und hat die Schultern leicht nach oben gezogen. Lisa steht dann circa 5 Minuten allein vor dem Schuleingang, bis die Tür geöffnet wird.

Durch diese Beschreibung gelingt es Lisa, das Geschehen etwas distanzierter zu erleben. Sie benennt und spürt vermehrt die Unterscheidung von Vorgängen, die von außen beobachtbar sind, und jenen, die innerlich ablaufen.

In einer der folgenden Stunden erkunden wir die inneren Vorgänge in der Situation gemeinsam genauer: Wieder werden Unterschiede eingeführt, und wir fokussieren vorerst auf die Situation am Morgen, wenn Lisa aufwacht. Lisa beschreibt, wie rasch sorgenvolle Gedanken zum Tag auftauchen und ihr Denken beherrschen. Das führt im Körper zu Anspannung und Enge. Ihr Blick und die Wahrnehmung sind in den Gedankenschleifen der Angst gefangen.

Sie erkennt, dass es zu ihren bisherigen Bewertungen und Erklärungen möglicherweise Alternativen gibt.

11.3.7 Einfluss auf inneres Erleben gewinnen

Lisa erklärt sich zu diversen Experimenten bereit: Sie soll in den darauffolgenden Wochen beobachten, was im Außen und was im Innen abläuft. Dafür üben wir in der Stunde Atemtechniken, die ihr helfen sollen, auf der körperlichen Ebene Erregung abzubauen und aktiv etwas tun zu können.

In den nächsten Wochen pendelt Lisa zwischen dem Gefühl, gemobbt zu werden, und dem Gefühl, dass es ihr in kleinen Schritten gelingt, mit einigen Schulkolleg:innen Kontakt aufzubauen. Sie lernt jetzt mit einer Schulkollegin öfters gemeinsam. Lisa berichtet von einer Situation, bei der sie neben dem Lernen viel gelacht haben und sie sehr froh und voller Hoffnung heimging.

Ein paar Stunden später erzählt Lisa, sie merke, dass die neue Schule eigentlich ungefährlich sei, jedoch bei ihr innerlich noch immer die alte Angst aufkommt.

Wir wechseln auf die imaginative Ebene, und ich frage Lisa, welche Landschaft auftaucht, wenn sie an ihr Gefühl in der alten Schule denkt. Sie beschreibt eine Wüste, steinig und karg, ohne Möglichkeiten, sich irgendwo sicher und geborgen zu fühlen oder auszuruhen. So ist das Unterwegssein in der Wüste sehr anstrengend und heiß. Nur Weitergehen und Durchhalten sind möglich. Lisa kann weder links noch rechts schauen und kriegt wenig Luft. Es fühlt sich schrecklich und eng an in ihrem Körper, aber gleichzeitig auch wie abgeschaltet. Sie denkt: »Ich darf mir nichts anmerken lassen und muss einfach weitergehen!«

Nachdem Lisa aus dieser Landschaft wieder auftaucht, versetzt sie sich gedanklich räumlich in ihre neue Schule und bemerkt, dass es dort wie auf einer Almwiese sei: grün, voller Blumen, frisch, mit einem leichten, kühlen Wind, obwohl die Sonne angenehm wärmt. Es ist eine ruhige und friedliche Stimmung.

Lisa taucht aus dem Bild wieder auf, und wir beschreiben die Entfernung zwischen der Wüste in Afrika und der Bergwiese in Österreich. Wir schauen uns das auf der Landkarte an. Lisa meint, es könnte gut sein, dafür zu sorgen, dass das alte Gefühl nicht über das Meer kommt. Dafür installiert sie an der Grenze des afrikanischen Kontinents zum Mittelmeer große Stoppschilder.

11.3.8 Prozessverlauf in den letzten Monaten der Therapie

In der folgenden Sitzung ist Lisa sehr traurig. Die Traurigkeit habe schon bald nach unserem Gespräch angefangen und nicht mehr aufgehört, obwohl die Stunde sich so gut angefühlt hatte. Sie habe sich darüber sehr gewundert und sei sehr unzufrieden mit sich gewesen, weil es ihr schon wieder schlecht ging. Auch sei sie zwischendurch zum ersten Mal wütend auf die Leute geworden, die ihr das angetan haben sowie auf jene, die sie nicht unterstützt haben. Wir reframen ihre Traurigkeit und Wut als normale Entwicklung, und Lisa ist sehr froh darüber und kann ihre Gefühle nun als passende Reaktionen auf schlimme Erlebnisse sehen und bewerten.

In den darauffolgenden Therapiestunden merkt Lisa immer wieder kleinere Veränderungen an sich. So hat sie im Pausenhof erstmalig jemandem von ihrem Wochenende erzählt. In der Klasse hat sie sich auf einen freien Stuhl gesetzt und wich sie nicht aus, als eine Mitschülerin sie anfuhr. Ihre Mitschüler:innen gaben ihr sogar Recht, was Lisa zusätzlich bestärkt hat. Insgesamt fühle sie sich freier und traue sich mehr.

Wir weiten unsere Termine auf größere Abstände aus, und in den darauffolgenden Stunden nimmt Lisa viele kleine Erfolge wahr, benennt sie und bindet sie in gute Geschichten ein. Lisa ist viel zuversichtlicher und schafft es zunehmend, einen guten Platz in der Gruppe zu finden.

Die Eltern kommen ohne Lisa zu einem Gespräch und sind sehr froh darüber, dass ihre Tochter auf einem guten Weg ist.

Lisa möchte nach eineinhalb Jahren Psychotherapie kein formales Abschlussgespräch. Wir besprechen in einer »vorläufigen Abschlussstunde« ihre Erfolge und ihr neues Selbstbild, das im Werden ist. Die Auswirkungen dieser Erfolge und Entwicklungen waren auch in den Stunden vorher zentrales Gesprächsthema. Lisa spricht über ihre Vorhaben im Sommer, und es kommt mir vor, als säße eine Jugendliche vor mir, die sich auf die Zukunft freut, vermehrt auf ihre Kompetenzen fokussiert und mit Ängsten besser umgehen kann.

11.4 Interventionsmöglichkeiten in der Therapie

11.4.1 Rahmung und gemeinsamer Start eines Prozesses

In der ersten Stunde gelingt ein guter Kontakt. Alle Beteiligten stehen hinter der Therapie und möchten sich daran beteiligen, dass es Lisa wieder besser geht. Sie erklären sich das Zustandekommen des Problems sehr ähnlich. Vieles von dem, was passiert ist, erscheint noch unklar und außerhalb von Lisas Einflussbereich. Es scheint zu unterschiedlichen Mobbingformen und -situationen gekommen zu sein, jedoch scheinen die Worte für manches zu fehlen.

Die Therapie wird als Prozess erklärt, bei dem alle Beteiligten kooperieren mit dem Ziel, dass es Lisa wieder besser geht und sie sich mit Gleichaltrigen wohler fühlt. Systemische Therapie wird erklärt als Möglichkeit, auf internale Prozesse und Dynamiken im System Schule und im System Familie zu achten. Dies wird am Flipchart veranschaulicht. Regelmäßige Gespräche mit den Eltern sollen reflektieren helfen, was gelungen ist und welche Beiträge der Eltern sich günstig auf positive Dynamiken auswirken.

In der ersten Stunde werden mehrere Ziele vereinbart. Lisa möchte vor allem besser verstehen, was in der Schule abgelaufen ist und weiterhin abläuft. Sie möchte über die Erlebnisse sprechen und sich öffnen, weil sie merkt, dass dies wichtig für sie und ihre Eltern ist. Es tut allen Beteiligten sichtlich gut, einen Raum und einen Rahmen für die Besprechung dieses wichtigen Themas gefunden zu haben. Es ist deutlich spürbar, dass die Familie die Therapie als gemeinsames Projekt erlebt, das sinnvoll und wichtig für alle ist und über das Thema Mobbing hinausgeht. Alle möchten mehr miteinander ins Gespräch kommen und offen und ehrlich über Gefühle und Bedürfnisse sprechen. Die Eltern wollen mit der Klassenlehrerin und der Direktorin erneut Kontakt aufnehmen. In den Therapiegesprächen soll mehr Klarheit entstehen, ob und wann ein Schulwechsel sinnvoll und notwendig ist.

Ein klares Ziel und Sinn bei den Beteiligten hervorzurufen, kann als eine der grundlegendsten und wichtigsten Interventionen gesehen werden (Schmidt 2016, S. 80).

Nachdem nicht davon auszugehen ist, dass alle Kinder und Jugendliche verstehen, was Mobbing ist und wie es praktisch erlebt wird, erscheint es wichtig, Worte zu finden, die das Erlebte beschreiben und aussprechen helfen. Dies erfordert behutsames Nachfragen und Anbieten von Worten und Gefühlsbeschreibungen. Wichtig erscheint auch die Betonung, dass Mobbing eine Form von Gewalt ist, unter der die Betroffenen meist massiv leiden.

Lisa berichtet, dass sie in den ersten 2 Jahren in der Schule nicht verstehen konnte, was mit ihr passierte. Sie hatte keine Worte dafür und weinte viel zu Hause. Durch behutsames Nachfragen wird klar, dass es zu Ausgrenzungen, Verspottung, nonverbalen Reaktionen und Abwertungen kam, die wir als Mobbing beschreiben können.

Auch die körperliche Gewalt am Schulweg, die sie als Gipfel des Mobbings beschreibt, hilft Lisa, zu erkennen, dass es nicht in Ordnung war, was ihre Mitschülerinnen ihr angetan haben. Das »schlechte Gefühl« kann Lisa immer besser beschreiben: als Traurigkeit, Verzweiflung und Hilflosigkeit. Wir skalieren ihre Gefühle für unterschiedliche Situationen und fügen Facetten hinzu. So beschreibt Lisa eine Situation am Schulhof als »verzweifelte Traurigkeit ohne Worte« mit der maximalen Intensität von 10. Vor allem für gefühlsintensive Erlebnisse scheint ein langsames und sehr differenzierendes Vorgehen bei Lisa gut zu funktionieren. An manchen Stellen findet Lisa Worte für die vielschichtigen Auswirkungen des Erlebten auf ihr Selbstbild, ihr Körper- und Sicherheitsgefühl, ihre Gefühle, ihr Verhalten, ihre Körpersprache u. a. m. Lisa versteht ihr Erleben oft nicht und beschreibt es als komisch, übertrieben, ängstlich. Hier erscheinen alternative Erklärungen als sehr hilfreich, die angeboten werden und das Erlebte verstehen helfen. Das führt immer wieder zu neuen Bewertungen und angenehmeren Gefühlen von Lisa und erleichtert sie sehr.

Lisas ängstliche Seite im größeren Rahmen erkennen, verstehen, beruhigen

Nach mehreren Stunden wird deutlich, wie sehr sich inzwischen eine ängstliche Seite in Lisa ausgebreitet hat, die sich regelmäßig bei ihr meldet. Lisa fürchtet viele soziale Situationen und erlebt am Abend und am Morgen sowie in der Schule immer wieder große Angst. Dies zu erkennen erschreckt Lisa sehr. Es fällt ihr schwer, die Angst zu beschreiben. Sie hat sehr wenig Verständnis für diese ängstliche Seite und möchte sie loswerden. Hier erscheinen viele kleine Situationen in der Psychotherapie sehr wichtig, in denen erklärt wird, wie Angst entstehen kann, warum sie evolutionsbiologisch Sinn macht, welche Prozesse auf der Ebene des Körpers ablaufen und wie man die Entstehung von Lisas Ängsten verstehen, beschreiben, bewerten und erklären kann. Dies hilft Lisa sehr, ihre Angst anders zu bewerten und sich selbst wegen der Angst über die Zeit weniger abzuwerten. Wir üben gemeinsam Atemtechniken, die den Herzschlag beruhigen, und Lisa sieht an der Pulsuhr, wie sich ihr Puls innerhalb weniger Minuten durch Atmen beruhigen lässt. Das ermutigt sie sehr, auch wenn sie sich mehr Einfluss wünscht und ihre hohen Erwartungen ein Dranbleiben an dem Thema notwendig machen.

Gewalt klar benennen

Lisa betont mehrmals, wie gut es sich anfühle, wenn jemand klar und deutlich von Gewalt und ihren unterschiedlichen psychischen, sozialen und körperlichen Formen sowie von Grenzüberschreitungen spricht. Da sie sehr interessiert ist, sprechen wir auch von den Grundrechten, von psychischer Gesundheit und der Würde des Menschen. Es tut Lisa gut, über unterschiedliche Gewaltformen und Mobbing Bescheid zu wissen.

Lösungsorientierung

Im Umgang mit Mobbing ist der Wunsch meist groß und gut nachvollziehbar, dass Täter sich verändern und mit ihrem Tun aufhören oder dass Hilfe von außen kommt, z. B. eine Autorität, die für Ruhe, eine sichere Lernumgebung und respektvollen Umgang sorgt.

Lisa sieht hier wenig Möglichkeiten, ihre Situation durch Gespräche mit Beteiligten zu verbessern. Im Schulalltag hat sie immer wieder versucht, offen auf die Mitschüler:innen zuzugehen, jedoch ohne Erfolg. Auch die Gespräche der Eltern mit der Klassenlehrerin und der Direktorin bringen keine Verbesserung der Situation. Das ist für Lisa und ihre Eltern frustrierend.

Daher fokussieren wir im therapeutischen Raum jene Möglichkeiten, auf die Lisa Einfluss hat. Sie möchte ihre abenteuerliche Seite stärken und einen guten Platz in der Schule finden. Antworten auf Fragen nach Ausnahmen und Gelungenem lassen sich im Laufe der Zeit eher nebenbei finden als durch direktes Nachfragen.

Ressourcenorientierung

Es gilt, gezielt bewusste und unbewusste Prozesse in eine gewünschte Richtung zu beeinflussen und kreative Lösungen zu finden, die bereits in Klient:innen vorhanden, aber noch nicht fokussiert sind.

Das Thema Mobbing führt häufig zur Problemfokussierung beim Erleben von Situationen und von sich selbst. Dies betrifft sowohl die Betroffenen als auch deren Familien. Umso wichtiger ist das Aktivieren und Nutzen von Ressourcen. Im Gespräch wird deshalb durch minimale verbale oder nonverbale Unterschiedsbildungen an neuen Netzwerken gewoben. Im Gespräch entsteht z. B. die Idee, Lisas Glanzmomente wie Perlen zu sammeln, die auf eine Kette aufgefädelt werden. Es dürfen immer wieder neue Perlen im Laufe des Lebens dazukommen. Welche Perle gerade zum Leuchten kommt, hängt vom Licht ab, in dem sie steht. Dies ist Lisas Idee, und sie meint, dass sie zunehmend merkt, wie gut es ihr tut, auch ihre gelungenen Momente zu beleuchten.

Ein weiteres Beispiel für eine ressourcenorientierte hypnosystemische Vorgehensweise ist die Imagination eines Gefäßes für den eigenen Selbstwert. Virginia Satir hat mit der Vorstellung eines Potts gearbeitet (Satir 2021, S. 29 ff.). Diese Übung habe ich erweitert und lade Lisa ein, ein Gefäß zu imaginieren, das ihren Selbstwert bewahrt. Bei Lisa taucht ein Glas auf, auf das man sehr aufpassen muss. Im Glas sind einige Dinge, die man nicht so genau erkennen kann. Problematisch ist, dass dieses Glas nicht im Hellen steht, sondern in einer alten, staubigen Speisekammer im Dunkeln. Dort ist nicht der geeignete Platz, aber bisher habe es sich nicht anders ergeben. Lisa möchte das Glas an einem schönen Platz aufstellen, wo es sicher ist. Als geeigneter Platz taucht in ihrer Vorstellung eine alte Holzkommode auf, die zu Hause in der hellen Eingangsdiele steht und an der sie täglich mehrmals vorbeigeht.

Etablierung eines Seitenmodells

Es geht im hypnosystemischen Arbeiten auch um das Wahrnehmen des Menschen mit gewünschten, aber auch unerwünschten und abgelehnten Facetten oder Anteile.

> »Die Grundidee ist, dass die Einheit der Person, die Ganzheit des Menschen, seine Heilheit über die Verdeutlichung, Auseinandersetzung, Versöhnung und Integration seiner vielfältigen Teile hergestellt werden kann, so auch bei Kindern« (Mrochen u. Bierbaum-Luttermann 2020, S. 25).

Das Herausarbeiten unerwünschter Anteile ermöglicht es z. B. zu verstehen, für welche Bedürfnisse sich diese wohlmeinend einsetzen. So versuchen *ängstliche Anteile* oft, etwas zu beschützen oder in Sicherheit zu bringen. Dabei übersehen sie (oft kindliche Anteile) jedoch, dies auf aktuelle Kontexte abzustimmen. Die Art also, wie die Anteile versuchen, Schutz oder Sicherheit herzustellen, hat oft einen hohen Preis (Symptombildung) und führt zu Kampfstimmung im inneren Team, weil es Anteile gibt, die sich anderes wünschen, die die ängstlichen Seiten abwerten und/oder die wegen dieser beschämt sind.

Die unterschiedlichen Seiten werden zunächst herausgearbeitet, um sie in ihren Ambivalenzen und Auswirkungen wahrzunehmen und den Preis zu begreifen, den manche gelebten Muster abverlangen. Das kann dabei helfen, immer wieder stimmige Entscheidungen zu finden und kleine Schritte in eine erwünschtere Richtung zu gehen.

Lisa ist es in der ersten Stunde wichtig, auch über ihre *abenteuerliche Seite* im therapeutischen Raum zu erzählen, diese zu spüren und zu benennen. Sie kann lebhaft beschreiben, wie es sich angefühlt hat, im Klettercamp zu sein, dort mit anderen Jugendlichen zu üben und erste Erfahrungen am Felsen zu machen. Lisa beschreibt, wie cool es sich anfühlte, die ersten Routen im Nachstieg durchzuklettern, und berichtet über das schwerelose, sichere Gefühl, im Seil zu hängen und von der zweiten Person gehalten zu werden. Die Abende am Lagerfeuer verbindet Lisa mit dem Gefühl der Zugehörigkeit zum Kreis der Jugendlichen, das ihr sehr gutgetan hat.

Lisa beschreibt, wie wohl sie sich damit fühlt, eine abenteuerliche Seite zu haben, dass ihr dies guttue und sie aufbaue. Sie fühle sich stärker und größer und spüre dabei im Körper ein Aufrichten im Oberkörper. Ihr Rückgrat sei deutlich zu spüren. Ihre Mimik wird weiter, ihre Augenringmuskulatur entspannt sich sichtlich. Lisa atmet tiefer und ruhiger. Die Idee, sie habe eine abenteuerliche Seite, lässt Lisa verändert auf sich selbst blicken: Der Einfluss der Erzählung, sie sei ein ängstliches Kind, das oft gemobbt wird, verliert an Gewicht und Spürbarkeit.

Lisa ist froh zu wissen, dass diese Seite spürbar ist und zu ihr gehört, auch wenn sie im Schulalltag bisher kaum spürbar ist.

Da die Belastungen der Mobbingsituationen oft den Fokus sehr lenken, kann es besonders hilfreich sein, ihn auf andere Rollen zu lenken. Grafisch lässt sich dies z. B. darstellen, indem mit Klient:innen gesammelt und aufgezeichnet wird, was oder wer er oder sie abseits der Außenseiterrolle ist. Dabei ist gemeinsam mit Lisa das in Abbildung 1 gezeigte Motiv entstanden.

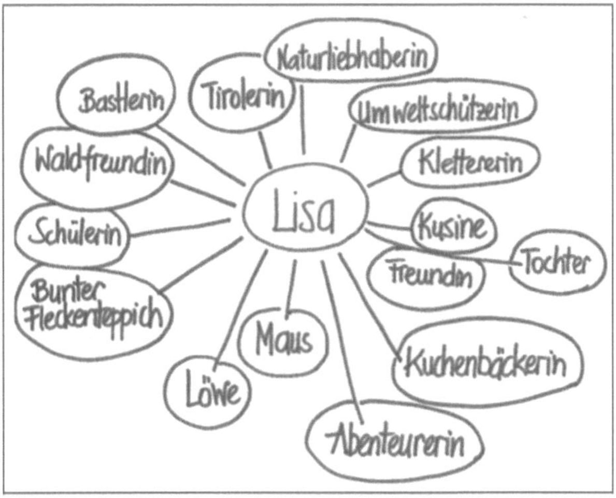

Abb. 1: Lisas gesammelte Rollen und Seiten

Hilfreich war auch die Benennung einer Seite, die unbedingt dazugehören wollte. Laut Lisa führte sie dazu, dass Lisa sehr viel runterschluckt und versucht, sich anzupassen und so zu sein, wie es von den anderen in der Klasse erwartet wird.

Stellvertretertechnik

Durch die Stellvertretertechnik wird versucht, Gefühle und Bedürfnisse sichtbar zu machen bzw. sie zu ergänzen und anzureichern. Im psychotherapeutischen Prozess lässt sich die Arbeit mit Stellvertretern vielfach einsetzen. Bei Lisa z. B. mit dem Ziel, ihre *ängstliche Seite* besser zu verstehen, die eine *Maus* ist, die den Atem anhält und sich nur verkriechen will. Die Maus rennt in einem Haus eine Mauer entlang. Ihr einziger Fokus ist das nächste Loch oder Versteck. Darüber hinaus interessiert sie nichts. Sie fühlt sich in großer Gefahr und denkt daran, dass gleich ein großer Kater kommen könnte.

Auch ein *Löwe* wird etabliert. Dieser blickt ruhig über die Landschaft, den Kopf oben, in seinem stabilen Vierfüßlerstand, mit sicherem Gang. Der Löwe atmet ruhig und ist ganz auf sich fokussiert. Was andere denken, interessiert ihn nicht. Er weiß, was er will, und schaut auf seine Beute, um sich zu holen, was er will.

Auf dieser Ebene ist es zum Beispiel leicht verstehbar, warum es als Maus schwer ist, einen guten Platz in der Gruppe zu finden. Nach dem Gespräch gelingt es Lisa, mit ihrer Cousine im Löwenmodus shoppen zu gehen. Wie sie sich beim Shoppen fühlt, erstaunt Lisa sehr, und sie merkt, dass es Einflussmöglichkeiten gibt, um Dinge anders zu erleben. Das beeindruckt sie sehr, und wir lachen über meinen Gedanken, dass möglicherweise irgendwann die Maus mit dem Löwen tanzen könnte. Diesen Gedanken greift Lisa später immer wieder auf und berichtet, dass sie ein Bild davon im Kopf hat.

Aufbau einer Beobachterposition

Für mehr Distanz zu den inneren Seiten ist beim hypnosystemischen Ansatz der Aufbau einer Beobachterposition zentrales Ziel des therapeutischen Prozesses. Dies ist die »Managementinstanz«, die unterschiedliche innere Zurufe oder Seiten koordiniert, abstimmt und sich in angemessener Distanz den unterschiedlichen Bedürfnissen zuwendet. Diese Aufgabe könnte mit der Leitungsfunktion von Dirigent:innen beschrieben werden bzw. mit einer Metapher, die für Klient:innen besser passt.

Für die Entwicklung dieser Beobachterposition kann die Metapher der Tribüne hilfreich sein: Klient:innen werden eingeladen, sich mit Therapeut:innen auf eine Tribüne zu setzen, um aus der Distanz auf das Spielfeld des Lebens schauen zu können. Aus dieser Position lässt sich mit der Zeit ein Überblick über Ziele, Dynamiken, Seiten und Ambivalenzen leichter gewinnen und aus der Distanz erzählen und erleben (Reinhold Bartl, pers. Mitt.).

Aus der Distanz lässt sich leichter erkennen, in welchen Kontexten sich unerwünschte Seiten melden und mit welchen inneren Prozessen dies korreliert. Diese inneren Prozesse können mithilfe der Wahrnehmungskanäle und Körperempfindungen beschrieben und so metaphorisch als Symptomgestalt, Form, Farbe externalisiert werden.

Da Lisa Journalistin werden möchte und wir über diesen Beruf mehrfach gesprochen haben, lade ich Lisa ein, ihre Geschichte und das aktuelle Geschehen in ihrem Leben aus der sachlichen Perspektive einer Journalistin zu beschreiben. Dafür begeben wir uns in der Vorstellung auf eine Tribüne und schauen auf Lisas »Spielfeld«. Wir stellen uns die Frage, was von außen beobachtbar ist und wie es im Alltag von Lisa abläuft. Dabei beschreibt Lisa ihren Alltag aus einer sachlichen und emotional distanzierteren Position. Das macht einen gefühlten Unterschied.

Lisa gelingt es dadurch, sich im Alltag besser zu beobachten und zu beschreiben, welche Gedanken ihr zum Beispiel am Abend durch den Kopf gehen.

Besonders schlimm ist es für Lisa, wenn sie bestimmten Schülerinnen begegnet, die sie an die »Täterin« erinnern. In den ersten Tagen an der neuen Schule kommt es mehrfach zu Situationen, in denen Lisa große Angst hat. Erst im Rückblick gelingt es ihr, diese Angst als alt und für die neue Situation unangemessen zu beschreiben.

Stellvertretertechnik – Entzerren von Vermischtem

Auf die Frage, welche Landschaft zu ihrem Gefühl an der alten Schule passt, berichtet Lisa Folgendes. Es fühlt sich an, wie in einer Wüste, in der es sehr heiß ist. Es weht ein heißer, trockener Wind, sonst ist nichts zu hören. Jeder Schritt ist quälend, und der einzige Fokus ist, einen Fuß vor den anderen zu setzen und weiterzugehen. Links und rechts zu schauen, zu rasten oder sich hinzulegen, solche Gedanken gibt es nicht. Es gibt keine Hilfe, sondern der Körper geht geradeaus. Es fühlt sich verzweifelt und trostlos an, ohne ein erkennbares Ende. Es gibt keine Pflanzen oder andere Ablenkungen. Der Körper fühlt sich sehr müde an und alles kostet viel Kraft.

Lisa ist traurig, und gemeinsam erkennen wir an, wie schlimm diese Zeit war und wie viel Kraft es sie gekostet hat, immer weiterzugehen und das auszuhalten. Nach einem Gespräch lenke ich auf das Gefühl in der neuen Schule und frage wieder nach einer Landschaft, die zum Gefühl dort passt. Es taucht rasch eine Almwiese auf. Es ist grün, und es gibt Blumen. Es gibt einen erkennbaren Weg. Das ist wichtig. Dadurch wird nochmals deutlich, dass die Orientierungslosigkeit in der Wüste ein Belastungsfaktor war. Es gelingt dadurch, die »vermischten« Gefühle deutlich zu entzerren und mehr Distanz zu den Erlebnissen an der alten Schule zu finden.

Ruhe finden, Körperprozesse wahrnehmen, verstehen und den eigenen Einfluss erhöhen

Durch die Beobachterposition bemerkt Lisa, dass sie sehr oft »im Stress« ist und auch zu Hause oft viele sorgenvolle Gedanken auftauchen. Wir sprechen über körperliche Vorgänge bei Stress, und Lisa findet es spannend, sich diesbezüglich selbst zu beobachten. Sie bemerkt, wie sie durch ihre Atmung ihren Herzschlag beruhigen kann. Wir imaginieren nach Lisas Vorgaben einen Ort der Ruhe im Wald, im Moos, wo die Vögel zwitschern und sie sich wohl und sicher fühlt. Dies wird in der Therapiestunde in eine Trance eingebettet und aufgezeichnet, sodass Lisa es zu Hause noch einmal anhören kann. Sie verwendet dieses Audio häufig, um am Nachmittag zur Ruhe zu kommen oder abends beim Einschlafen.

Selbstwertgefäß

In einer Familiensitzung kommt der Selbstwert als wichtiges Thema im Umgang mit Mobbing auf. Zuerst diskutieren wir sehr allgemein, was Menschen stark macht und sie vor Angriffen anderer schützt. Wir reflektieren, wie schwer es ist, sich als wertvollen Menschen zu erleben, wenn von außen viele Abwertungen kommen. Wir diskutieren, was Lisa dennoch an sich glauben lässt. Auch die Beiträge von Lisa Familienmitgliedern und ihrer Großfamilie werden besprochen. Ich lade Lisas Familie wie folgt ein: »Angenommen, es gäbe ein Gefäß, in dem jede Person in der Familie ihren Wert aufbewahrt und beschützt. Wie würde dein Gefäß aussehen? Was wäre darin?« Auf diese Einladung fallen den Familienmitgliedern viele Dinge ein, die in einer familientherapeutischen Sitzung (und einer Fortsetzung) besprochen und zu Hause mit dem jüngeren Bruder ergänzt und auf Papier gezeichnet werden.

Anmerkungen

In den Ausführungen dieses Abschnitts zu Interventionsmöglichkeiten sind hypnosystemische Vorgehensweisen hervorgehoben worden. Wie viele Menschen mit starken ängstlichen Seiten hat Lisa eine große Fähigkeit, sich Dinge lebhaft und spürbar vorzustellen, und ein großes kreatives Potenzial. Imaginative Methoden fallen ihr in der Therapie leicht, und die erarbeiteten Imaginationen werden immer wieder in Gespräche eingewoben. Vorgehensweisen wie zum Beispiel Stellvertretertechniken entfalten ihre Kraft eingebettet in Beziehung,

Rahmung, Anschlussfähigkeit, Empathie, Sinn und Erklärung der Vorgehensweisen und sollten keinesfalls als »Techniken« gesehen werden.

Imaginationen werden in der hypnosystemischen Praxis eher selten mit einer klassischen Hypnoseinduktion eingeleitet, sondern tauchen im therapeutischen Prozess auf, z. B. durch gezielte Fragen oder durch metaphorischen Sprachgebrauch der Klient:innen. Dann werden Imaginationen mit allen Sinnen angereichert, zugehörige Gefühle und Körperzustände beschrieben sowie verdichtet und verankert.

Die hypnosystemischen Herangehensweisen integrieren alle Sinne und arbeiten mit inneren »Bildern« der Klient:innen. Diese können visuell, akustisch, kinästhetisch, olfaktorisch oder gustatorisch sein. In diese »Sprache« übersetzt, tauchen begleitend Gefühle und Körperempfindungen auf, die im Umgang mit problematischen Dingen oft verdeutlichen, was genau die Belastung darstellt bzw. wo hilfreiche Aspekte zu finden sind.

Kindern kommt dieser Ansatz sehr entgegen, denn sie beschäftigen sich tendenziell ungern rational-analysierend im Sinne einer Ursachensuche mit ihren Problemen. Sie sind vielmehr am Ausprobieren und an Lösungen interessiert, die gerne fantasievoll, symbolhaft, jenseits von Logik und magisch sein dürfen.

11.5 Hindernisse, Herausforderungen und Lösungen

Trotz vielfältiger Versuche gelang es in diesem Fall leider wenig, das Umfeld Schule für den therapeutischen Prozess zu gewinnen und einzubinden. Dies dürfte an diversen Faktoren gelegen haben, wie z. B. einer Klasse mit schwierigen Dynamiken und diverse Mitschüler:innen mit problematischen Verhalten. Auch die Umstände durch die Coronapandemie verhinderten eine rasche Zusammenarbeit zwischen Psychotherapie und Schule. Die Einbindung des jüngeren Bruders war öfters eine Überlegung und kam aus unterschiedlichen Gründen nicht zustande, was schade war.

Eine Sensibilisierung für das Thema Mobbing in der Gesellschaft und im Kontext des Systems Schule ist weiterhin wünschenswert.

Als weiterer Stolperstein im Umgang mit Mobbing erscheint eine Vorgehensweise, die am äußeren Geschehen haftet, an den Umständen und den Tätern allein oder an einer Dichotomie von Täter(n) und Opfer(n) im therapeutischen Prozess. Während die klare Benennung von Gewalt in all ihren Formen als sehr zentral und wichtig im Umgang mit Mobbing erscheint, kann eine Überbetonung und Fokussierung auf die Kategorien »Täter« und »Opfer« schnell zu einer Einschränkung von Möglichkeiten im therapeutischen Tun führen und zu einer Verhärtung der Sichtweisen.

Daneben hat es sich nach meiner Erfahrung als günstig erwiesen, die inneren Prozesse zu beachten, was im berichteten Fall sehr einfach war, aber in anderen Fällen durch das große Leid sehr schwer sein kann und oft mit großem Opfererleben korreliert.

11.6 Innovationen, Interventionen und Empfehlungen für das Gesamtsystem

Im allgemeinen Umgang mit Kindern und Jugendlichen in der therapeutischen Praxis und im Umgang mit Ausgrenzungsphänomenen kann ein Konzept von Gerhard Walter besonders hilfreich sein. Walter etablierte an der ehemaligen Abteilung für Kinder- und Jugendheilkunde der Landesklinik Salzburg das Behandlungskonzept »Vom Problemland zum Lösungsland« für psychosomatisch erkrankte Kinder und Jugendliche (Walter 2014). Ausgehend von einer Idee von Michel Durrant, dem Autor des Buches *Stationärer Aufenthalt als Übergang* (Durrant 1996), entwickelte Walter dessen Konzept weiter. Er integrierte die Idee, den Aufenthalt als Übergangsritual zu sehen, wie es in indigenen Gesellschaften in der Jugendzeit typischerweise vollzogen wird (van Gennep 1986), dessen Vorbereitungsprozess und das Konzept der »bezogenen Individuation« (Stierlin 1977).

Diese Ideen können für den therapeutischen Prozess von Kindern und Jugendlichen sehr gut angewandt werden und erscheinen mir beim Thema Mobbing und Ausgrenzung für Therapeut:innen und alle Beteiligten als besonders hilfreich. Die zentrale Idee lautet:

Psychotherapie kann als Phase eines Übergangs beschrieben werden, von einem Kompetenzzustand in einen »höheren«.

Worin die neuen Kompetenzen bestehen, wird im gemeinsamen Gespräch aller Beteiligten erörtert. Bei Lisa waren dies z. B. ihre Ziele »Einen guten Platz in der Gruppe finden« und »Mehr Egal-Gefühl gegenüber anderen entwickeln«. Die Familie wollte »offener über Gefühle sprechen und auch schwierigen Themen Raum geben«. Dann werden gemeinsam folgende Fragen besprochen: Wer trägt in welcher Weise was zum Erreichen dieser formulierten Ziele bei? Welche kleinen Unterstützungen für Lösungen können die Beteiligten auf unterschiedlichen Ebenen leisten?

Es ist dafür günstig, eine Plattform für alle Beteiligten zu schaffen, auf der sich Reflexion und Austausch abspielen und Zwischenziele formulieren lassen.

Dabei können die Beteiligten ihre Beiträge zur Zielerreichung benennen, austauschen, reflektieren und immer wieder durch die Feedbackschleifen der anderen abgleichen.

In dem beschriebenen Fall war dies leider nur gemeinsam mit Lisas Eltern möglich.

Für meine persönliche Arbeit ist das hypnosystemische Konzept sehr hilfreich, weil es neben den klassischen systemischen Möglichkeiten verständliche Erklärungen anbietet, die Menschen helfen, sich selbst und die eigenen Seiten besser zu verstehen und stimmige Erklärungen für ihr inneres Erleben zu finden. So tut es gut zu merken, dass die Angst nicht nur ein »schlechtes Gefühl« ist, verunsichert und behindert, sondern auch die Sorge um Schutz und Sicherheit beinhaltet.

Das hypnosystemische Konzept bietet Orientierung, weil es die unterschiedlichen Verarbeitungsmodi, also die Art, wie wir die Welt bewusst und unbewusst wahrnehmen, in Worte fasst. Das ist sehr hilfreich, weil es Erklärungen für Verhalten und Erleben liefert und so die Verstehbarkeit und Klarheit für sich selbst und die Welt insgesamt fördert. Komplexität und Nichtlinearität psychotherapeutischer Veränderungsprozesse lassen sich hypnosystemisch gut erklären. Körperprozesse werden beachtet, utilisiert und in hilfreicher Weise in den therapeutischen Prozess integriert. Die Arbeit mit den inneren Bildern der Klient:innen macht es den Therapeut:innen leicht, inhaltlich in einer Position des Nichtwissens zu bleiben und ihre Klient:innen neugierig zu begleiten. Dieser Fokus auf deren inneres Erleben kann Prozesse beschleunigen und Themen immer wieder rasch auf den Punkt bringen. Insgesamt rückt das innere Erleben in den Fokus des therapeutischen Interesses.

12 Andersartig und sozial (un)erwünscht? Anforderungen und Herausforderungen von Kindern und Jugendlichen mit AD(H)S im sozialen Gefüge

Ingrid Jenkner

12.1 Einführung

Wenn heute in Politik und Gesellschaft über Kinder- und Jugendgesundheit gesprochen wird, rückt vor allem die sogenannte *neue Morbidität* in den Vordergrund, die Verschiebung des Krankheitsspektrums von den akuten zu den chronischen Erkrankungen sowie von den somatischen zu den psychischen Gesundheitsstörungen, wie z. B. Lern-, Aufmerksamkeits- und Aktivitätsstörungen, Verhaltens- und emotionale Störungen, Belastungen durch Gewalterfahrungen und Suchtmittelmissbrauch. Dem österreichischen Kinder- und Jugendgesundheitsbericht (BMG 2015) zufolge wird die moderne Morbidität zum großen Teil von krankheitswertigen Störungen der Entwicklung, der Emotionalität und des Sozialverhaltens bestimmt.

Die Gegenüberstellung von Gesundheit und Krankheit umfasst bei genauerer Betrachtung jedoch ein sehr breites Spektrum von nicht immer scharf abgrenzbaren Phänomenen (13. Kinder- und Jugendbericht; BMFSFJ 2009).

Vor allem über eine spezielle Ansammlung von Symptomen bei Kindern und Jugendlichen, welche die Fachwelt kurzerhand als *AD(H)S* bezeichnet, wird diesbezüglich so viel geschrieben und diskutiert wie über kaum ein anderes Thema. Denn letztendlich bleibt es ein schwieriges Thema für Eltern, Pädagog:innen, Angehörige medizinischer Heilberufe, kurzum: für unsere heutige schnelllebige Leistungs- und Funktionsgesellschaft, in der eine »Umweltangepasstheit« höchste Priorität zu besitzen scheint. Provokant formuliert, weisen die Vertreter:innen der gerade genannten Gruppen im Falle von AD(H)S wohl einen höheren Leidensdruck auf als die symptomtragenden Kinder- und Jugendlichen selbst, die in weiterer Folge eher unter der Dynamik des Systems leiden.

AD(H)S steht für *Aufmerksamkeitsdefizit-(Hyperaktivitäts-)Syndrom*. Es zählt unter diesem störungsspezifischen Blickwinkel zu einer der drei am häufigsten diagnostizierten Erkrankungen im Kindes- und Jugendalter und ist in allen sozialen, gesellschaftlichen und ethnischen Gruppen und Nationalitäten vertreten (Petermann 2011, S. 3).

Zu den *Kernsymptomen* von ADHS zählen:

- Hyperaktivität/Impulsivität
- Unaufmerksamkeit
- mangelnde Impulskontrolle.

Diese Hauptsymptome können, müssen aber nicht gemeinsam auftreten. Als zahlreiche *Nebensymptome*, die mitunter als stark belastend empfunden werden, werden u. a. genannt:

- generelle Reizoffenheit
- leichte Reizbarkeit und Ungeduld
- bei gleichzeitig verminderter Gefühlskontrolle und Stimmungsstörungen (z. B. Wutausbrüche auch bei geringem Anlass und, daraus resultierend, zwischenmenschliche Konflikte)
- verminderte Stresstoleranz (z. B. Gefühl von Überlastung im »normalen« (Schul-)Alltag
- Desorganisation: viele Aufgaben werden gleichzeitig begonnen, aber nicht zu Ende gebracht, Verabredungen werden vergessen, Termine nicht eingehalten
- in Jugendjahren sich entwickelnde Suchttendenzen.

Laut »ADHS Bericht« des österreichischen Bundesgesundheitsministeriums (BMSGPK 2013, S. 7) liegt AD(H)S nach anerkannter *Definition* dann vor, wenn oben genannte Hauptmerkmale (mit oder ohne deutliche Hyperaktivität) in einem abnormen Ausmaß ausgeprägt sind, dem altersadäquaten Entwicklungsstand nicht entsprechen und es zu Störungen in den sozialen Bezugssystemen, der Wahrnehmung und im Leistungsbereich von Schule, Ausbildung und Beruf führt; die sich in der Kindheit entwickelnden Leitsymptome müssen länger als 6 Monate andauern, in unterschiedlichen Lebensbereichen auftreten und zu einem erkennbaren Leiden mit einhergehender starker Beeinträchtigung im Alltag führen.

Die einzelnen Symptome können unterschiedlich stark ausgeprägt sein und müssen nicht immer alle gleichzeitig auftreten. Charakteristisch zeigt sich in der Forschung jedoch die *Unstetigkeit in der Aufmerk-*

samkeit (hier ein Hyperfokussieren, dort die totale Ablenkung) sowie *soziale und emotionale Probleme.*

Weit weniger unangenehm fallen da jene Kinder und Jugendliche auf, bei denen ADS, also ein *Aufmerksamkeitsdefizit-Syndrom* diagnostiziert wird, »die kleine Schwester des ADHS«. Sie sind zwar ebenfalls unkonzentriert und unaufmerksam, ihr Umfeld leidet aber nicht unter den hyperaktiven Verhaltensauffälligkeiten. Denn den betroffenen Kindern und Jugendlichen wird vor allem Langsamkeit und Verträumtheit, Ängstlichkeit und Schüchternheit sowie Empfindlichkeit und eine starke Sensibilität zugeschrieben. Meist haben sie jedoch die gleichen Probleme in der Schule oder am Ausbildungsplatz – die Symptome von ADS und ADHS gehen fließend ineinander über.

Der Psychologe und Mobbingforscher Dan Olweus (vgl. Kap. 3) differenziert zwischen passivem und provozierendem Opfertyp: Das *provozierende Opfer* sei demnach im Allgemeinem unkonzentriert und nervös. Sein Verhalten schaffe Ärger und ein gespanntes Verhältnis, was in seinem Umfeld negative Reaktionen auslöst (Olweus 1986). Diese Beschreibung trifft aus Sicht der Autorin die ADHS-Symptomatik des jungen Markus im Fallbeispiel.

12.2 Fallbeispiel Markus

Erstgespräch in der psychotherapeutischen Praxis

Der 12-jährige Markus wird von seiner Mutter zur ersten Therapiestunde in die psychotherapeutische Praxis begleitet. Während der Klärung des Überweisungskontextes und der Rahmenbedingungen mit der Mutter genießt Markus bereits sichtlich den Schwingstuhl. Mit dem kann er toll wippen, da dieser seinen schaukelnden Bewegungen Ausgleich zu verschaffen sucht. Vielleicht mit einem Ohr beim »Erwachsenen-Blabla« (er kennt das ja schon, weil er sich oft genug in ähnlichen Situationen wiedergefunden hat) scannen seine munteren Augen den Raum, was der für ihn zu bieten hat. Im weiteren Verlauf des Erstgesprächs zeigt sich eine deutlich belastete Mutter und ein (mehr an der Praxisausstattung) hoch interessierter junger Bursche. Während sie ihre Leidensgeschichte mit ihm erzählt, entdeckt Markus ein Laserschwert und duelliert sich im Hintergrund schauspielhaft mit der Zimmerpflanze.

Markus lange und folgenreiche Lebensgeschichte

Seine müde wirkende Mutter erzählt, dass Markus einen schweren Start ins Leben hatte und schon bei seiner Geburt per Kaiserschnitt geholt werden musste. Im Babyalter gibt es Probleme mit Essen, Schlafen und stundenlangem Schreien. Ständig will er beschäftigt und unterhalten werden.

Im Kindergarten verliert Markus aufgrund seines geringen Durchhaltevermögens schneller als andere das Interesse an Neuem, was insbesondere bei Stillspielphasen häufig Probleme nach sich zieht. Seine geringe Frustrationstoleranz führt oft zu Eskalationen mit anderen Kindern bis hin zu Schubsen, Stoßen und Verletzungen. Es folgen unzählige Ladungen zu Elterngesprächen – der Störenfried ist identifiziert. Letztendlich bleibt den Eltern nichts anderes übrig, als Markus aus dem Kindergarten herauszunehmen und zu einer Tagesmutter zu geben. Dort scheint sich die Lage einigermaßen zu entspannen.

Markus kommt in die Schule, wo er bald wegen seines Aufstehens, Herumlaufens und Dazwischenredens zum Klassenclown erkoren wird. Er wirkt schusselig und ungewollt tollpatschig. Dies führt wiederholt zu kleineren Unfällen und größeren Gipsverbänden. In der Folge verfestigt sich Markus' Vorstellung, er könne deshalb keine Hausaufgaben schreiben, was zu Hause stundenlange Diskussionen auslöst. Diese Situation verbessert sich in der Unterstufe nicht, im Gegenteil.

Schon früh morgens verbreitet Markus Hektik, wenn er den Schulbus zu erreichen versucht. Oft würde er ohne seine Jause, dem Linienticket oder gar der Schultasche losziehen, wenn die Mutter ihn nicht unterstützen würde. Seinen Sportbeutel und benötigte Hefte zu finden, die er irgendwo verlegt oder vergessen hatte, ist jedes Mal aufs Neue eine Herausforderung. Besonders der Vater des Buben hat dafür wenig Verständnis und schimpft oft mit Markus. Unter anderem unterschiedliche Auffassungen darüber, wie der Sohn zu erziehen sei, führen immer häufiger zu Konflikten des Ehepaares, bis es bald darauf zur Scheidung kommt. Die Mutter erzählt von ihrem schlechten Gewissen, weil es wohl im Streit mit ihrem Ex-Mann oft sehr laut zugegangen sei, wenn dieser manchmal spät nachts alkoholisiert nach Hause kommt. Dann holt der Vater den Buben sogar aus dem Bett, um ihn zur Rede zu stellen, wenn es wieder eine Beschwerde aus der Schule gab, und verhängt strenge Strafen, die die Mutter vollziehen soll, weil er selbst wenig zu Hause ist.

Nach der Trennung zieht Markus mit seiner Mutter vom gemeinsamen Haus in eine kleine Wohnung, weil das Familienbudget nun wesentlich geringer ist. Der Mutter, die nun wieder mehr Stunden arbeitet, fehlt es oft an Energie, sich bei Markus konsequent durchzusetzen und die Einhaltung der vereinbarten Regeln einzufordern. Häufig gehen die Nerven mit ihr durch, sie übt heftige Kritik an seinem Verhalten und bestraft Markus mit Computerverboten, an die er sich aber nicht hält, weil er sie anscheinend nicht einmal gehört hat.

Die Mutter droht Markus sogar damit, ihn in ein Heim zu geben, wenn sich nichts ändere. Denn vermehrt erhält sie Telefonanrufe von Lehrer:innen, die davon berichten, dass es mit Markus immer schlimmer werde. In den Pausen käme es oft zu Streitereien mit den Klassenkollegen, weil Markus ununterbrochen recht haben wolle, egal um welches Thema es sich handele. Markus' Sinn für Gerechtigkeit wird oft zum Stolperstein, weil Markus sehr aufbrausend ist, wenn er sich ungerecht behandelt fühlt. Selbst bei älteren Schulkolleg:innen und Lehrer:innen zeigt Markus dieses Verhalten ohne Rücksicht auf Verluste. Diesbezüglich macht er keinen Unterschied.

Auch sonst wird sein Verhalten als mehr als auffällig beschrieben. Im Klassenkontext bedeutet dies, dass er nie warten kann, bis er an der Reihe ist, sondern dass immer gleich alles, was er weiß und zu sagen hat, aus ihm herausplatzt. Das stört nicht nur seine Lehrer:innen, sondern auch die anderen Kinder. Diese sehen Markus als totalen Angeber, der sich überall einmischen muss und dann völlig ausrastet, wenn es mal nicht nach seinen Vorstellungen läuft.

Die Mutter ist ratlos, denn es kommen schon bald weitere Beschwerden von anderen Eltern, da sich die Mitschüler:innen über sein nerviges Verhalten beklagen. Markus' Schulnoten in den Hauptfächern verschlechtern sich. Es scheint, als könne er sich einfach nicht richtig konzentrieren. Wenn er mit einer Aufgabe anfängt, geht er plan- und ziellos ans Werk. Er wisse oft nicht, wie er sie lösen soll, und fange deshalb erst gar nicht an. Stattdessen untersucht er z. B. lieber die Schultaschen der anderen.

Der Klassenlehrer berichtet, Markus sei im Sport wohl sehr motiviert und voll Elan dabei, ja sogar einer der Besten, im regulären Schulbetrieb benötige er jedoch viel Anleitung und Aufmerksamkeit, um mitzukommen. Besonders schwierig seien die Hauptfächer Deutsch und Mathematik. Der Lehrer empfiehlt der Mutter eine psychologische Abklärung, um herauszufinden, ob eine Entwicklungsverzögerung bzw. ADHS vorliege.

Testung und Diagnose »hyperaktiv-impulsiver Typ von ADHS«, Beginn von fachlicher Unterstützung

Die Testung bestätigt eine Teilleistungsschwäche bei bestehendem ADHS. Markus soll deshalb zukünftig besondere Förderung erhalten. Die empfohlene Psychotherapie kann die Mutter aktuell nicht veranlassen, da sie es privat nicht finanzieren und Markus lediglich bei einigen Therapeut:innen auf die Warteliste für einen vollfinanzierten Kassenplatz setzen lassen kann.

Seitens der Schule werden nun eine Beratungslehrerin und die Schulpsychologin hinzugezogen, bei denen Markus regelmäßig zu Gesprächen eingeladen wird. Auf Geburtstagspartys wird er hingegen nicht mehr eingeladen, und in der Pause wollen nur noch wenige mit ihm »abhängen«. Daher orientiert sich Markus meist an älteren Mitschüler:innen, mit denen er auf dem Pausenhof beim heimlichen Rauchen erwischt wird.

Vermehrte Ausgrenzung und Zunahme von Mobbing in der Schule

Seine direkten Mitschüler:innen meiden Markus zunehmend, der so mehr und mehr zum Außenseiter wird. Zu einem Außenseiter, der jedoch immer noch gut genug dafür ist, dass man ihm Streiche spielt, um ihn dann zu beobachten, wie er ausrastet und Probleme mit den Lehrer:innen bekommt. Dass man ihm unbemerkt Salz in seine heiß geliebte Dose Energydrink schüttet, die er dann quer durch das Klassenzimmer wirft und so klebrige Flüssigkeit auf Schulheften, Wänden und Boden verteilt, ist nur eines von vielen Beispielen.

Weil er so lange braucht, um Aufgaben zu verstehen, wird Markus immer wieder ausgelacht. Wenn es bei Lernspielen darum geht, Gruppen zu bilden, blicken die anderen verachtend auf ihn herab und »wählen« ihn als Letzten. Ihren Kommentaren zufolge »könne man mit Markus keine Rechenolympiade gewinnen«. Weil er sich nie an Spielregeln hält, wäre die Gruppe, die ihn aufnimmt, von Haus aus benachteiligt.

Dass er selbst daran schuld sei, weil er »einfach ein Loser ist«, hört Markus nun öfter. Klassenkolleg:innen, die »Erbarmen« mit ihm zeigen, werden von einem Mitschüler immer wieder ins Lächerliche gezogen, sodass sich letztendlich keiner mehr traut, zu Markus zu halten. Bei Elternabenden hört die Mutter, es sei Markus' sozial unkontrolliertes Verhalten, für das die Mitschüler: innen keinerlei Verständnis haben. Schon gar nicht, weil sie erfahren haben, dass die Mutter Medikamente gegen ADHS-Symptome für ihren Sohn ablehnte.

Da Markus öfter aus dem Unterricht geholt wird, um bei der Schulpsychologin seinen Termin wahrzunehmen, wird er nur noch »Psycho« genannt und gehänselt. Markus reagiert auf diese Provokationen sehr empfindlich und mit aggressivem Verhalten. Schon kurz darauf tut ihm dies leid, und er bricht in (Wut-)Tränen aus.

Ein Mitschüler filmt Markus dabei, stellt das Video online, sodass die ganze Schule Zeuge wird und darüber lacht. Es kommt vor, dass in der Klasse etwas kaputtgeht und dieser bestimmte Klassenkollege behauptet, Markus sei »es gewesen«. Als in der Schulkantine der Getränkeautomat aufgebrochen wurde, wird Markus dazu befragt, weil der Mitschüler ihn dabei gesehen haben will. Markus beteuert, es nicht gewesen zu sein, und erzählt seiner Mutter, dieser Mitschüler habe ihn gerade erpresst. Unter Androhung, Markus anzuschwärzen, habe er Geld haben wollen, was Markus ihm natürlich nicht gegeben hat.

All diese Vorfälle meldet die Mutter der Schule. Die Leitung reagiert durch Hinterfragen und Reflexion im Lehrkörperteam professionell und führt in einem ersten Schritt umgehend Einzelgespräche mit den betroffenen Schüler: innen. Weiters werden Klassenworkshops organisiert unter dem Motto »Null Toleranz gegen Gewalt – Wir übernehmen Verantwortung« mit den folgenden Zielen: Förderung von Wissen über die verschiedenen Formen von Gewalt, diesbezügliche Sensibilisierung und Achtsamkeit, Förderung sozialer Kompetenzen, von Kompetenzen und Strategien speziell im Umgang mit Gewalt sowie Förderung von Verantwortlichkeit und Zivilcourage.

Diese Maßnahmen verschaffen Markus zwar vorübergehend Entlastung, da er ein wenig Rückhalt seitens des Lehrkörpers und mancher Klassenkolleg:innen erfährt. Sein eigentliches Problem ist jedoch nicht gelöst.

Die Schulpsychologin empfiehlt Markus' Mutter erneut dringend, ihrem Sohn eine externe Psychotherapie zu ermöglichen. Markus' Vater erklärt sich nach Rücksprache bereit, die zusätzlich anfallenden Kosten zu übernehmen, sofern er sich nicht um die organisatorische Abwicklung kümmern müsse.

Beginn der Psychotherapie – Status quo

So sind Mutter und Sohn nun in der therapeutischen Praxis gelandet. Markus versteht nicht, was er hier überhaupt soll, weil seiner Meinung nach die anderen ihn herausfordern und zu seinem Verhalten förmlich zwingen. Da es in der Praxis ein Tischfußballspiel gibt, erklärt er sich jedoch bereit wiederzukommen. In den folgenden Einheiten, in denen das Spiel im Vordergrund steht, erklärt er der Therapeutin u. a., er habe ADHS. Deshalb könne er sich gar nicht anders verhalten. Das sei dann einfach so. Die Therapeutin fragt ihn, ob er denn andere Menschen kenne, die auch ADHS haben. Damit hat sich Markus noch nie beschäftigt.

Beim gemeinsamen Recherchieren über ADHS finden sie nebenbei heraus: Es gibt sogar eine Vielzahl an Prominenten mit ADHS-Diagnose, die trotz bekannter Symptomatik ganz schön erfolgreich und bekannt geworden sind. Viele von denen sind der Meinung, dass sie es gerade wegen ADHS so weit gebracht haben. Einige dieser Promis, die größtenteils künstlerisch oder sportlich erfolgreich sind, zählen sogar zu Markus' Idolen.

12.3 Interventionsmöglichkeiten in der Therapie

Bei einer Fallkonferenz in der Schule, zu der auch die Therapeutin eingeladen ist, zeigt sich ein ziemlich einheitliches Bild der Auffassungen über Markus. Fast alle sind der Meinung, es müsse sich schleunigst etwas ändern, um weitere Konsequenzen abzuwenden. Markus müsse an seinen Schwächen arbeiten und solle entsprechende Förderungen erhalten, um zu lernen, seine Defizite auszugleichen.

Abseits der erklärten Defizite will die Therapeutin wissen, ob es denn irgendetwas gibt, worin Markus besonders gut sei und wofür ihn seine Lehrer:innen schätzen. Dabei berichtet lediglich sein Sportlehrer davon, dass Markus (trotz bekannter Schwierigkeiten) hier überwiegend gut lenkbar ist. Im Sport sei er überdurchschnittlich begabt, sei ein fairer Spieler, habe viel Durchsetzungsvermögen und scheint vor nichts Angst zu haben. Interessiert schlägt die Therapeutin vor, neben all der geplanten Unterstützung zum Defizitausgleich unbedingt auch dort anzusetzen und Markus' Stärken zu fördern. Im Gespräch entwickelt sich so die Idee, es dem leidenschaftlichen Spieler Markus zu ermöglichen, in einem Fußballverein zu trainieren. Die Mutter, die so weitere Termine hätte koordinieren müssen, wird entlastet, da der Sportlehrer, der privat eine Jugendfußballgruppe trainiert, ihr anbietet, Markus nach der Schule dorthin mitzunehmen. Vorerst wird ein Versuch gestartet und Markus' Verhalten genau beobachtet. Die Therapeutin bittet den Lehrkörper und die Mutter darum, ihr unbedingt rückzumelden, ob dies positive Veränderungen in Schule und Alltag mit sich bringt, und genau zu beschreiben, welche dies seien.

Sport als Motivation und Ressource

Im weiteren Therapieverlauf erzählt Markus von der Einladung seines Sportlehrers, an einem Schnuppertraining teilzunehmen, die er freudig angenommen hat. Das Training hat ihn so motiviert, dass er dem externen Verein beitreten will. Dort kennt ihn niemand, berichtet er, weil der Sportplatz am anderen Ende der Stadt liegt. Markus ist ein leidenschaftlicher Spieler und zeigt sich vom Training absolut begeistert. Keiner ist so gut wie er, wenn es darum geht, Tore zu schießen. Der Trainer lobt ihn für sein Können und seine Fortschritte. Die Mitspieler bewundern und feiern ihn für seine Abschlusssicherheit. In die Therapie komme er nur noch, weil ihm sein Trainer (und Lehrer:innen) gesagt haben, dies sei die Bedingung, damit er weiter im Team bleiben darf. Die Therapeutin fragt ihn, ob er denn schon mal davon gehört habe, dass es für den Erfolg von Spitzensportler:innen essenziell sei, neben persönlichen Masseur:innen, Physiotherapeut:innen und Trainer:innen eben auch mit Mentaltrainer:innen zu arbeiten. Sie bewundert seine Klugheit, dies jetzt schon in Anspruch zu nehmen und seinen starken Willen, an seiner Karriere zu arbeiten. Die Idee, von der Therapeutin als erfolgreicher Spitzensportler gesehen zu werden, gefällt Markus. Seitdem kommt er selbstständig, regelmäßig und motiviert zum »Mentaltraining«. Er hat in seinem Handy sogar eine entsprechende Erinnerung aktiviert.

Die Mutter freut sich, dass Markus nun etwas gefunden hat, was ihm Spaß macht und bei dem mit Leidenschaft dabei ist. Dass er bei den Wettkampfspielen schon öfter eine rote Karte kassiert hat, weil er sich vom Schiedsrichter ungerecht behandelt gefühlt und dies lautstark kundgetan hat, sehe sie als nebensächlich an. Seit er glücklich und ausgepowert vom Sport nach Hause komme, funktioniere es auch mit den Hausaufgaben besser. Selbst wenn ein weiteres Mal in der Schule angerufen werden muss, um in Erfahrung zu bringen, was eigentlich zu erledigen ist, und auch für den Fall, dass ein weiteres Mal Diskussionen darüber entstehen, welchen Sinn diese Aufgaben hätten, weil Markus ja ohnehin Profifußballer werden will.

Reframing der Bedeutung des Schulbesuchs

In den folgenden Therapieeinheiten werden Strategien besprochen und detailliert erarbeitet, wie es Markus gelingen könnte, weniger oft eine rote Karte aufgrund mangelnder Impulskontrolle zu erhalten und somit Fehlverhalten am Sportplatz zu vermeiden. Spielsperren will Markus auf jeden Fall vermeiden. Gemeinsam werden Achtsamkeitsübungen, Übungen zur Entspannung und Imaginationsübungen erarbeitet, die er gut umsetzen und vor allem auch unbemerkt in der Schule trainieren kann (wenn er denn schon hingehen müsse). Mögliche Varianten des Umgangs mit gegnerischen Spielern, die unfair spielen und ihn wütend werden lassen, werden in praktischen Übungen für den Alltag erarbeitet. Die Therapeutin reframed die Schule als Experimentierfeld. Dort könne er all diese Übungen ausprobieren und üben, damit er am Spielfeld schon wisse, was ihm besonders gut helfe. Der Lehrer-Trainer erklärt sich bereit, sich in regelmäßigen Abständen mit Markus und der Therapeutin zu besprechen, welche neuen Taktiken ihm aufgefallen seien, und rückzumelden, was in der Schule (nach Rücksprache mit den anderen Lehrer:innen) und am Sportplatz schon gut gelingt. Die Mutter berichtet über Veränderungen zu Hause.

Therapieerfolge

Vor Ende des Schuljahres hat Markus schon viele hilfreiche Strategien erarbeitet. Im Fußball ist er amtierender Torschützenkönig. In der Schule fällt Markus nun weniger oft auf. Er schafft es, sich länger zu konzentrieren, weil er in Absprache mit den Lehrer:innen einen Rhythmus gefunden hat, der neben regelmäßigen Pausen auch die Arbeitsanforderungen so koordiniert, dass sie mal monoton und mal aktiver gestaltet werden können. Dabei hilft ihm der Mind-Body-Check. Markus verzettelt sich weniger, weil er Alarmsignale und Erinnerungszeichen dort anbringt, wo er typischerweise beim Abschweifen oft hinschaut. Es gelingt ihm immer besser, Ordnung zu halten, indem er sich überlegt, Dinge immer an denselben Ort zu legen. Seinen Sitzplatz hat er so gewechselt, dass er nun direkt vor dem Lehrertisch sitzt und nicht mehr hinten in der Klasse. So kann er sich besser fokussieren, und es gibt weniger Ablenkungen. Auch zu Hause hat er den Schreibtisch vom Fenster weg in Blickrichtung Wand gedreht. Wenn ihm etwas Wichtiges einfällt, notiert er es sich für später. Die Pausen nutzt er nun für zusätzliches Training, indem er die Treppen rauf- und runterläuft, seilspringt oder den »Hampelmann«

macht, der nebenbei die Zusammenarbeit der beiden Gehirnhälften fördert. In der Therapie nutzt er gerne das Angebot der Therapeutin, sich während der Gespräche über Kopfhörer bilaterale Musik anzuhören, gerade so laut, dass er dem Gespräch gut folgen kann. Ist zwar nicht ganz sein Stil, aber irgendwie mache ihn das ruhiger, meint er. Er erzählt, dass er die Musik auch zu Hause gerne nutze, weil er sich dann bei den unliebsamen Hausaufgaben besser konzentrieren kann. Diese macht er nun selbstständig, weil er seine Schulnoten verbessern möchte. Dabei hat er ein System entwickelt, wie er es schafft, sich mehr zu merken. Sein nächstes Ziel ist nämlich, die Aufnahmeprüfung in ein Sportgymnasium zu schaffen. Seine Mutter und sogar sein Vater, der sehr stolz auf seine Entwicklung ist, unterstützen seine Idee.

12.4 Hindernisse, Herausforderungen und Lösungen

In dem beschriebenen Fallbeispiel ist Markus durch sein impulsives Verhalten auffällig und das Umfeld aktiv geworden, denn Kinder und Jugendliche mit ADHS sind im sozialen Gefüge faktisch nicht zu übersehen. Beim Lernen sind junge Menschen mit ADS oder ADHS in der Schule gleichermaßen beeinträchtigt. Unzureichende Leistungen und die resultierenden schlechten Noten sind Folgen ihrer Symptome, obwohl sie nicht weniger intelligent sind als ihre Altersgenoss:innen. So macht der (eingeklammerte) Buchstabe H in der Diagnose einen beachtlichen Unterschied in der ansonsten ähnlichen Symptombeschreibung. Das (Schul-) System reagiert wesentlich früher auf ADHS-Kinder und Jugendliche als auf ADS-Diagnostizierte. Somit erhalten Letztere oft erst viel später therapeutische Unterstützung.

Da Mobbing/Bullying meist außerhalb der Wahrnehmung von Eltern oder Pädagog:innen geschieht, ist es sinnvoll, generell Präventionsarbeit an Schulen zu leisten. Hierzu gibt es eine Reihe an Informationen, z. B. auf der Seite des österreichischen Bundesministeriums für Bildung, Wissenschaft und Forschung (BMBWF 2021). Speziell ausgebildete Mobbing(präventions)berater:innen können dabei geeignet unterstützen.

Im speziellen Fall von Kindern und Jugendlichen mit ADHS können Pädagog:innen zusätzlich insofern präventiv gegen Mobbing arbeiten, als dass sie die jungen Menschen dabei unterstützen, ihre ADHS-Kernprobleme im Schulkontext zu vermindern. Möglich wird das durch:

- individuelles Erarbeiten eines umfassenden Verständnisses der Probleme des jeweiligen Kindes und Jugendlichen durch psychoedukative Weiterbildung, Einholen von Informationen über Eltern und Beratungsstellen
- Anpassung der Arbeits- und Lernumgebung an die speziellen Bedürfnisse, z. B. ablenkungsarme Umgebung durch bewusste Zimmergestaltung, Wahl von Sitzplatz und Banknachbar, Lernmaterial
- Gestaltung geeigneter Lernbedingungen wie guter Arbeitsrhythmus durch Rituale, Pausen, klare Arbeitsformen, individuelle Arbeitszeit und -dauer etc.)
- Überdenken und ggf. Optimieren der Strategien des schulischen Umgangs des Kindes bzw. Jugendlichen mit AD(H)S: Gestaltung eines interessanten, abwechslungsreichen, motivierenden Unterrichts unter Einsatz von audiovisuellen Medien, Absprache und Integration von klaren Regeln und Grenzen und deren konsequentes, aber realistisches Durchsetzen, Forderung und Förderung von Disziplin, möglichst ohne Drohungen und Bestrafungen)
- bei Einverständnis der Eltern und des Kindes bzw. Jugendlichen schulische Aufklärungsarbeit mit der Klasse bezüglich AD(H)S und der einhergehenden Schwierigkeiten
- Erarbeitung mit den Eltern, welche Unterstützungsmöglichkeiten sie einbringen können, z. B. an Hausaufgaben erinnern, gemeinsam lernen, Aufgaben nochmals erklären, Verständnis aufbringen und in Kontakt treten etc.

Mobbing ist ein systemisches und gruppendynamisches Problem. Deshalb braucht es die gezielte Arbeit mit Klassen bzw. dem Peersystem mit dem Ziel, die Kinder und Jugendlichen dabei zu begleiten, zwischenmenschliche Beziehungen aufzubauen, die von Wertschätzung, Respekt, emotionaler Näher und Vertrauen geprägt sind. An manchen Schulen gibt es ausgebildete *Peermediator:innen*: Schüler:innen, die bei Konflikten unter etwa gleichaltrigen Jugendlichen vermitteln. Wie die Erfahrung zeigt, wird Konfliktregelung durch (ältere) Mitschüler:innen von den Streitparteien oft besser angenommen als durch Erwachsene. Peermediation stellt einen wichtigen Baustein zur Gewaltprävention an Schulen dar. Im ADHS-Kontext ist zu überlegen, ob sich innerhalb der Klasse Mitschüler:innen finden, die diese Aufgabe übernehmen wollen.

Das bereits an mehreren Schulen zum Einsatz gebrachte *Buddy-Programm* ist für alle Schüler:innen, vor allem aber für Kinder/Jugendliche mit AD(H)S besonders wertvoll. Unter dem Motto »Aufeinander achten. Füreinander da sein. Miteinander lernen« erhalten interessierte Schüler:innen eine fundierte *Ausbildung zum Buddy* und übernehmen in Projekten und im Unterricht Verantwortung für sich und andere. Das verbessert das soziale Klima in der Schule und fördert den Erwerb emotionaler und kognitiver Kompetenzen sowie demokratische Werte. Wie Peermediator:innen setzen sie sich als Streitschlichter:innen ein, sind Ansprechpartner:innen bei Problemen, fungieren aber auch als Pat:innen für jüngere Mitschüler:innen und helfen anderen beim Lernen. Das zugehörige pädagogische Konzept basiert auf den vier Säulen Peergroup-Education, Lebensweltorientierung, Partizipation und Selbstwirksamkeit. Im speziellen Kontext von durch ADHS beeinträchtigten Kindern und Jugendlichen erleben diese nicht nur Unterstützung im Schulalltag, sondern werden auch im Peersystem gehalten.

12.5 Innovationen, Interventionen und Empfehlungen für das Gesamtsystem

Um das aktuelle, unliebsame Verhalten des Kindes zu erklären, werden *in einer systemischen Therapie und Beratung* sowohl die Entwicklung des Kindes bis zum Auftreten von ADHS als auch die sozialen Systeme, die familiären Beziehungen und Entwicklungsumstände in die Überlegungen einbezogen. Einerseits erlaubt dies eine Hypothesenbildung darüber und Erklärungsansätze, welche Bedingungen (unter Berücksichtigung neurobiologischer und sozialer Gesichtspunkte) die Entwicklung erklären können. Andererseits kann die Frage, ob und in welchem Ausmaß das aktuelle Beziehungssystem (Familie, Schule etc.) am Fortbestehen der Verhaltensproblematik mitwirkt, geklärt werden (Bonney 2003, S. 171).

Dabei geht es jedoch niemals, wie oft von Familien mit Kindern und Jugendlichen mit AD(H)S erlebt und befürchtet, um eine Schuldzuweisung. Vielmehr geht es um ein Verständnis der bisherigen Lebensumstände, dafür, was schon alles versucht wurde und wie das bisherige Konzept insofern erweitert werden kann, als dass Strukturwandlungen in der Familie/Schule zu einer Lösungsentwicklung beitragen können.

Aus systemischer Sicht steht das Verständnis der komplexen Verflechtung der Dynamik der zugewiesenen Störung an sich mit den sich daraus entwickelnden Beziehungsdynamiken im Vordergrund, wenn es darum geht, das Verhalten im jeweiligen Kontext verstehen zu wollen. Dazu ist eine Vertrauensbasis im zusammenarbeitenden Team und ein Neudenken im Betrachten und Bewerten von Problemen und Störungen erforderlich.

In der Therapie werden im Rahmen der Fähigkeiten und Grenzen der Beteiligten passende individuelle Konzepte gemeinsam entwickelt, die nicht als systemfremd und abgewehrt werden. Dafür sind das Einbeziehen und die Zusammenarbeit des gesamten Bezugsystems (Familie, Schule etc.) unabdingbar.

In den gemeinsamen Überlegungen kann einfließen, wie Eltern lernen können, ihren Alltag so zu strukturieren, dass es dem Kind leichter fällt, feste Abläufe einzuhalten, oder wie sie mit Grenzüberschreitungen umgehen. Dabei wird der Fokus aber auch auf das gerichtet, was bereits funktioniert. Mit Lob für das Kind und Belohnungen kann dieses zu einem altersgerechten Verhalten motiviert werden.

Es gibt zudem *ADHS-Selbsthilfegruppen für Eltern*. Austausch mit Menschen, die ähnliche Umstände und Erlebnisse haben, können entlastend wirken, wenn Eltern unter Druck und dem Gefühl des Versagens leiden. Ideen und Erfahrungen werden ausgetauscht, die das Vertrauen in die eigenen Erziehungsfähigkeiten stärken können.

In der *therapeutischen Arbeit mit dem betroffenen Kind* gilt es herauszufinden, in welchem Ausmaß es unter der Situation leidet. Manchmal verstehen Kinder gar nicht, was ihre Mitmenschen von ihnen überhaupt wollen, und was an ihnen (angeblich) nicht stimmt.

Kommen Eltern mit ihren Kindern in die Therapie, gibt es meist einen klaren Auftrag: das Leid zu mindern, welches das verhaltensauffällige Kind rundherum auslöst. Wird der Fokus allein auf diese Problematik gerichtet, kann es leicht geschehen, andere Themen zu übersehen. Gar nicht so selten gibt es abseits der Diagnose von AD(H)S noch einen Haufen anderer Probleme, die »so nebenbei« bewältigt werden müssen. Seien es pflegebedürftige Großeltern, finanzielle Sorgen, Eheprobleme, Jobverlust, belastende eigene Erlebnis- und Erfahrungswelten, Erkrankungen, Selbstwertthemen etc. Auch darüber zu sprechen, den Eltern Raum für ihre Ängste und Nöte zu geben, ihnen Verständnis entgegenzubringen und sie, wenn möglich, zu entlasten bringt Entspannung in den Familienalltag. Denn seelische

Belastungen der Eltern können ihre intuitive Kompetenz erheblich einschränken.

12.5.1 Besondere therapeutische und theaterpädagogische Methoden

Auch eine *Multifamilientherapie* (MFT) kann angedacht werden, bei der das ganze Familiensystem willkommen ist. Das Konzept ist von Eia Asen entwickelt worden und basiert hauptsächlich auf systemischen Prinzipien, die durch tiefenpsychologische Elemente ergänzt werden. Im Austausch mit anderen Familien finden sie gegenseitige Unterstützung sowie die Möglichkeit, eigene familiäre Interaktions- und Beziehungsmuster wechselseitig zu erkennen. Gemeinsam suchen die Familien Lösungen für ihre Anliegen, probieren sie aus und reflektieren in der Gruppe (Asen u. Scholz 2019).

Eine weitere Methode, die für komplementäre Beziehungen geeignet ist, ist *Marte Meo*. Diese von Maria Aarts in den späten 1970er- und den frühen 1980er-Jahren entwickelte Methode der Erziehungsberatung nutzt Videoaufzeichnungen zur Verhaltensbeobachtung und zum Lernen. In den auf Video aufgezeichneten Alltagsszenen interessieren vor allem jene Sequenzen, in denen eine Interaktionen besonders gut gelingen. Nun kann abgeleitet werden, welche Verhaltensweisen dafür besonders hilfreich waren. Die Stärken der beteiligten Personen werden so erkannt und hervorgehoben, was neuen Mut macht, aus eigener Kraft Erziehungsprobleme aktiv zu lösen. Im Vordergrund steht die Verbesserung der Kommunikation zwischen Erziehenden und Kindern sowie die Unterstützung der Entwicklung durch bewusste Erfahrungselemente.

Auch *therapeutisches bzw. pädagogisches Theater* mit hyperaktiven Kindern hat sich bewährt. Erfahren sie im Alltag aufgrund ihres Verhaltens häufig Ablehnung oder Strafen, bietet das Theater ihnen die seltene Möglichkeit, für ihr Tun Anerkennung zu erhalten und positiv bestärkt zu werden, was ihr Selbstbewusstsein fördert. Die Theaterpädagogik knüpft an das natürliche Spielvermögen der Kinder an und bleibt fernab der Nachahmung irgendeiner Form des professionellen Theaters. Übungen, die die Kinder dazu animieren, auf Impulse adäquat zu reagieren, Bewegung, Rhythmen, Rollen und Spiele aufzunehmen und selbst auszudrücken. Das darstellende Spiel bietet sich für die Stärkung des Sozialverhaltens an, weil es nur in der Gruppe möglich ist. Im Schutz einer Verkleidung kann das Kind spielerisch aus seiner Rolle heraustreten, Gefühle äußern, Konflikte in befriedigender Weise lösen lernen, neue Beziehungen erproben und sich freiwillig an Spielregeln halten (Schlipf 2007).

12.5.2 Streitthema Medikamente

Nach Ansicht einschlägiger Expert:innen soll AD(H)S eine genetische Disposition zugrunde liegen: Ein steter Mangel an den Botenstoffen Dopamin oder Noradrenalin führt dieser Hypothese zufolge zur Störung von Hirnfunktionen. Diese Beschreibung postuliert ein andauerndes Defizit, das durch entsprechende Medikation zu beheben sei. Wirkstoffe und gebräuchliche Medikamente in diesem Zusammenhang sind Methylphenidat (Handelsnamen sind z. B. Medikinet, Concerta, Ritalin und entsprechende Generika), Atomoxetin (Strattera), Dexamphetamin (Attentin), Lisdexamfetamin (Elvanse) und Guanfacin (Intuniv).

Die Einnahme von Medikamenten (vor allem im Kindes- und Jugendalter) bleibt heiß umstritten. Eine Seite der Wissenschaft stimmt der Einnahme von Medikamenten bedenkenlos zu, wenn Aufklärung und Psychotherapie nicht den gewünschten Erfolg der angestrebten Verhaltensänderung bringen. Es gibt aber auch kritische Stimmen in der Fachwelt, die darauf hinweisen, dass eine Dauermedikation dem Kind den Eindruck vermittelt, es könne sich nur unter der Einwirkung von Medikamenten regulieren.

Der Neurobiologe Gerald Hüther steht dem Einsatz von Medikamenten tendenziell kritisch gegenüber. Er vertritt die Ansicht, dass es nicht gut ist, in die Funktionsweisen eines sich entwickelnden Gehirns einzugreifen, da dies dem Kind kaum eine Chance auf Selbstorganisationsprozesse gibt. Das Medikament nimmt ihm ab, was es durch eigene Anstrengung lernen und entwickeln könne (Hüther 2008, S. 160).

Wie auch immer das medizinisch-wissenschaftliche, therapeutische und individuelle Verständnis aussieht, sollte stets der Mensch in all seinen Facetten im Mittelpunkt stehen und nicht eine Diagnose. Mit der betroffenen Person gemeinsam gangbare Lösungen für ihre Probleme zu finden, nach günstigen Bedingungen zu suchen, die ihre Ressourcen aktivieren, um aus sich selbst heraus neue, hilfreiche Strategien zur Erreichung ihrer Ziele zu entwickeln mit Unvoreingenommenheit, Neugierde, Respekt und Wertschätzung gegenüber bisherigen Lebensstrategien – all das sind zentrale Elemente nicht nur in Therapie und Beratung, sondern generell in der Begegnung mit Menschen sein.

13 Ausgrenzungserleben und Alltagsdiskriminierung queerer Kinder und Jugendlicher: Zugänge, Möglichkeiten und Grenzen in der psychotherapeutischen und beraterischen Praxis

Céline Dörflinger, Jette Musgers

13.1 Einleitung

Auch wenn die gesellschaftliche Akzeptanz von Lesbian-, Gay-, Bi-, Trans-, Intersex- und Queer-(LGBTIQ*-)Lebensweisen in den letzten Jahrzehnten stark gestiegen ist, gehören Diskriminierungs-, Ausgrenzungs- und/oder Gewalterfahrungen in vielen Lebensbereichen zum Alltag des Aufwachsens von lesbischen, schwulen, bisexuellen, transidenten und intergeschlechtlichen Kindern und Jugendlichen. Die Familie, Bildungs- und Ausbildungsorte sowie der öffentliche Raum sind Bereiche, in denen junge Menschen aufgrund ihres nicht heteronormativen bzw. nicht genderkonformen Verhaltens Ausgrenzung befürchten und erleben. Dies passiert in Form von psychischer, verbaler oder körperlicher Gewalt sowie in Form von Mobbing/Bullying.

Die europaweit durchgeführte Untersuchung der Europäischen Grundrechtsagentur (FRA 2020) zeigt auf, dass mehr als die Hälfte (53 %) der befragten 15- bis 17-jährigen LGBTI-Personen (so der Begriff in der Studie; wir verwenden »LGBTIQ*«) in der EU-28[34] im Jahr 2019 Diskriminierung oder Belästigung aufgrund ihrer sexuellen Orientierung oder Geschlechtsidentität erlebt haben. Innerhalb der LGBTI-Gruppe sind Trans* und intergeschlechtliche Personen überdurchschnittlich öfter Opfer von Diskriminierungs- und Gewalterfahrungen und insofern besonders vulnerabel. 45 % der Jugendlichen fühlen sich in der Schule diskriminiert. Mehr als ein Drittel (37 %) der Befragten ist in der Familie als auch in der Schule nicht geoutet. Eine tendenziell positive Entwicklung zeichnet sich im Schulumfeld ab: Sechs von zehn Jugendlichen geben an, dass sie in der Schule jemanden gesehen oder von jemandem gehört haben, der die Rechte von LGBTI-Personen geschützt bzw. unterstützt hat.

---

34 Im Zeitraum von 1. Juli 2013 bis 31. Januar 2020 umfasste die EU 28 Mitgliedsländer.

Dass der Alltag von LGBTIQ*-Personen mit sozialem Druck, psychischen Belastungen, Diskriminierungserfahrungen und struktureller Ungleichbehandlung einhergeht, zeigt auch eine Studie des Deutschen Jugendinstituts (DJI) auf. Insgesamt 80 % der befragten deutschen LGBTIQ*-Jugendlichen und jungen Erwachsenen berichten, mindestens einmal Diskriminierung aufgrund ihrer sexuellen Orientierung erlebt zu haben (Krell u. Oldemeier 2015). Dies geschieht in vielfältiger Form: Ihre sexuelle Orientierung oder geschlechtliche Zugehörigkeit wird nicht ernst genommen oder absichtlich ignoriert, die Jugendlichen erleben verletzende Blicke und Bemerkungen, Beschimpfungen, Ausschluss aus sozialen Kontexten, Androhung von Sachbeschädigung oder körperlicher Gewalt, rechtliche Benachteiligung sowie die Konfrontation mit tradierten, abwertenden Stereotypen (ebd.).

Stereotype, Vorurteile und diskriminierenden Haltungen der Gesellschaft sowie angedrohte und teilweise ausgeübte psychische, verbale und körperliche Gewalt gegenüber queeren Menschen werden teilweise bereits in der Kindheit erlebt (Göth u. Kohn 2014, S. 19). Schon im Kindergarten werden Kinder mit heteronormativen Bildern, Geschichten und geschlechtsspezifische Rollenerwartungen konfrontiert. Auf dem Schulhof, im Klassenzimmer und in sozialen Netzwerken sind Ausdrücke wie »voll schwul«, »Schwuchtel«, »Lesbe«, »Transe« unter Jugendlichen unreflektiert kultivierter Ausdruck pauschalisierender Ablehnung von Minderheitsidentitäten und werden kontextunabhängig für jegliche Form der Abwertung verwendet (Klocke 2012). Werden diese Vorurteile und diskriminierenden Haltungen sowie die entsprechenden Gefühle von Abneigung und Ekel zu eigenen Einstellungen, so spricht man von *verinnerlichter oder internalisierter Homo- bzw. Trans*negativität* (Göth u. Kohn 2014, S. 19).

Denkvoraussetzungen und inhaltliche Ausrichtung dieses Beitrags

In der psychosozialen Beratung und in der Psychotherapie queerer Personen werden wir als Professionist:innen mit den beschriebenen und anderen Formen der Diskriminierung, Gewalt und (Selbst-)Ausgrenzung konfrontiert. Dabei lässt sich deren strukturelle Voraussetzungen und Ausgangspunkte in Interaktionen sowie die (innerpsychische) Dynamik nur selten bzw. nur äußerst schwer in ihrer gesamten Komplexität erfassen und beschreiben. Diese Phänomene offenbaren sich im Beratungsprozess und in der therapeutischen Arbeit: Einerseits fordern mögliche Identitätskonfusionen der zu Beratenden, z. B. in einem Transitionsprozess, die Berater:innen und Therapeut:innen heraus; andererseits kann die Identitätssuche im Sinne des Entwickelns von »Eigenem« vom Aufdecken und der Analyse von (Selbst-) Ausgrenzungen und (Selbst-)Zuschreibungsprozessen in Bezug auf das individuelle Geschlechtszugehörigkeitsgefühl, den Körper, die Geschlechterrolle oder die sexuelle Orientierung geprägt sein.

Der vorliegende Beitrag verfolgt das Ziel, sich diesen Prozessen in all ihrer Komplexität vorsichtig und deskriptiv anzunähern. Er beleuchtet die Prozesse beispielhaft aus mehreren Perspektiven und will die so gewonnenen Erkenntnisse für die Leser:innen verwertbar machen, um ein affirmatives, supportives Arbeiten mit von Gewalt und Mobbing betroffenen queeren Personen zu ermöglichen.

Wir verwenden den Begriff »queer« als Bezeichnung für Personen, die sich in ihrer Selbstidentifikation bzw. in irgendeiner Weise ganz oder teilweise oder zeitweise außerhalb des heterosexuellen und/oder binären Rahmens von männlich und weiblich verorten. Es geht also z. B. um Personen, deren bei Geburt zugewiesenes Geschlecht nicht, nicht mehr oder nicht immer mit dem aktuellen Gefühl der Geschlechtszugehörigkeit übereinstimmt. Oder z. B. auch um Personen, deren zugewiesenes Geschlecht mit ihrem Geschlechtszugehörigkeitsgefühl übereinstimmt, die aber z. B. in ihrer sexuellen Orientierung immer, manchmal oder teilweise von einem ausschließlich gleich- oder gegengeschlechtlichem Begehren Abstand nehmen. Oder auch um Personen, die in ihrem von »außen« wahrgenommenen oder von ihrem bewusst gesetzten Geschlechterrollenverhalten immer, manchmal oder zeitweise vom sozialen Konstrukt der Binarität »männlich/weiblich« abweichen (wollen). Und um all jene, die sich manchmal oder teilweise auf eine oder mehrere der folgenden Geschlechtsdimensionen beziehen oder innerhalb dieses Rahmens verorten lassen wollen:

- zugewiesenes Geschlecht, zugewiesener Geschlechtskörper
- Geschlechtsidentität/Geschlechtszugehörigkeitsgefühl
- Geschlechterrollenausdruck/Geschlechterrollenverhalten
- sexuelle Orientierung.

Wir setzen ein Bewusstsein darüber und ein Verständnis dafür voraus, dass Menschen sich im Allgemeinen nicht unbedingt immer gern selbst einordnen, geschweige denn von anderen eingeordnet werden wollen.

Auch müssen wir nach wie vor ein uns umgebendes heteronormatives soziales Umfeld mitbedenken bzw. voraussetzen, das uns alle (mehr oder weniger stark) prägt und auf einer angenommenen ausschließlichen Zweigeschlechtlichkeit (männlich/weiblich) beruht. Damit wird Geschlechtlichkeit als Überbegriff für den Geschlechtskörper bzw. das bei Geburt zugewiesene Geschlecht, für die Geschlechterrolle (Gender), die sexuelle Orientierung bzw. das sexuelle Begehren und für die Geschlechtsidentität (im Sinne von Geschlechtszugehörigkeitsgefühl) implizit und auch explizit als »heterosexuell« vereinheitlicht und sozial angepasst (Wagenknecht 2007, S. 18ff.).

Beispielsweise lassen sich demnach Frauen »optimalerweise also »eindeutig« als Frauen (biologisch »sicher«) zuordnen, sie entsprechen dem »weiblichen«, also dem als Frau sozial »erwünschtem Geschlechterrollenverhalten«, und werden demnach auch potenziell als »eindeutig weiblich« (wieder)erkannt. Das Begehren wird darüber hinaus als »gegengeschlechtlich« vorausgesetzt, ist bei einer Frau demnach also (angeblich ausschließlich) auf einen Mann bezogen.

Heteronormativität beeinflusst aber nicht nur unser Verständnis von Geschlechtlichkeit und unsere Vorstellungen über Geschlechtszugehörigkeiten, sexuelle Orientierung/Begehrensformen und Geschlechterrollen. Sie kann darüber hinaus als Wahrnehmungs-, Denk-, Verhaltens- und Ordnungssystem bezeichnet werden, das auf fast alle unsere Lebensbereiche einwirkt, etwa auf die Verteilung von Ressourcen. Heteronormativität fungiert beispielsweise auch als Zuweisungsmodus bei der Arbeitsteilung. Die unbewusst praktizierte und reproduzierende Kraft der Naturalisierung von Geschlechterverhältnissen durch Heteronormativität (be)trifft uns alle und verbirgt sich hinter institutionalisierten Pseudonymen wie z. B. »Familie«, »Schönheit«, »Mutterschaft« (Klapeer 2010, S. 25ff.). Entsprechend ist die Erkennbarkeit, Aufdeckung und Destruierung von Heteronormativität eine langwierige, aus unserer Sicht jedoch umso wichtigere gesellschaftliche Aufgabe – gerade im psychotherapeutischen und beraterischen Kontext queerer Menschen.

Die soziale Konstruiertheit von Geschlechtlichkeit anhand von Konventionen, die u. a. Garfinkel in seiner Studie »Agnes« (Garfinkel 1967), in der ein Mann-zu-Frau-Transitionsprozess thematisiert wird, und auf die auch Candace West und Don H. Zimmerman mit ihrem

Konzept »Doing gender« (West a. Zimmerman 1987) hinweisen, ist Denkvoraussetzung und Bezugsrahmen dieses Beitrags. Dieser nimmt auch die Perspektive der Intersektionalität (Crenshaw 1991) bzw. der Interdependenz sozialer Kategorien der Unterscheidung (Walgenbach, Hornscheidt u. Palm 2007) ein. Damit können z. B. ausgehend von der Ungleichheitsdimension »sexuelle Orientierung« und »Geschlechtszugehörigkeit« auch andere Dimensionen sozialer Ungleichheiten auf Basis von Merkmalen wie Alter, ethnischer und kultureller Hintergrund, körperliche und geistige Fähigkeiten, sozioökonomischer Status, religiöser Hintergrund etc. in ihren Wechselwirkungsweisen, in ihrem individuellen Bezug und in ihren Auswirkungen auf eine Person im Beratungsprozess in den Blick genommen werden.

Der Geschlechtszugehörigkeit als Kategorie der sozialen Unterscheidung wird in diesem Zusammenhang neben der sozialen Schichtzugehörigkeit und dem ethnischen Hintergrund ein besonderes Gewicht zugeschrieben. Sie wird daher auch als Strukturkategorie (Degele u. Winker 2007, S. 6) bezeichnet. Auch in der Identitätsarbeit mit queeren Personen können wir folglich eine strukturelle, also gesellschaftliche, sowie eine unmittelbar erfahrungsorientierte Komponente verstehen und fokussieren lernen (Plößer 2012, S. 36).

Wir schlagen weiters eine Betrachtungsweise von Geschlechtlichkeit vor, die auch machtdiskurstheoretisch fundiert ist, offen bleibt für Neueinschreibungen und die sich fernab von biologistischen, essentialistischen Vorstellungen bewegt. Damit lehnen wir uns u. a. an Judith Butler (1991, 1997) und ihr Konzept einer fluiden (Geschlechts-) Identität und eines ebensolchen Geschlechtskörpers (»Morphe«) an, also an die Idee eines sich selbst (auch körperlich) laufend verändernden (und veränderbaren) Subjekts, das zwar einen Körper *hat*, aber nicht sein Körper *ist*.

Folgende Aspekte und Begriffe spielen zusammengefasst bei der psychotherapeutischen und beraterischen Arbeit mit dem Thema Geschlechtlichkeit eine grundlegende Rolle (Schweizer u. Richter-Appelt 2013): Geschlechtsrolle, Geschlechtsrollenverhalten, Geschlechtsidentität, sexuelle Orientierung/sexuelles Begehren und geschlechtsbezogene Merkmale des Körpers.

- Der Begriff der *Geschlechtsrolle* bezeichnet die Gesamtheit der kulturell typischerweise erwarteten, als angemessen betrachteten und zugeschriebenen Fähigkeiten, Interessen, Einstellungen und Verhaltensweisen der jeweiligen Geschlechtsform.

- Das *Geschlechtsrollenverhalten* beschreibt die öffentliche Manifestation der Geschlechtlichkeit einer Person in einem bestimmten Rollenverhalten. Es beinhaltet alles, was eine Person sagt oder tut, um anderen und/oder sich selbst zu demonstrieren, in welchem Ausmaß sie sich einer Geschlechtsform zugehörig erlebt. Wie bereits erwähnt, kann das Geschlechtsrollenverhalten vom inneren Geschlechtserleben abweichen (Nieder, Briken u. Richter-Appelt 2013).
- Die *sexuelle Orientierung* bezeichnet die Richtung des Begehrens einer Person und bezieht sich auf die bevorzugte Sexualpartnerwahl.

Alle diese Dimensionen sind psychosexuelle Konstrukte, die im Zusammenhang mit dem erlebten und gelebten sozialen und psychischen Geschlecht und der eigenen Sexualität eine Rolle spielen (Schweizer u. Richter-Appelt 2013).

- Bezogen auf *körperliche Geschlechtsmerkmale* werden verschiedene Bereiche unterschieden: die genetische Veranlagung (Chromosomensatz), die Gonaden (Keimdrüsen), das endokrine System (v. a. Sexualhormone), die innere Genitalstruktur, die äußere Genitalstruktur, die sekundären Geschlechtsmerkmale (Stimme, Körper- und Gesichtsbehaarung etc.), die Gehirnstrukturen und -funktionen sowie der Körperbau (ebd.).
- Die *Geschlechtsidentität* lässt sich verstehen als Ausdruck des psychischen Geschlechts, d. h des subjektiv erlebten Geschlechts im Sinne einer gefühlten, empfundenen Geschlechtszugehörigkeit eines Menschen. Sie wird als Konstrukt verstanden, das sich auf das geschlechtliche Selbsterleben eines Menschen bezieht. Sie wird z. B. thematisiert, wenn
  - Unsicherheiten im Geschlechtsidentitätserleben bestehen
  - Körper und Geschlechtserleben nicht übereinstimmen (Geschlechtsinkongruenz) oder
  - das Identitätserleben bei Vorliegen einer uneindeutigen bzw. nicht eindeutig männlichen oder weiblichen körperlichen Geschlechtsentwicklung (Intersexualität) zur Diskussion steht (ebd.).

Alle diese Dimensionen können in Beratung und Therapie queerer Kinder und Jugendlicher in unterschiedlichen Ausprägungen bedeutsam sein.

Wir meinen, wenn im Folgenden von Geschlechtlichkeit die Rede ist, vor allem das »Geschlechtszugehörigkeitsgefühl«. Denn im psychotherapeutischen Rahmen und in der Beratung ist es im Sinne einer affirmativen Haltung und des Empowerments besonders wichtig, das aktuelle persönliche Geschlechterempfinden in den Blick zu nehmen. Somit wird die Voraussetzung dafür geschaffen bzw. ist gewährleistet, dass unsere Klient:innen in ihrer jeweils eigenen Empfindungswelt bezogen auf das Thema Geschlechtlichkeit als Expert:innen auftreten, gesehen und behandelt werden.

13.2 Fallbeispiele

In unseren beraterischen und therapeutischen Arbeitsalltag begegnet uns eine Vielfalt an Klient:innen, die auf unterschiedlicher Art und Weise in Familie und/oder Schule aufgrund ihres nicht genderkonformen und heteronormativen Verhaltens Ausgrenzung und Mobbing erlebt haben. Dies wollen wir in den beiden folgenden Fallbeispielen exemplarisch darstellen.

Fallbeispiel 1: Sven

Der Erstkontakt bezogen auf Sven in einer Familienberatungsstelle läuft indirekt über die Kontaktaufnahme und ein darauffolgendes Beratungsgespräch mit seiner Betreuerin (flexible Hilfen) ab. In diesem Gespräch mit Svens Betreuerin wird deutlich, dass er und seine Familie seit mehreren Jahren aufgrund von Gewalt in der Familie von der Jugendwohlfahrtsbehörde begleitet werden. Das ursprüngliche Thema ist Gewalt in der Familie aufgrund von Elternpaarkonflikten. Die Eltern sind mittlerweile getrennt – in der Familie leben Sven und sein kleiner Bruder sowie eine altersmäßig dazwischen liegende jüngere Schwester. Die Betreuung von Sven läuft mobil und primär als Freizeitgestaltung ab. Die Familie lebt im ländlichen Umfeld (Gemeinde mit 7500 Einwohner:innen) – gut eine Stunde Fahrtzeit von der Beratungsstelle entfernt – und hat finanzielle Schwierigkeiten. Der Kindesvater bezahlt keinen Unterhalt, die Mutter ist Taxifahrerin, Alleinverdienerin und -erzieherin mit drei Kindern im Alter zwischen 6 und 15 Jahren. Die Wohnsituation ist dennoch als »gesichert« zu bezeichnen.

Die Betreuerin berichtet im Erstkontakt an der Beratungsstelle von Irritationen bezüglich Svens Geschlechterrollenverhalten und von dessen Wunsch, sich nicht mehr als Yasmin, sondern in Zukunft als »Sven« benennen zu lassen. Weiters habe Sven den Wunsch geäußert, von der Mädchengruppe, in die er in der Freizeitgestaltung eingegliedert war, in die Burschengruppe zu wechseln. Inhalt des Gesprächs mit der Betreuerin ist deren Unsicherheit beim weiteren Vorgehen und der Wunsch, die »Tatsächlichkeit« oder »Wahrhaftigkeit« einer Transgenderthematik zu »überprüfen«, bevor sie weitere Schritte setzt. Die Betreuerin vermutet, dass Svens Verhaltensweisen auch eine Reaktion auf die Gewalterfahrungen durch den Vater sind, in deren Verlauf Sven die Mutter in Schutz genommen habe und er von der Mutter generell als »Ersatzpartner« instrumentalisiert worden sei.

Ergebnis dieser Beratung war eine Stabilisierung der Betreuerin und die Vereinbarung eines gesonderten Termins mit Sven an der Beratungsstelle nach Absprache mit Sven und dessen Familie und mit deren Einverständnis. Weiters wurde ein Informationsworkshop bei Bedarf für das Team der Betreuerin bezogen auf das Thema »Transgender« angeboten.

Sven meldete sich nach einigen Wochen tatsächlich selbstständig und erscheint beim Gespräch dann allerdings in Begleitung seiner Mutter in der Beratungsstelle. Schon beim Telefonat mit Sven zur Terminvereinbarung wurde klar, dass er sich schon lange nicht mehr wohlfühlt und seine Themen endlich auf den Tisch bringen möchte – sowohl in der Betreuungssituation als auch in der Schule (4. Klasse der Neuen Mittelschule) und in der Herkunftsfamilie. Beim Gesprächsteil in Anwesenheit der Mutter wird deutlich, dass auch sie seit Längerem die Vermutung hat, es handle sich bei ihrer (vermeintlichen) Tochter um einen ernsthaften Wunsch, ein Junge sein zu wollen. Auch sie habe das Interesse, dies endlich »aufzuklären«. Gleichzeitig wird ihre Emotionalität deutlich: Sie hat Tränen in den Augen, als sie dies ausspricht. Dann wird die Mutter nach kurzer Zeit und in Absprache mit Sven aus dem Beratungsraum geschickt.

Sven äußert in den folgenden Einzelgesprächen an der Beratungsstelle den klaren Wunsch eines Coming-out in seiner Herkunftsfamilie, an der Schule und bei den Betreuerinnen der flexiblen Hilfen. Weiters plane er die Vorbereitung einer Hormonbehandlung und berichtet in den weiteren diesbezüglichen Gesprächen, er wisse schon lange (etwa seit dem 4. Lebensjahr), dass er eine Junge ist. Seinen Wunsch, sich einer Hormonbehandlung zu unterziehen, um in weiterer Folge eine Personenstandsänderung und eine Mastektomie zu planen und durchzuführen, thematisiert er klar und deutlich. Die diesbezüglichen Gespräche erleben Sven und seine Herkunftsfamilie als Entlastung. Nur kurz wird Trauer der Mutter darüber deutlich, dass ihre Tochter Yasmin nunmehr als Junge leben möchte. Auch der kleine Bruder von Sven spricht in einem gemeinsamen Beratungsgespräch mit der Mutter und Sven von Irritationen. Er sei ja bisher schon der einzige Junge im Familiensystem gewesen.

In der Schule kommt es zu Belastungen, die Sven in der Beratung mehrere Male beschreibt. In einer Hinsicht erlebe er nach dem Coming-out in der Klasse, das im Vorfeld in Gesprächen mit der Beraterin, mit Sven und der Klassenlehrerin sowie der Mutter geplant worden sei, vonseiten der Mitschüler:innen großes Verständnis und Interesse. Andererseits sei aber gerade dieses Interesse auch eine Belastung, weil Sven die Fragen nach seiner »neuen« Geschlechtszugehörigkeit teilweise als lästig, nervig und penetrant erlebe. Auch die Frage nach seiner sexuellen Orientierung sei gestellt worden, was ihm »zu viel« sei. Im weiteren Gesprächsverlauf wird mit Sven erarbeitet, wie er sich gegen diese Fragen, wenn sie ihm unangenehm sind, schützen kann und welche Antworten für ihn passen. Insgesamt reagiert Svens Umfeld positiv auf ihn, und insbesondere die Unterstützung seiner Mutter bezeichnet Sven immer wieder als hilfreich. Aktuell hat er das 9. Schuljahr erfolgreich absolviert und befindet sich in der diagnostischen Abklärung. Vonseiten der Mutter ist mit Unterstützung für diesen Prozess und mittelfristig auch für die Einleitung der Hormonbehandlung auf Basis der österreichischen Behandlungsempfehlungen zu rechnen.

Fallbeispiel 2: Peter

Peter kommt das erste Mal zur Psychotherapie, als er 12 Jahre alt ist. Er bezeichnet sich als homosexuell. Seine Eltern lehnen seine sexuelle Orientierung jedoch ab, worunter Peter sehr leidet. Eltern und Verwandte sind streng religiös. Sie betrachten Homosexualität als Krankheit und sagen zu Peter, er befinde sich auf »dem Teufelsweg«. Als sein Vater ihn zum Ansehen von pornografischen Filmen zwingt, um ihn auf den »richtigen Weg« zu bringen, informiert Peter seine Lehrerin. Diese meldet den Vorfall bei der Polizei, und die Jugendhilfe wird in der Folge beauftragt, die Familie zu betreuen. Aufgrund des psychischen Zustands von Peter und des starken Drucks in der Familie wird seitens der Jugendhilfe für Peter eine Einzelpsychotherapie und für die Eltern eine Erziehungsberatung empfohlen.

Peter ist durch die familiäre Situation psychisch sehr belastet. Er fühlt sich traurig, hat starke Ängste und wenig Sozialkontakte. Peter scheint sich von Gleichaltrigen zunehmend zurückzuziehen und vermeidet Kontakt mit anderen Schülern, v. a. mit männlichen. Als Grund dafür nennt er seine Angst, sich in einen Buben zu verlieben. Das Thema der Homosexualität beschäftigt Peter sehr, jedoch fällt es ihm schwer, darüber zu reden. Es ist für ihn negativ konnotiert. Diesbezüglich sind bei ihm Schamgefühle und eine internalisierte Homonegativität bemerkbar. Es dauert einige Zeit, bis er die Psychotherapie als sicheren und vertrauenswürdigen Raum erlebt und sich offen über die Themen äußern kann.

Seine Eltern halten sich aus den Therapieprozess heraus und sind für Gespräche kaum erreichbar. Peter kämpft mit der Homophobie seiner Familie, fühlt sich ausgegrenzt und hat das Gefühl, seine Eltern zu enttäuschen und ihre Erwartungen nicht zu erfüllen. Gleichzeitig ist er sehr wütend auf sie und lehnt sich gegen sie auf.

Peter gelingt es in den darauffolgenden Jahren – auch mithilfe der Psychotherapie – seinen Selbstwert sowie seine sexuelle Identität zu stärken und seine Homosexualität in einem wichtigen ersten Schritt zu akzeptieren. Mittlerweile ist Peter 15 Jahre alt und hat seinen ersten Freund (wenngleich die Beziehung nicht offen gelebt wird). In der Schule ist Peter nicht geoutet. Er wünscht sich, bald aus dem Elternhaus auszuziehen und sein eigenes Leben zu leben. Zu Hause wird die Homosexualität wenig thematisiert und nicht selten tabuisiert. Die Eltern haben ihre ablehnende Haltung nicht aufgeben, und Peter erlebt diese noch immer als belastend. Ihm gelingt es jedoch, soweit es die gegebenen Umstände erlauben, den Fokus auf sich selbst zu richten und seine Resilienz zu stärken.

13.3 Interventionsmöglichkeiten in der Therapie

In der Fachwelt besteht ein eindeutiger Konsens dahingehend, dass eine affirmative Haltung die Grundvoraussetzung bildet, um mit queeren Menschen psychotherapeutisch (und auch beraterisch) zu arbeiten (Garcia Núñez u. Schönbucher 2013). Psychotherapeut:innen können basierend auf ihrem jeweiligen Repertoire im Sinne einer affirmativen Therapie arbeiten und ihre queeren Klient:innen auf ihren Weg unterstützen und stärken. Unter einer therapeutisch-affirmativen Haltung wird eine offene und positiv-stärkende Haltung verstanden, die den queeren Klient:innen vermittelt, dass jegliche Art von Begehren, von

Geschlechtsidentität und/oder Geschlechtsrollenverhalten zur Vielfalt des menschlichen Daseins gehören und keine psychische Störung darstellen (ebd.).

Zentrale Themen und Aufgaben in der Beratung/Psychotherapie mit queeren Kindern und Jugendlichen, die Mobbing und Ausgrenzung erleben und erlebt haben, sind u. a.:

- Psychoedukation zum Thema Geschlechtlichkeit
- Förderung des inneren Prozesses der Identitätsfindung und -entwicklung in Bezug auf die Geschlechtszugehörigkeit oder sexuelle Orientierung (»Inting-Prozess«)
- Auseinandersetzung mit dem Thema Passing und Begleitung von Coming-out-Prozessen in Familie/Umfeld/Schule/Öffentlichkeit (die oft mit Angst vor Ablehnung und Ausgrenzung verbunden sind)
- Auseinandersetzung mit der eigenen internalisierten Homo- bzw. Trans*negativität
- Verarbeitung erlebter (traumatisierender) Ausgrenzungssituationen
- Auseinandersetzung mit aktuellen Diskriminierungserfahrungen im Alltag und Erarbeiten von Lösungsstrategien
- Ressourcenarbeit und Stärkung der Resilienz in Belastungssituationen
- Einbeziehen und Arbeit mit dem gesamten System inklusive Familie und Schule.

Oft verfügen Kinder und Jugendliche über zum Teil unvollständige, widersprüchliche oder gar falsche Informationen über Geschlechtlichkeit und Sexualität. Ein wichtiger erster Schritt besteht in der Beratung/Psychotherapie somit oft darin, das Erlebte, Empfundene zu explorieren, zu benennen und einzuordnen. Unterstützend ist dabei eine *alters- und entwicklungsadäquate Psychoedukation*: die Vermittlung korrekter Informationen, sexuelle Aufklärungsarbeit, das Sichtbarmachen von Ausgrenzungsmechanismen sowie die Wirkung von Heteronormativität, die Beschreibung der Dimensionen der Geschlechtlichkeit oder das Aufzeigen der Vielfalt sexueller Identitäten. Dies kann eine entlastende Wirkung auf Klient:innen haben und schafft eine perspektivenerweiternde Wissensgrundlage bei den Kindern/Jugendlichen wie bei den Bezugspersonen, die in die systemische Familientherapie (wenn es möglich und sinnvoll ist) miteinbezogen werden (sollten).

Ein wichtiger Teil der Beratung/Psychotherapie von Kindern und Jugendlichen besteht weiters darin, sie in ihrer Identitätsfindung und -entwicklung in Bezug auf ihre Geschlechtszugehörigkeit oder sexuelle Orientierung zu begleiten und sie sowohl in ihrem Sein als auch in ihrer Abgrenzung gegenüber ihrem Umfeld zu stärken. Die *Pubertät* stellt für Jugendliche eine Phase der sexuellen Identitätsfindung mit vielfältigen körperlichen, sozialen und psychischen Herausforderungen dar. Für queere Jugendliche kommt hinzu, dass die wahrgenommene Abweichung von der heteronormen Erwartung selbstreflexive Prozesse auslöst, die mit Gefühlen wie Verzweiflung, Hilflosigkeit, Angst oder Ärger/Wut oder innerer Ablehnung einhergehen können. Die innere Auseinandersetzung sowie das öffentliche Bekennen der eigenen queeren Identität (*Coming-out*) sind oftmals langjährige Prozesse. Für viele queere Menschen fällt die Zeit des (ersten) Coming-out oftmals in der Pubertät. Eine gelungene Bewältigung der sich im Coming-out-Prozess stellenden Entwicklungsaufgaben kann zu größerer Autonomie, gestärktem Selbstbewusstsein und Selbstvertrauen sowie Resilienz im Umgang mit anderen Belastungen führen und somit zu einer wertvollen Ressource werden (Hill 2013, S. 76). Aus diesem Grund ist ein sorgfältiger, behutsamer und reflektierter Umgang seitens der Psychotherapeut:innen mit diesen Prozessen unabdingbar.

Das *Passing* (dt.: »Durchgehen«) ist ein weiterer wichtiger Aspekt und Inhalt von Beratung/Psychotherapie, den es in mehrerlei Hinsicht zu betrachten gilt, wenn es um die affirmative Arbeit mit transidenten Kindern und Jugendlichen geht. Ein Passing-Wunsch kann aus dem gesellschaftlichen Druck entstehen, sich dem zweigeschlechtlichen System einordnen zu müssen. Auch kann es z. B. bei Therapie und Beratung von Trans*Personen darum gehen, das Ziel zu erreichen, erfolgreich als männlich oder weiblich zu »passen«.

Das Diskriminierungsrisiko verringert sich im Fall der »Zielerreichung« zumeist deutlich, sodass ein »gutes« Passing hier auch als Diskriminierungs- und Gewaltschutzelement aufgefasst werden kann. Wichtig ist es daher, das Motiv hinter einem Passing-Wunsch zu ergründen. Hier, aber auch allgemein in der Arbeit mit queeren Kindern und Jugendlichen, kann die Reflexion biografischer Erfahrungen mit Geschlechtsstereotypen, internalisierter Homo- bzw.

Trans*negativität, mit Konformitätsdruck in der Familie, aber auch in der eigenen Community, Erkenntnisse hervorbringen und hilfreich sein. Menschen, die sich außerhalb der zweigeschlechtlichen Geschlechterkonstruktion bewegen, können Diskriminierungserfahrungen durch für das Umfeld uneindeutige Signale im Versuch einer (nicht stimmenden) Geschlechterzuschreibung auslösen. Eine würdigende, korrekte Ansprache von Trans*Personen, z. B. mit dem richtigen Pronomen, erfordert eine erhöhte Kommunikationsbereitschaft. Die Bereitschaft zur Kommunikation im Allgemeinen kann eine noch bedeutendere Rolle einnehmen, als es in Psychotherapie und Beratung ohnehin schon der Fall ist. Das Bedürfnis, in der eigenen Individualität »richtig« und »ganz« wahrgenommen zu werden, und die gesellschaftlichen Rahmenbedingungen und Erwartungen des sozialen Umfeldes können eine Realitätsüberprüfung hinsichtlich der erwünschten Reaktionen erfordern. Diese Prüfung kann zu Diskussionen und Aushandlungsprozessen führen und sollte zugelassen werden (Günther, Teren u. Wolf 2019, S. 221 f.).

In der Beratung oder Therapie nehmen Klient:innen ihre internalisierte Homo- bzw. Trans*negativität oftmals nicht bewusst wahr. Sie berichten häufig von Gefühlen des Unbehagens oder Andersseins, von Scham, geringeren Selbstwertgefühlen bzw. Selbstabwertungen, negativen Selbstbildern oder sozialen Ängsten. In Anlehnung an Hill (Hill 2013, S. 76) kann davon ausgegangen werden, dass die internalisierte Homo- bzw. Trans*negativität mit Selbstwertproblemen, Depressionen, psychosozialem und psychischem Stress einhergeht. Dadurch werden körperliche Gesundheit, Intimitätserleben, soziale Unterstützung, Beziehungsqualität und berufliche Entwicklung – meist negativ – beeinflusst. Umso wichtiger erscheint es uns, dieser Thematik insbesondere bei Kindern und Jugendlichen Beachtung zu schenken. Psychotherapeutisch unterstützen kann man die Kinder und Jugendlichen z. B. bei der Unterscheidung und Trennung von Selbst- und Fremdbewertung sowie der Formulierung der eigenen Bedürfnisse und Wünsche.

Auch in Bezug auf erlebte Ausgrenzungen aufgrund der Geschlechtszugehörigkeit oder sexuellen Orientierung ist es für einige Klient:innen manchmal schwierig, die erlittenen einzelnen Diskriminierungen zu erkennen. Psychotherapie kann hier genutzt werden, um diese belastenden und traumatisierenden Erlebnisse einzuordnen. Für Klient:innen ist es oftmals ein schmerzhafter Prozess, sich Diskriminierungserfahrungen einzugestehen und sie auch als solche zu benennen, da die Verneinung oder Abspaltung eine schützende Funktion haben kann. Bei Kindern und Jugendlichen kommt hinzu, dass sie von ihrem Umfeld abhängig und diesem somit in gewissem Maß ausgeliefert sind (je jünger sie sind, desto stärker) und dass solche Abspaltungsmechanismen in einem homo- oder transphoben Umfeld als Überlebens- und Schutzstrategien fungieren. Die transaffirmative Psychotherapie schafft einen sicheren Raum, der eine behutsame Auseinandersetzung und Verarbeitung dieser (oft unterdrückten) negativen Gefühle möglich macht. Bei Kindern und Jugendlichen, die in ihrem Alltag Diskriminierungssituationen erleben, empfiehlt es sich, konkrete Skills zu vermitteln und klare Strategien gegenüber Diskriminierungssituationen zu entwickeln. Dies kann in Rollenspielen geübt werden, um einen Transfer in den Alltag zu ermöglichen und Handlungsspielräume sowie Kompetenzen zu erweitern. Es ist in diesem Zusammenhang wichtig, an den Ressourcen der Kinder und Jugendlichen zu arbeiten und ihre Resilienz zu stärken.

Nach unserer Erfahrung empfinden insbesondere Jugendlichen Gruppenangebote wie z. B. psychotherapeutische Gruppen und begleitete Selbsthilfegruppen als sehr hilfreich. Gruppensettings ermöglichen den Teilnehmenden, das eigene Geschlechtserleben gemeinsam mit anderen zu reflektieren und sich über spezifische Thematiken auszutauschen – dies ist insbesondere bei Trans*Personen in Hinblick auf den Transitionsprozess wichtig. Die Gruppe liefert ein unmittelbares Feedback und zielt darauf ab, die Identität zu stärken und bei der Entwicklung tragfähiger Lebensperspektiven zu unterstützen. Sie ermöglicht einen Austausch mit und das Lernen von anderen, beispielsweise im Umgang mit Stereotypen/Vorurteilen oder Diskriminierungen.

13.4 Hindernisse, Herausforderungen und Lösungen

Als Berater:innen und Psychotherapeut:innen sind wir genauso wie die Klient:innen von den heteronormativen Gesellschaftsnormen geprägt und folglich auch nicht davor gefeit, diese unbewusst und unbeabsichtigt zu reproduzieren. Wie Plößer (2010) bemerkt, befinden sich die Vertretenden der Profession der sozialen Arbeit und damit auch Berater:innen queerer Klient:innen an einer gesellschaftlichen Schlüsselposition, wenn es um die Gefahr der Reproduktion, aber auch um die potenzielle Destruierung von Heteronormativität geht:

Denn Normenbiografieorientierung, normenorientierte Arbeits-Lebenslauf-Erwartung, Orientierung an und Anpassung von Menschen an entwicklungspsychologische und pädagogische Schemata und Konzepte bzw. diesbezügliche Vorstellungen von Gesundheit und Krankheit etc. bilden den Dreh- und Angelpunkt von Interventionen, Inklusionsbestrebungen und Beratungsinhalten sozialer Arbeit. Die damit oftmals verbundenen Prozesse der Unterscheidung und damit einhergehenden Kategorisierungen, Hierarchisierungen und Anordnungen von Mehr- und Minderheiten gehen meist mit Geschlechterrollenzuschreibungen und deren Fixierung sowie mit der Aufrechterhaltung diesbezüglicher Machtverhältnisse, sozialer Konventionen und Gesellschaftsstrukturen einher. Gerade ausgehend von diesen Umständen, können die psychosozialen Berufsgruppen aber auch, so die Vermutung, potenziell besonders kraftvoll und destruierend auf heteronormative Wahrnehmungs- Denk- und Verhaltensschemata einwirken. Dies erfordert einerseits seitens der Berater:innen und Psychotherapeut:innen eine offene Haltung bzw. eine Haltung des Nichtwissens und andererseits die Bereitschaft, Geschlechternormen und Geschlechterverhältnisse sowie diesbezügliche Vorurteile und Machtverhältnisse zu hinterfragen sowie drittens das aktive Einholen von Fachwissen und Informationen. Das Entwickeln von Selbstreflexionsbereitschaft und die daraus resultierende Fähigkeit, mit der eigenen Verunsicherung, die gegebenenfalls in Beratungsprozessen mit queeren Menschen auftaucht, professionell umzugehen, stellt einen weiteren wichtigen Aspekt der psychosozialen Arbeit mit queeren Personen dar.

Der schwierige, im beschriebenen Sinne geschlechterpolitisch stark aufgeladene Begriff »Geschlechtsidentität« kann gerade in einem psychotherapeutisch-beraterisch fundierten Beitrag zum Thema Gewalt- und Ausgrenzungserfahrungen queerer Kinder und Jugendlicher keinesfalls ausgespart bleiben. Dies gilt umso mehr, als Identitätssuche und -entwicklung einen Großteil der psychotherapeutischen und beraterischen Arbeit mit queeren Menschen einnimmt, wie der vorliegende Beitrag zu verdeutlichen versucht. Gleichzeitig sind Identitätskategorien bzw. Prozesse des Kategorisierens von Identitäten an einer zeitweiligen Totalisierung eines Menschen beteiligt, indem sie eine Person auffordern, sich den damit verbundenen Normen und Zuschreibungen in Interaktionen zu unterwerfen (Villa 2003, S. 47). Diese Prozesse sind im Beratungsprozess – insbesondere bei

Coming-out-Begleitung und Passing-Fragen – entsprechend kritisch und aufmerksam in den Blick zu nehmen. Selbstzuschreibungen oder Selbstidentifikationen durch die Klient:innen sollten jedoch dann zugelassen und gestärkt werden, wenn diese als Entwicklungsressource, z. B. hinsichtlich Stabilisierung und Steigerung der Selbstsicherheit, genutzt werden können.

Eine weitere Herausforderung und/oder vielmehr beraterische Gegebenheit ist wie bereits einleitend erwähnt, dass Ausgrenzungserfahrungen und Diskriminierungserleben sich nicht immer »nur« auf eine einzige Zugehörigkeit und Ungleichheitsdimension beziehen, sondern sich im Sinne einer intersektionalen Verschränkung gleichzeitig auf Alter, sexuelle Orientierungen, Geschlechtszugehörigkeit, soziale Schichtzugehörigkeit, Religionszugehörigkeit etc. beziehen können. Je nach Kontext und Situation können sich diese folglich quasi ineinander verweben oder/und sich gegenseitig verstärken, was Mehrfachdiskriminierungserleben nach sich zieht. So können z. B. gleichzeitig mehrere Themen wie Transgender, körperliche Einschränkungen und eine Migrationsgeschichte in der Aufarbeitung von Diskriminierungserfahrungen im Beratungsprozess auftauchen.

Die Interdependenz sozialer Merkmale bzw. individuelle, kontext- und situationsabhängige soziale Positionen von Personen in sozialen Interaktionen, die auf Zugehörigkeiten entlang der Differenzachsen beruhen, ist insbesondere in Zusammenhang mit dem Minderheitenstressmodell (Meyer 1995 und 2003) von Bedeutung und stellt somit eine besondere Herausforderung in der Psychotherapie und Beratung queerer Menschen dar. Denn auf dieses bezogen potenziert sich gegebenenfalls auch der Stress, erneut angegriffen zu werden und mit erhöhter Wachsamkeit reagieren zu müssen, wenn mehrere Diskriminierungsformen zusammenkommen. So kann sich die »internalized homophobia« (Meyer 2003, S. 993), die aus Selbstentwertungsprozessen, die durch Anpassung an und Übernahme von erlebter Stigmatisierung auf Basis der sexuellen Orientierung resultiert, mit anderen internalisierten Selbstentwertungsprozessen, die sich z. B. auf das Alter oder Migrationserfahrungen beziehen, überlappen und entsprechend mehrdimensional belastend und herausfordernd auf Hilfe suchende Personen im Beratungsprozess einwirken.

13.5 Innovationen, Interventionen und Empfehlungen für das Gesamtsystem

In der beraterischen und psychotherapeutischen Arbeit mit queeren Kindern und Jugendlichen stellt die Elternarbeit und Angehörigenberatung einen wichtigen Bereich dar. Auch Eltern und Angehörige haben oft Vorurteile, Erwartungen und Ängste. Für viele Eltern löst z. B. die Transidentität ihres Kindes einen Schock bzw. eine Krise aus. Sie haben oft das Gefühl, dass ihre Welt zusammenbricht, und reagieren erst mal mit Niedergeschlagenheit, Verwirrung, Wut, Angst, Scham oder Trauer (Brill u. Pepper 2016, S. 52). Eltern haben oft ebenfalls Angst vor Verurteilung sowie davor, aufgrund der Geschlechtsidentität oder sexuellen Orientierung ihres Kindes aus Gemeinschaften ausgeschlossen zu werden. Ebenso berichten viele Erziehungsberechtigte und Angehörige von Ängsten und Sorgen, dass ihre Kinder von anderen ausgegrenzt, diskriminiert und/oder gemobbt werden und fühlen sich ohnmächtig. In der Beratung/Psychotherapie entlastet und hilft es den Eltern, einen Raum zu bekommen, in dem offen über diese Themen gesprochen werden kann. Die meisten Eltern brauchen selbst Unterstützung und Bestärkung, um gegenüber ihren Kindern handlungsfähig sowie unterstützend zu bleiben bzw. zu werden und sich ihrem Umfeld stellen zu können. Es gilt, die Auseinandersetzung mit den eigenen Ängsten vor Ausgrenzung/Diskriminierung sowie das Durchlaufen des inneren Akzeptanzprozesses der Angehörigen bezüglich der sexuellen Orientierung oder des individuellen Geschlechtszugehörigkeitsgefühls ihrer Kinder auf jeden Fall in der Beratung/Psychotherapie zu thematisieren. Die emotionale Unterstützung und Akzeptanz der Eltern sind für die Kinder und Jugendlichen von besonderer Bedeutung, da sie sich positiv auf ihre Entwicklung und ihr psychisches Wohlbefinden auswirken. Starke Eltern können ihre Kinder besser unterstützen, wenn es darum geht, Ausgrenzungs- und Mobbingsituationen, z. B. in der Schule, zu erkennen, dagegen aktiv einzuschreiten und/oder sich Hilfe zu suchen.

Als weitere Schnittstelle für die Erlangung von mehr gesellschaftlicher Akzeptanz und Toleranz kann die Schule gesehen werden. In einigen Fällen kann es hilfreich bzw. notwendig sein, als Berater:in bzw. Psychotherapeut:in – wenn dies auch der Wunsch bzw. das Einverständnis der Kinder/Jugendlichen bzw. der Eltern gegeben ist – Kontakt mit dem Lehrpersonal aufzunehmen. In unserer Beratungspraxis erleben wir oft Unsicherheiten seitens des Lehrpersonals oder der Schulleitung in Bezug auf deren Umgang mit Diskriminierung queerer Schüler:innen. Auch seitens der Schule besteht oft ein Mangel an Information und Wissen zu diesen Themen. Eine Sensibilisierung der Lehrer:innen und Schüler:innen für die Vielfalt sexueller Identitäten und damit zusammenhängender Diskriminierungsmechanismen ermöglicht im besten Fall eine perspektivenerweiternde Selbstreflexion aller Beteiligten, eine Enttabuisierung sowie einen offeneren Umgang mit Themen der Geschlechtsidentitätsfindung. Dies kann dazu führen, Diskriminierungen abzubauen und Ausgrenzungsdynamiken aufgrund der Angst vor dem Fremden bzw. dem Anderssein zu verringern. In diesem Zusammenhang ist es wichtig, dass sexuelle Bildung an den Schulen sich offen und über die Zweigeschlechtlichkeit hinausgehend verortet und der Vielfalt von Geschlechtszugehörigkeiten und sexuellen Orientierungen gerecht wird.

Der Anschluss an Peergruppen und Communities sowie an soziale Netzwerke ist für queere Jugendliche sehr bedeutsam, da er die Akzeptanz der eigenen Zugehörigkeit fördert und für viele Jugendliche ein Weg aus der Einsamkeit und der sozialen Isolation darstellt. Für viele Jugendliche stellen Peergruppen oder Communities die Möglichkeit dar, sich zu für sie relevanten Themen auszutauschen, Freundschaften zu knüpfen oder potenzielle Beziehungspartner:innen zu finden.

Die Realität queerer Lebenswelten wird in vielen Aus- und Weiterbildungen unzureichend berücksichtigt und führt zu Einschränkungen in der Versorgungsqualität queerer Klient:innen. Der Ausbildungsstand von psychosozialen Berater:innen und Psychotherapeut:innen zum Thema der Vielfalt sexueller Orientierungen und von Geschlechtsidentitäten ist aktuell sehr uneinheitlich. Die Aus- und Weiterbildung von psychosozialen Berater:innen und Psychotherapeut:innen in diesem Bereich sollte deshalb sowohl fachlich fundiertes Wissen in Bezug auf die Diversität von queeren Lebensweisen vermitteln als auch auf die spezifischen gesundheitlichen Risiken und gesundheitsförderlichen Ressourcen dieser Zielgruppen eingehen. Eine Auseinandersetzung der Professionist:innen mit Heteronormativität/Heterosexismus, Intersektionalität, sexueller Vielfalt bzw. insbesondere mit Homo-, Trans*- und Bi-Negativität ist unverzichtbar (Wolf et al. 2015, S. 46). Kenntnisse darüber, wie sich Stigmatisierung und Diskriminierung traumatisierend auswirken können, gehören zu den wichtigsten Voraussetzungen eines professionellen therapeutischen

Handelns (Rauchfleisch et al. 2002). Es erscheint uns wesentlich, dass Professionisten sich persönlich im Rahmen von Selbsterfahrung mit den Themen dieses Beitrags auseinandersetzen. Insbesondere die Auseinandersetzung, Aufdeckung und Reflexion eigener homo- und trans*negativen Anteile sowie der eigenen »blinden Flecken« ermöglichen einen authentischen und diskriminierungsarmen Kontakt mit Klient:innen.

Es ist unser Anspruch in der Arbeit mit queeren Kindern und Jugendlichen, sie in ihrer individuellen Identitätsfindung und -entwicklung möglichst gut zu unterstützen. Dabei sind das soziale Umfeld, die Familie und die Ausbildungs- und Arbeitssituation einzubeziehen. Diskriminierungs- und Gewalterfahrungen sind unter gegebenen gesellschaftlichen Voraussetzungen einerseits kaum bis gar nicht vermeidbar. Andererseits gibt es, wie wir in diesem Beitrag zu vermitteln versucht haben, Grundvoraussetzungen in Beratung und Therapie, die diese Erlebnisse verarbeitbar machen und die Identitätssuche positiv beeinflussen können. Hierbei ist viel Würdigung und Verstehensarbeit erforderlich sowie das Entwickeln eines Bewusstseins darüber, dass wir es mit hochstigmatisierten Kindern und Jugendlichen zu tun haben bzw. dass unsere Klient:innen Gefahr laufen, solche zu werden.

Die Berater:innen und Psychotherapeut:innen sind dazu angehalten, eigene Ängste, Vorurteile und Irritationen zu reflektieren und vermeintliche geschlechtliche Selbstverständnisse und damit verbundene Privilegien, Ausgrenzungen, Benachteiligungen und Ungerechtigkeit aufzugreifen und zu hinterfragen. Ziel ist es unserer Ansicht demzufolge, den Beratungsprozess in diesem Sinne in einer möglichst »offenen« Haltung zu gestalten bzw. Räume zu eröffnen und zu nutzen, die das Einnehmen dekonstruktivistischer Perspektiven auf Geschlechtlichkeit ermöglichen.

14 Autismus und Mobbing – Eine systemische Perspektive

Michaela Mühl

14.1 Einführung

In den letzten Jahren erlebe ich in meiner psychotherapeutischen Praxis zunehmend Jugendliche und Erwachsene, die auf mich in der Art und Weise, wie sie ihren zwischenmenschlichen Umgang schildern, sehr fremd wirken. Da fallen Sätze wie »Menschen sind für mich immer störend, am liebsten wäre mir, sie würden nicht reden« oder »Ich hatte nie Freunde, das Einzige, was ich mit einem Schulkollegen manchmal gemacht habe, war ihm beim Computerspielen zuzusehen« oder »Ich konnte immer nur mit Erwachsenen etwas anfangen, am liebsten war ich als Kind zu Hause bei meinen Eltern«. All diese Menschen haben gemeinsam, dass sie sich als Kinder und Jugendliche gemobbt fühlten, als außenstehend empfanden und keine Idee hatten, wie sie in sozialen Kontakt mit Gleichaltrigen kommen. Gemeinsam ist manchen von ihnen bei entsprechenden traumatisierenden Erfahrungen zudem, dass sie zum Teil sadistische Fantasien anderen Menschen gegenüber entwickelt haben oder tendenziell Sympathien für Amok laufende Personen oder Serienmordende empfinden.

Als systemische Familientherapeutin spielt es grundsätzlich keine Rolle, in welcher Lebenswelt sich das eigene Klientel befindet, wie die individuelle Perspektive aussieht, um im Gespräch gut anschließen zu können. Ich begebe mich in jede Zusammenarbeit mit der Haltung des Nichtwissens, mit der Überzeugung, dass jedes Individuum Expertin des eigenen Lebens ist und lediglich dabei unterstützt wird, eine individuell bessere Lösung für die eigene Lebenswelt zu finden. So gesehen, befinde ich mich immer in der Position einer »Fremden«, die langsam in die Perspektive des Gegenübers eintaucht, um anschlussfähige Lösungen anbieten zu können.

Mit dieser konstruktivistischen Haltung arbeite ich nun schon seit zwei Jahrzehnten. Und weil sie zutiefst wertschätzend und nicht urteilend ist, habe ich den Eindruck gewonnen, dass sich ein Gutteil der Menschen aufgehoben und unterstützt fühlt und die systemische Familientherapie ihre Wirksamkeit entfalten kann. Auch das Handwerkszeug meiner systemischen Methoden ist vielfältig: Arbeit mit der inneren Familie, Verwenden von Metaphern, um innere Bilder zu erzeugen, die emotional anschlussfähig sind, Aufstellungsarbeit, Reframing, Rituale, Externalisieren etc.

In der *theoretischen Beschäftigung mit autistischer Wahrnehmung* wird in der Fachliteratur und bei Seminaren und Vorträgen häufig der Vergleich mit unterschiedlichen Planeten, Kulturen oder Sprachen[35] gezogen, um die Unterschiedlichkeit der autistischen und der neurotypischen Wahrnehmung zu verdeutlichen. So lautet der Titel des Buches einer deutschen Ärztin und Psychotherapeutin (Preißmann 2012), die selbst eine autistische Wahrnehmung hat, *Asperger – Leben in zwei Welten*.

Neurotypische Wahrnehmung hat sich in der Fachwelt, die sich auch mit autistischer Wahrnehmung befasst, als Begriff etabliert. Er beschreibt eine Personengruppe, deren neurologische Entwicklung dem dominanten sozialen Faktor entspricht. Mittlerweile (2025) wird auch dieser Begriff zunehmend hinterfragt, da jedes Individuum eine einzigartige neurologische Zusammensetzung hat. Die Soziologin Judy Singer nannte den Begriff *Neurodiversität* 1997 zum ersten Mal. Der Begriff wurde aus einer sozialen Bewegung von Betroffenen heraus aufgegriffen und entwickelt und umfasst alle Menschen – der Mensch ist keine Diagnose, sondern hat Bedürfnisse, Stärken und Schwächen. Neurobiologische Unterschiede werden als natürliche menschliche Dispositionen angesehen und respektiert. *Neurodivergenz* wird als Begriff für Abweichungen von der Mehrheit der Bevölkerung verwendet, sobald sich die Art der Informationsverarbeitung deutlich unterscheidet. Dazu werden Menschen mit autistischer Wahrnehmung, aber auch mit AD(H)S, Tourette-Syndrom, Hochbegabung, Legasthenie und Dyspraxie gezählt.

Menschen mit autistischer Wahrnehmung machen etwa 1,1 % der Bevölkerung aus. Allerdings wird vermutet, dass die Anzahl größer sein könnte, da sich die Fachwelt erst in den letzten 20 Jahren vermehrt mit dem Thema befasst. So erzählte kürzlich eine in Wien ansässige Kassenpsychologin (klinisch-psychologische Diagnostik als vertragliche Kassenleistung), die österreichische Gesundheitskasse finanziere eine umfassende *Diagnostik der Autismus-Spektrum-Störung*

---

35 Tony Attwood erzählte bei seinem Vortrag am 18.05.2018 auf der Autismus-Tagung in Wien, er fühle sich durch das Aufwachsen mit seinem Stiefvater, der eine autistische Wahrnehmung hat, so, als wäre er zweisprachig aufgewachsen (pers. Mitt.).

nicht zur Gänze. Daher sei diese Diagnostik eher das Steckenpferd einzelner vorwiegend weiblicher Kolleginnen – aber derzeit noch keine Selbstverständlichkeit. Umgekehrt hat zwar die Österreichische Autistenhilfe in Wien mittlerweile einen Kassenvertrag für die Diagnostik, darf aber außer einer Diagnose »Autismus« keine andere stellen. Lange Wartezeiten sind derzeit die Norm bei kassenfinanzierter Diagnostik.

Momentan verändert sich die Diagnostik in Richtung eines *Kontinuums der Autismus-Spektrum-Störung* (ASS), da die Abgrenzung zwischen den unterschiedlichen Autismusformen nicht eindeutig ist und sich die Ausprägung manchmal im Laufe des Lebens verändert. Daher unterscheiden ICD-11 und DSM-5 nicht mehr zwischen unterschiedlichen Autismusformen wie frühkindlichem, atypischem oder Asperger-Autismus. Stattdessen wird ein Kontinuum postuliert und von Autismus-Spektrum-Störung gesprochen. In Österreich wird aber immer noch nach ICD-10 abgerechnet, die ICD-11 Diagnose wird manchmal zusätzlich angeführt.

Wie auf Fortbildungen[36] berichtet wird, haben viele Menschen mit autistischer Wahrnehmung eine große Affinität zur *japanischen Kultur* und empfinden sie mit ihrer gelebten Distanziertheit und ihren *Ritualen* als sehr wohltuend. Für meine jugendlichen Klient:innen war das Betrachten japanischer *Mangavideos* eine beliebte Freizeitbeschäftigung.

Eine 17-jährige Klientin mit autistischer Wahrnehmung erklärte mir einmal, das Tolle an Mangas sei, dass die Emotionen darin sehr eindeutig ausgedrückt werden. Sie müsse deshalb nicht rätseln, was die darstellenden Figuren fühlen, wie das bei ihren Mitmenschen immer der Fall sei. Sie hat daher während der Therapie angefangen, ihre Lebensgeschichte als Manga zu zeichnen. Wie die beiden anderen Klient:innen hat sie im Laufe ihrer Kindheit und Jugend sehr viele ausgrenzende Erfahrungen gemacht, die sie selbst als Mobbing bezeichnet. Sehr eindrücklich zeichnete sie in ihren Comics ihre Kindheits- und Jugenderfahrungen, neben den Mobbingerfahrungen mit Gleichaltrigen eine emotional instabile Mutter, eine gewalttätige Stiefmutter und einen meist abwesenden Vater.

36 Tony Attwood auf der Autismus-Tagung 2018 in Wien, Brit Wilczek auf der Teiletherapietagung 2018 in Heidelberg und Kathrin Hippler in ihrem Seminar zum Thema »Autismus-Spektrum-Störung: diagnostizieren und beraten« 2019 in Wien (pers. Mitt.).

14.2 Fallbeispiele

Ich bin vor ein paar Jahren, zu Beginn der Arbeit mit einer 40-jährigen Klientin, die eine offensichtlich stark ausgeprägte autistische Wahrnehmung hat (ihr fällt die Nachahmung neurotypischer Verhaltensweisen schwer) sowie kurz darauf mit einem 16-Jährigen, von dem ich erst später herausfand, dass er eine gering ausgeprägte autistische Wahrnehmung hat (er kann die neurotypischen Verhaltensweisen gut kopieren), an eine Grenze gestoßen: Was mir sonst leicht von der Hand ging, funktionierte nicht, der Aufbau der therapeutischen Beziehung wollte nicht gelingen, meine Metaphern wurden nicht verstanden, ganz zu schweigen von anderen vertrauten Methoden, die allesamt ins Leere liefen.

Bei beiden Klient:innen hatte ich das Glück, dass meine Hündin mehr Chancen beim Beziehungsaufbau hatte, sodass mir Zeit blieb herauszufinden, worin die Schwierigkeit bestand. Dazu kam, dass die Frau bereits zwei Therapieanläufe genommen hatte, ohne sich verstanden zu fühlen. (Der Jugendliche hatte dagegen keinen Vergleich.)

So fing ich nach dem Beginn der Therapie mit der Klientin an, mich in das Thema Autismus einzulesen, und besuchte Fortbildungen, um anschlussfähiger zu werden. Der Klientin ist nie die Diagnose einer Autismus-Spektrum-Störung gestellt worden, hingegen eine Zwangsstörung, eine schizoaffektive Störung, eine Borderlinestörung, eine schizoide Persönlichkeitsstörung, eine rezidivierende depressive Störung und einiges mehr aus der ICD-10-Klassifikation.

Seit einiger Zeit war sie nicht mehr arbeitsfähig und bezog Reha-Geld mit der Folge, dass in Österreich regelmäßig ihre Arbeitsfähigkeit überprüft wurde. Die Patientin erzählte, dass sie bis zu etwa ihrem 5. Lebensjahr nicht sprechen konnte und immer schon am liebsten allein war. Außerdem liebte sie ritualisierte Handlungen und hatte bereits als Kind immer wieder unkontrollierbare Wutausbrüche. Dann half am besten, dass ihr Großvater sie in eine dunkle Kammer sperrte, dort konnte sie sich wieder beruhigen. Die Schläge ihres Großvaters und der Umstand, eingesperrt zu werden, hatte sie nicht als belastend, sondern im Gegenteil als Halt gebend empfunden. Ihre Kindheit und Jugend waren davon geprägt, dass sie mit anderen Kindern nichts zu tun haben wollte – und andere Kinder inklusive ihrer Schwester umgekehrt nichts mit ihr. Mir ist nicht klar, warum in ihrer Kindheit und

Jugend nie an eine Autismus-Spektrum-Störung gedacht wurde. Bei einer psychologischen Diagnostik, die ich anregte, war die autistische Wahrnehmung sehr eindeutig und in starker Ausprägung feststellbar.

14.3 Interventionsmöglichkeiten in der Therapie

So verschieden die Menschen sind, so unterschiedlich können die Erlebnisse von Ausgrenzung und gefühltem Mobbing bei Menschen mit autistischer Wahrnehmung sein:

Aufgrund der *weiblichen* Sozialisation gelingt es als weiblich identifizierten Betroffenen beim Aufwachsen meist besser, das Verhalten die »anderen« nachzuahmen und somit weniger aufzufallen. Erwachsene Klientinnen verwenden Bezeichnungen wie »copy and paste«, um zu beschreiben, wie sie versuchten, das Verhalten der anderen Mädchen nachzuahmen. Von Mädchen wird in der Regel immer noch erwartet, dass sie sich anpassen und Rücksicht nehmen. Von ihnen wird generell mehr Sozialkompetenz erwartet – der Anpassungsdruck ist entsprechend höher als bei den männlichen Gleichaltrigen. Entsprechend mehr trainieren sie das Nachahmen und das Sich-Anpassen.

Bei den *männlichen* oder männlich gelesenen Kindern und Jugendlichen werden Variationen des autistischen Verhaltens oft eher toleriert und weniger sanktioniert. Ein erwachsener männlicher Klient hat lange unauffällig gelebt, bis ihm die Maskerade zu anstrengend wurde und er arbeitsunfähig wurde. Wie er beschreibt, ging er als Jugendlicher dazu über, die Verhaltensweisen der allgemein beliebten Burschen zu beobachten, um sie nachzuahmen. So blieben ihm viele Ausgrenzungserfahrungen erspart.

Variationen der sexuellen Orientierung und Unsicherheiten bezüglich der eigenen geschlechtlichen Identität scheinen bei Menschen mit autistischer Wahrnehmung häufiger aufzutreten. Teil der Therapie vor allem jüngerer Personen mit autistischer Wahrnehmung ist häufig die Auseinandersetzung mit dem eigenen Geschlecht (»Bin ich binär?«) und die Frage nach der eigenen sexuellen Orientierung (»Ich denke, ich bin pansexuell«). Durchgehend beschreiben alle Betroffenen in meiner Praxis, dass sie sich immer schon anders und fremd gefühlt haben.

Unglücklicherweise fühlen die »anderen« ebenfalls diese Fremdartigkeit und reagieren mit Ausgrenzung. Ohne entsprechend geschulte erwachsene Begleitung, die übersetzt und Unterschiedlichkeit verständlich macht, landen Kinder und Jugendliche mit autistischer Wahrnehmung meist am Gruppenrand oder außerhalb der Gruppe.

Ihnen fehlt der »*soziale Autopilot*« (Wilczek 2018, S. 40): Sie verstehen die verbalen, emotionalen und körperlichen Signale anderer nicht (vgl. Abschn. 14.4).

Oft interessieren sich Kinder und Jugendliche mit autistischer Wahrnehmung für vollkommen andere Dinge als Gleichaltrige und bemerken nicht, dass ein bestimmtes Interesse nur auf ihrer Seite besteht. Nicht alle, aber doch einige der Kinder und Jugendlichen mit autistischer Wahrnehmung entwickeln im Laufe ihres Aufwachsens *Spezialinteressen* – seien es Dinosaurier, Züge, Pläne öffentlicher Verkehrsnetze[37], Mangas, Planeten, Briefmarken, Lebensläufe von Serienmördern etc. Diese würden sie gerne mit Gleichaltrigen teilen, stoßen jedoch selten auf Interesse, zumindest nicht in dem von ihnen gewünschten Ausmaß. Umgekehrt verstehen sie meist nicht die Freude der anderen Kinder an Rollenspielen (Mutter-Vater-Kind etc.) oder haben nur Interesse daran, wenn sie den Ablauf des Spiels und dessen Regeln selbst bestimmen dürfen.

Die anderen Kinder unterwerfen sich nur ungern der Führungsrolle von Kindern mit autistischer Wahrnehmung, vor allem, weil ein Rollenwechsel kaum möglich ist. So entstehen diverse Ausgrenzungserlebnisse. Da Kinder grausam sein können, enthalten manche Lebensgeschichten Erzählungen von körperlichen Übergriffen. So schilderte eine meiner Klientinnen, sie sei auf dem Schulhof der Volksschule von anderen Kindern häufig eingekreist worden, die dann auf sie einschlugen oder sie schubsten. Auch bei ihr wurde die Diagnose Autismus erst im Erwachsenenalter gestellt, obwohl sie eine sehr stark ausgeprägte autistische Wahrnehmung hat.

Da die *Körperkoordination* bei Menschen mit autistischer Wahrnehmung oft *eingeschränkt* ist (ebd., S. 101; Preißmann 2012, S. 31) – vor allem Ballspiele sind den meisten in sehr unangenehmer Erinnerung – stellt der Sportunterricht oft eine große Belastung dar. Viele erlebten oder erleben noch immer, dass andere Kinder und Jugendliche bei den Ballspielen die Teams zusammenstellen und somit die vermeintlich Schlechtesten immer als Letzte gewählt werden. Diese demütigende Erfahrung zieht sich durch etliche Schilderungen.

Eine Schwierigkeit in sozialen Gruppen ist für Kinder und Jugendliche mit autistischer Wahrnehmung, dass sie in der Regel unter

37 Siehe https://www.faz.net/aktuell/gesellschaft/13-jaehriger-autist-wird-zum-erfolgreichen-designer-15478627.html [11.08.2025].

Reizüberflutung leiden. Neben dieser Tendenz ist von spezifischen Schwierigkeiten bei der Verarbeitung von Sinnesreizen auszugehen. In Kindergruppen und Schulklassen geht es oft laut her, akustisch, visuell und olfaktorisch kann das auch für manches neurotypische Kind eine Herausforderung darstellen. Bei autistischer Wahrnehmung ist dieser übliche Rahmen von Sinneseindrücken kaum oder nur mit hohem Leidensdruck zu meistern.

Bei höherer Intelligenz mühen sich die meisten irgendwie durch. Oft kommt es ohnehin zu einem Wechsel in eine sonderpädagogische Kleingruppe – falls das überhaupt möglich ist. In solchen ist ein erhöhter Personalschlüssel vorgeschrieben, außerdem ist die Zahl der Kinder pro Gruppe geringer. Um in eine solche Gruppe zu kommen, muss ein Antrag auf sonderpädagogischen Förderbedarf gestellt werden, der nicht immer bewilligt wird und mit dem die Erziehungsberechtigten einverstanden sein müssen. Im ländlichen Raum fehlt es häufig an den nötigen personellen Ressourcen, und die betroffenen Familien müssen einen weiten Anfahrtsweg in Kauf nehmen. Im schlimmsten Fall wird den Eltern mitgeteilt, dass ihr Kind in der Einrichtung nicht weiterbetreut werden kann, und der nächste Betreuungsort ist für sie zu weit entfernt. Das stellt viele Familien vor große Schwierigkeiten.

Es fehlt in den pädagogischen Einrichtungen an Rückzugs- und individuellen Gestaltungsmöglichkeiten, um Kindern mit autistischer Wahrnehmung einen passenden Rahmen (z. B. Tisch mit wenig Materialien und Blick auf die Wand) zu geben. So kommt es dazu, dass die ständig reizüberfluteten Kinder und Jugendlichen – für andere plötzlich, für sie selbst nach langer intensiver Reizaufstauung – einen nicht mehr kontrollierbaren Wutausbruch erleben, der ihre Beliebtheit weiter verringert. Im autistischen Fachjargon wird ein Ausbruch wegen Reizüberflutung als *Meltdown* bezeichnet (Bauerfeind 2021). Er kann sich als Weinen, Schreien, Wegrennen, als selbst- oder andere verletzendes (z. B. Treten, Beißen) Verhalten äußern (etwa den eigenen Kopf gegen die Wand oder den Boden werfen). Da sich solche Anfälle in unregelmäßigen Abständen in den Kindergruppen und Klassenräumen wiederholen, gehen die anderen Kinder tendenziell auf Distanz und wollen sich vor so viel Unkontrollierbarkeit schützen. Wutanfälle sind auch Reaktion auf das Unvermögen, sich so auszudrücken, dass sie vom Gegenüber verstanden werden. Die Betroffenen fühlen sich hilflos, weil sie keine Möglichkeit sehen, wie sie zu ihrem Ziel kommen, etwa einen gewünschten Gegenstand zu erhalten. Diese Kommunikationsschwierigkeiten, unter denen andere Kinder meist nur in der präverbalen Zeit leiden, sind wie Hilferufe der Kinder mit autistischer Wahrnehmung, dass sie Unterstützung von außen brauchen, damit ihre Kommunikation nicht mehr nur körperlich abläuft und sie emotional eskalieren, wodurch ihre Position als Außenseiter:innen zementiert wird.

Mit zunehmendem Alter, vor allem in der Gruppe der Jugendlichen, besteht ein weiteres Problem von Menschen mit autistischer Wahrnehmung darin, dass sie meist nicht in der Lage sind, *Metaphern* zu verstehen und zwischen den Zeilen zu lesen. Neurotypische Jugendliche entwickeln diese Art der Kommunikation vermehrt, übernehmen *Sprichwörter, Redewendungen, Sprachbilder* aus der Erwachsenenwelt und entwickeln eigene, gruppenspezifische Ausdrücke.

Menschen mit autistischer Wahrnehmung »verstehen dann nur noch Bahnhof« – ein Sprachbild, bei dem in den autistischen Köpfen tatsächlich ein Bahnhof auftaucht, aber keine Idee, was damit gemeint ist. Ein eindrückliches Beispiel dazu findet man in einem Comic von Daniela Schreiter (2020, S. 13), die selbst eine autistische Wahrnehmung hat und mehrere ausgezeichnete Comics verfasst hat: Dieser macht neurotypisch wahrnehmenden Menschen die autistische Wahrnehmung besser nachvollziehbar. Darin beschreibt Schreiter etwa ihr Unverständnis gegenüber dem Ausdruck »hochgeklappte Gehsteige« – das in ihrem Kopf evozierte Bild erfasst die Bedeutung dieses Sprachbildes überhaupt nicht. Entsprechend stehen Jugendliche mit autistischer Wahrnehmung herum, verstehen die Witze und Anspielungen der anderen nicht, können an der Kommunikation nicht teilnehmen und fühlen sich (wieder) ausgeschlossen.

Es gibt also unzählige Gründe, warum Kinder und Jugendliche mit autistischer Wahrnehmung häufig von Ausgrenzung und Mobbing betroffen sind. Genauso divers ist ihr Umgang mit den ausgrenzenden Erfahrungen und mit dem lebenslangen Gefühl der Andersartigkeit.

14.3.1 Umgang mit Ausgrenzung und dem Gefühl des Fremdseins

Es gibt zwei Haupthaltungen, die Menschen mit autistischer Wahrnehmung einnehmen, um zu versuchen, diese beinah durchgehend erlebten Gefühle des Fremdseins und die Erlebnisse der Ausgrenzung zu bewältigen:

- *Fremd sind die anderen, und ich bin normal:* Sie können einerseits als Jugendliche die Einstellung entwickeln, dass (fast) alle anderen seltsam sind, da sie ständig uninteressanten, sinnentleerten Small Talk führen, sich irrational verhalten, in Rätseln sprechen, viele wichtige, nicht zu übersehende Details nicht wahrnehmen, unehrlich sind und immer wieder unnötige körperliche Berührungen wie Händeschütteln einfordern. (Das ist seit dem Beginn der Coronapandemie 2020 seltener und somit besser geworden.) So kommen Betroffene zu dem Schluss, dass es hilfreicher ist, Abstand zu den anderen zu halten, den Kontakt auf wenige, für sie eher nachvollziehbare Menschen zu beschränken und mit diesen interessante sachbezogene Themen zu besprechen. Das irrationale Verhalten der anderen wird kopfschüttelnd zur Kenntnis genommen und so gut wie möglich ignoriert. Das eigene Verhalten wird zur Norm. So steht der Entwicklung eines gesunden Selbstwerts (fast) nichts mehr im Weg.
- *Der Freak bin ich, und die anderen sind normal:* Mit dieser komplett gegensätzlichen Haltung kommen Jugendliche zu dem Schluss, seltsame Freaks zu sein, die niemals Freundschaften haben können. Sie versuchen so gut wie möglich, das Verhalten der anderen nachzuahmen, um doch in Kontakt zu kommen. Ständig werden die anderen beobachtet, und das Bemühen, dabei zu sein und mitzumachen, wird zum zentralen Interesse. Das gelingt mehr oder weniger, der Selbstwert leidet immens.

Beide Haltungen und Vorgehensweisen schlagen vor allem bei extremer Ausprägung keine Brücken zu anderen Menschen. So ist es nicht weiter verwunderlich, dass es statistisch gehäuft zur Entwicklung von *Sekundärsymptomen* kommt: Im Laufe ihres Lebens entwickeln etwa 70 % der Personen mit autistischer Wahrnehmung zusätzlich eine, 40 % zusätzlich zwei oder mehr psychiatrische Diagnosen (Freitag et al. 2017; Mazzone a. Vitiello 2016). Die autistische Beeinträchtigung scheint erst durch das Zusammentreffen mit der Umwelt zu entstehen. Eine autistische Wahrnehmung per se ist also nicht das Problem. Die Hauptschwierigkeit entsteht in sozialen Interaktionen, da Menschen mit autistischer Wahrnehmung in der Fähigkeit eingeschränkt sind, spontan die Wahrnehmung, das Denken, Fühlen und Wollen anderer Menschen zu verstehen und intuitiv zu erfassen.

Gemäß der »Theory of mind« (Theorie des Geistes; Tebartz von Elst 2017, S. 73) entwickeln Kinder die Fähigkeit, innere mentale Vorgänge meines Gegenübers zu vermuten und intuitiv zu erfassen, üblicherweise etwa ab dem 4. Lebensjahr. Bei Menschen mit autistischer Wahrnehmung dauert diese Entwicklung deutlich länger. Je nach Ausprägung haben sie auch im Erwachsenenalter erhebliche Schwierigkeiten damit. Trotz aller Unterschiedlichkeit ist zwischenmenschlicher Kontakt für die Betroffenen aber genauso lebensnotwendig wie für neurotypische Menschen, und so entsteht durch das oft fehlende Gelingen der Kontaktaufnahme viel Leid.

14.4 Hindernisse, Herausforderungen und Lösungen

Bei den Überlegungen, was den betroffenen Kindern und Jugendlichen (und in der Folge den Erwachsenen) helfen könnte, lande ich wieder bei den eingangs dieses Beitrags erwähnten Irritationen bei meiner psychotherapeutischen Behandlung von Menschen mit autistischer Wahrnehmung. Bei den ersten beiden Personen, die diese Irritationen bei mir ausgelöst hatten, sowie bei einer 23-jährigen Klientin, die wegen Depressionen in die Behandlung kam, war bislang keine Diagnose »Autismus« gestellt worden. Ich habe die Behandlungen längere Zeit ohne das Wissen um die unterschiedliche Wahrnehmung durchgeführt.

Aus fachlich-systemischer Sicht sollte das kein Problem darstellen, da wir nie glauben dürfen, die Wahrnehmung des Gegenübers zu kennen. Vielmehr sollen wir immer respektvoll und mit einer Haltung des Nichtwissens eben diese hinterfragen, um anschlussfähig zu sein. Dennoch hat mir erst die Erkenntnis der Unterschiedlichkeit geholfen, bei diesen Menschen in der Behandlung anschlussfähiger zu werden. Seither kann ich besser übersetzen und die Unterschiedlichkeit erklären – die Betroffenen haben es immerhin mit etwa 98,9 % ihres Umfelds zu tun, die sich aus ihrer Sicht so anders verhalten.

Es ist menschlich, trotz besseren fachlichen Wissens oft die eigene wahrgenommene Lebenswelt als Vergleich heranzunehmen, um das Gegenüber zu verstehen. Vieles, das Menschen mit neurotypischer Wahrnehmung voraussetzen, ist allerdings beim Gegenüber mit autistischer Wahrnehmung nicht gegeben. Brit Wilczek (2018, S. 40) hat in ihrem Buch *Wer ist hier eigentlich autistisch? – Ein Perspektivwechsel* das Konstrukt des *sozialen Autopiloten* eindrücklich beschrieben.

Durch die Reizüberflutung nimmt die Entwicklung der sozialen Interaktion bei Menschen mit autistischer Wahrnehmung von Beginn an einen anderen Verlauf. Diese entwickeln im Unterschied zu den 98,9 % der Menschen ihres Umfelds keinen sozialen Autopiloten und bleiben so in ihrem Empfinden »auf einem anderen Planeten« – nicht selten beschreiben sie sich selbst als Außerirdische. Der Leidensdruck, so einsam in einer fremden Welt zu leben, ist oft enorm. Ihnen unterlaufen viele Fehlinterpretationen des neurotypischen Verhaltens. Traumatische Erfahrungen entstehen auch auf diesem Weg.

So hat bei einer meiner jugendlichen Klientinnen die Bemerkung ihrer Mutter in ihrer Kindheit, sie habe ihre »kleine Schwester zum Fressen gern«, eine völlig verquere Assoziation ausgelöst. In der Folge hat sie eine sexuell konnotierte Vorliebe für Kannibalismus entwickelt. Sie kämpft heute noch darum, diese wieder loszuwerden und ihre sexuelle Erregbarkeit mit anderen Fantasien zu verknüpfen.

Auch Personen mit neurotypischer Wahrnehmung interpretieren autistisches Verhalten häufig falsch. So werden Fehlschlüsse gezogen wie »Der will ja nur mehr Aufmerksamkeit« oder »Die will einfach ihren Willen durchsetzen«. Dabei ist das autistische Verhalten im Sozialkontakt nur der Versuch, sich auszudrücken, mitzuteilen, sich dem Gegenüber verständlich zu machen, oder der letzte Ausweg, um die Reizüberflutung zu stoppen.

Menschen mit autistischer Wahrnehmung laufen auf diese Weise – ähnlich wie Personen mit psychotischer Wahrnehmung – Gefahr, aus der Kommunikation ausgeschlossen, »exkommuniziert« (Retzer 2003, S. 44) zu werden – ein in der systemischen Fachwelt geläufiger Begriff. Die Menschen in ihrem Umfeld gehen aus dem Kontakt, reden nicht mehr mit ihnen, sondern nur noch über sie, weil die autistische und die neurotypische Kommunikation nicht mehr wechselseitig aneinander anschließen.

Aus psychotherapeutisch-systemischer Sicht sind wir Psychotherapeut:innen anschlussfähig: Wie in der Arbeit mit allen anderen Menschen sorgen wir dafür, das Verständnis füreinander mithilfe der Technik des zirkulären Fragens zu verbessern. Wir ergänzen dies durch Übersetzungsarbeit, vor allem wenn wir kein Mehrpersonensetting zur Verfügung haben. Nach meiner Erfahrung ist es sehr hilfreich, im Sinne von Psychoedukation darüber aufzuklären, wie Menschen mit neurotypischer Wahrnehmung in der Regel (unter Berücksichtigung möglicher Ausnahmen) fühlen, denken und handeln. Dies erfolgt ganz ähnlich wie die Arbeit mit Personen mit psychotischer Wahrnehmung oder Menschen mit einer Persönlichkeitsstörung (Wagner, Henz u. Kilian 2016, S. 56). Es geht darum, andere mögliche Perspektiven ihres Gegenübers neben die individuelle Perspektive der Klient:innen zu stellen, damit eine Erweiterung und so vielleicht die Entwicklung eines Lösungsbildes möglich wird.

Beeindruckend hilfreich war dieses Vorgehen bei einer überdurchschnittlich intelligenten 36-jährigen Klientin, die erst kürzlich die Diagnose »Autismus« (in starker Ausprägung) erhalten hatte und zu mir in Praxis kam. Sie litt seit Jahren unter rezidivierenden mittelgradigen bis schweren depressiven Episoden. Auch diese Klientin erzählte von Mobbingerfahrungen in ihrer gesamten Kindheit und Jugend. Sie hatte Fantasien, es Mitmenschen heimzuzahlen, die sie schlecht behandelt hatten, oder ihnen zumindest unter die Nase zu reiben, wie weit sie selbst es (trotz ihrer herausfordernden Wahrnehmung) gebracht hatte. Im Austausch darüber, wie sich die neurotypische Kommunikation auswirkt – gelegentlich dient sie nur der Herstellung einer Verbindung und nicht dem Informationsaustausch –, gelang es ihr, etliche Missverständnisse der Vergangenheit aufzuklären. Daraufhin löste sich die schwere depressive Episode (inklusive massiver Schlafstörungen und Suizidgedanken) wie in Luft auf. Die Klientin sah für Rache und Wiedergutmachung keine Notwendigkeit mehr, da sie viele ihrer Mobbingerfahrungen in einem anderen Licht sah. Sie konnte den anderen Kindern und Jugendlichen rückblickend keine böse Absicht mehr unterstellen. Diese neue Perspektive änderte ihren Blick auf sich selbst fundamental. Sie konnte endlich damit aufhören, so sein zu wollen wie die anderen, und entwickelte Stolz, dass sie so analytisch und sachbezogen denken kann.

14.4.1 Kinder und Jugendliche im Hier und Jetzt unterstützen

Wenn Kinder und Jugendliche in unserer psychotherapeutischen Praxis die Thematik Mobbing und Ausgrenzung ansprechen, ist es hilfreich, innezuhalten und gegebenenfalls gemeinsam mit dem Familiensystem zu hinterfragen, ob eine autistische Wahrnehmung vorliegen könnte, die Einfluss auf das soziale Interaktionsverhalten hat. Die Identifizierung fällt am leichtesten, wenn beide Seiten, Bezugspersonen und das Kind oder Jugendlicher von Geburt an eine gewisse Andersartigkeit auf vor allem in Bezug auf soziale Interaktionen, auch etwa im Umgang mit Außenreizen (Menschenansammlungen, Lärm, Licht, Gerüche, Veränderungen) beschreiben. Hat das Kind bereits als Säugling eher Objekte als Menschen fokussiert (gemäß der Regel, dass Objekte eher beruhigen und Menschen eher stressen), ist die Annahme einer autistischen Wahrnehmung naheliegend.

Wenn Kinder oder Jugendliche mit autistischer Wahrnehmung bei uns in Behandlung sind und mit Mobbing und Ausgrenzung zu kämpfen haben, dürfen wir das als Einladung sehen, wieder intensiver an unserer konstruktivistischen Haltung zu arbeiten und den zunächst fremd wirkenden »Planeten der betreffenden Person« neugierig zu erforschen und umgekehrt die Person neugierig auf den Planeten der das Kind umgebenden Gleichaltrigen zu machen. Wir erforschen mit den Kindern oder Jugendlichen die erlebten Mobbingsituationen und steigen gewissermaßen in die Schuhe ihres jeweiligen ausgrenzenden und mobbenden Gegenübers, um zu verstehen, warum es sich gegenüber unseren Klient:innen so verhalten haben könnte.

Die Erkenntnis, dass Kindern und Jugendlichen mit autistischer Wahrnehmung der soziale Autopilot fehlt, und das Wissen darüber, wie sich dies auf die soziale Interaktion auswirken kann, muss in die psychotherapeutische Behandlung einfließen. Es gilt, gemeinsam mit dieser neuen Brille die erlebten Mobbingsituationen neu zu betrachten und Alternativszenarien zu entwickeln. Auch Kinder oder Jugendliche mit autistischer Wahrnehmung sind in der Lage, mit Stofftieren in Rollenspielen erlebte Szenen nachzuspielen oder Aufstellungen sowie Externalisierungen durchzuführen.

Darüber hinaus ist es aus systemischer Sicht extrem hilfreich, dem Bezugssystem der betroffenen Person die gleichen Informationen zur Verfügung zu stellen. Hier kommt die Diagnostik ins Spiel. Denn gewisse Unterstützungsmöglichkeiten (zumindest behördlich finanzierte oder unterstützte) können nur organisiert werden, wenn zuvor eine klinisch-psychologische Diagnostik durchgeführt worden ist. In der Schule etwa könnte einem betroffenen Kind eine *persönliche Assistenz* zur Seite gestellt werden, eine erwachsene Person, die in der Schule zwischen neurotypischem und autistischem Verhalten übersetzt oder das betroffene Kind aus Situationen holt, in denen die Reizüberflutung zu stark ist.[38]

38 In Österreich bieten persönliche Assistenz an u. a. der Dachverband Österreichische Autistenhilfe (siehe https://www.infoservice.sozialministerium.gv.at/detail/osterreichische-autistenhilfe [31.07.2025]) und Pro Mente (siehe https://www.promente-autismus.at/angebote/assistenz-in-der-pflichtschule sowie https://www.promentejugend.at/portfolio-item/schulassistenz/ [31.07.2025]).

Eine meiner jugendlichen Klientinnen hat sich in der Schule in Ermangelung von solch externer Unterstützung selbst organisiert, indem sie die Direktorin der Schule erfolgreich um Erlaubnis bat, sich bei Bedarf immer in die Bibliothek zu setzen. Diese war wenig frequentiert und mithilfe eines besonders dichten Schallschutzkopfhörers konnte sie zwischendurch zur Ruhe kommen und auf diese Art den Schulalltag bewältigen.

Hilfreich war für diese Klientin auch, dass sie im Rahmen der Therapie die Idee entwickelt hat, Menschen in ihrer Schule über ihre Diagnose aufzuklären: Sie hielt in ihrer Klasse ein Referat zur Autismus-Spektrum-Störung sowie einen Vortrag im Aufenthaltsraum der Lehrkräfte. In der Folge erlebte sie, dass die Zeiten des Mobbings (als durchgehende Erfahrung der vergangenen 9 Jahre) vorbei waren. Sie konnte sogar Freundschaften entwickeln, und die Lehrkräfte gingen dazu über, sarkastische oder ironische Meldungen für sie zu übersetzen. In der Zwischenzeit hat sie mit Erfolg maturiert (ihr Abitur bestanden) und bekam aus dem Lehrkörper nach bestandener Matura viel Lob für ihren damaligen Vortrag.

Für ihre geplante Studieneingangsprüfung hat sie bereits im Vorfeld mit der Universität Kontakt aufgenommen, um für sie geeignetere Bedingungen bei der Prüfungssituation herzustellen – die Universität schlug einen eigenen Prüfungsraum für sie vor.

14.5 Innovationen, Interventionen und Empfehlungen für das Gesamtsystem

Gerade bei *Kindern und Jugendlichen mit durchschnittlicher bis überdurchschnittlicher Intelligenz*, die derzeit noch dem *hochfunktionellen Autismus* (ICD-10: Asperger-Syndrom F84.5) zugeordnet werden, wird in ihrer gesamten Entwicklung häufig übersehen, dass sie eine autistische Wahrnehmung haben. Damit fehlen ihnen und ihren Familien nicht nur die beschriebenen Hilfen (sowie finanzielle Unterstützung, da sie in Österreich erhöhte Familienbeihilfe beantragen könnten). Die fehlende Diagnose nimmt ihnen auch die Möglichkeit, schon früh zu verstehen, warum sie sich anders fühlen und auch von den Gleichaltrigen in der Regel als anders wahrgenommen werden. Es gelingt den Betreffenden meist aufgrund ihrer ausgeprägten Intelligenz, die anderen zu imitieren und somit eine gute schauspielerische Leistung zu vollbringen. Aber diese Imitation holt sie im Jugendalter oder jungem Erwachsenenalter oft ein und führt nicht selten zum psychischen Zusammenbruch.

Die *Autismus-Spektrum-Störung* wird als *tiefgreifende Entwicklungsstörung* definiert, es ist demnach eine neurologische Störung oder Andersartigkeit, die vermutlich bereits im Mutterleib beginnt. Die neurowissenschaftliche Forschung hat bei Weitem noch nicht alles geklärt. Doch vieles (auch die Schilderungen der Betroffenen) deutet darauf hin, dass die neurologischen Besonderheiten von Geburt an vorhanden sind. Vermutlich haben sie etwas mit einer veränderten Verarbeitung von Sinnesreizen und höheren Stufen der Wahrnehmung verbunden mit einer Tendenz zur Reizüberflutung zu tun.

Natürlich ist diese neurologische Spielart in ihren Auswirkungen so vielfältig wie alle Menschen individuell sind – daher auch der Begriff Autismus-*Spektrum*-Störung. Das möglichst frühzeitige Wissen um diese grundlegenden Unterschiede ist aus meiner Sicht hilfreich – für die betroffenen Kinder wie für deren Familiensystem und das weitere soziale Umfeld wie Kindergarten, Schule, Betreuungspersonal und involvierte Professionen wie Ergo-, Logo- und Psychotherapie.

Aus systemischer Sicht ist es in diesem Zusammenhang wichtig, auf die *Vorteile der autistischen Wahrnehmung* hinzuweisen. So ist es etwa ein großer Vorteil, dass der fehlende soziale Autopilot dazu beiträgt, dass Menschen mit autistischer Wahrnehmung anderen Menschen wesentlich vorurteilsfreier begegnen. Ihnen ist sozusagen eine zutiefst konstruktivistische Haltung in die Wiege gelegt. Da sie mangels Autopiloten nicht annehmen, ihr Gegenüber denke und fühle ähnlich wie sie, sind sie eher dazu geneigt, die Wahrnehmung des Gegenübers (Stichwort: fremder Planet) interessiert und offen zu erforschen, ohne vorgefasste Meinungen. Sie zeigen eine *konstruktivistische Haltung des Nichtwissens,* die mir selbst trotz aller Ausbildungen nach vielen Jahren noch immer nicht so leicht von der Hand geht. Ich muss als Mensch mit neurotypischer Wahrnehmung meinen sozialen Autopiloten wohl ständig zur Seite schieben, um in meiner Sehnsucht nach Verbindung zum Gegenüber nicht voreilig Schlüsse zu ziehen. Menschen mit autistischer Wahrnehmung können zumindest diesen Weg leichter gehen – wenn nicht all ihre erlebten Ausgrenzungen zur völligen Ablehnung der gesamten Menschheit geführt haben. Erlebnisse von Ausgrenzung führen häufig irgendwann zu Vorurteilen – ansonsten begegnen Menschen mit autistischer Wahrnehmung ihrem Gegenüber mit offenem Interesse.

Ihr durchgehend erlebtes Gefühl der Andersartigkeit gemeinsam mit ihrer offenen und vorurteilsfreien Haltung schärft die Beobachtungsgabe von Menschen mit autistischer Wahrnehmung. Gelingt es neurotypisch wahrnehmenden Menschen, sich Menschen mit autistischer Wahrnehmung genauso interessiert und unvoreingenommen anzunähern, wird es wechselseitig möglich, Brücken zu schlagen und gemeinsam einen Ausweg aus Ausgrenzung und Mobbing zu finden oder diese erst gar nicht aufkommen zu lassen.

Literatur

Allen, J., P. Fonagy u. W. Bateman (2011): Mentalisieren in der psychotherapeutischen Praxis. Stuttgart (Klett-Cotta).

Alsaker, F. D. (2017): Mutig gegen Mobbing in Kindergarten und Schule. Bern (Hogrefe), 2. Aufl.

Anderson, H. u. H. Goolishian (1992): Der Klient ist Experte. Ein therapeutischer Ansatz des Nicht-Wissens. *Zeitschrift für systemische Therapie* 10 (3): 176–189.

Aronson, E. (2000): Nobody left to hate. New York (Freeman).

Asen, E. u. M. Scholz (2009): Praxis der Multifamilientherapie. Heidelberg (Carl-Auer), 4. Aufl. 2019.

Ates, S. (2007): Der Multikulti-Irrtum. Wie wir in Deutschland besser zusammenleben können. Berlin (Ullstein).

Attwood, T. (2007): Ein ganzes Leben mit dem Asperger-Syndrom. Stuttgart (Trias).

Aumüller, J. (2010): Wie viele Generationen dauert Integration? Wie Begriffe unser Bild von Gesellschaft prägen. Heinrich Böll Stiftung, Migrationspolitisches Portal. Verfügbar unter: https://heimatkunde.boell.de/de/2013/11/18/wie-viele-generationen-dauert-integration-wie-begriffe-unser-bild-von-gesellschaft-pr%C3%A4gen [25.09.2025].

Baierl, M. u. K. Frey (2014): Praxishandbuch Traumapädagogik. Lebensfreude, Sicherheit und Geborgenheit für Kinder und Jugendliche. Göttingen (Vandenhoeck und Ruprecht).

Barkley, R. (2011): Das große ADHS-Handbuch für Eltern. Verantwortung übernehmen für Kinder mit Aufmerksamkeitsdefizit und Hyperaktivität. Bern (Huber).

Bateson, G. (1958 [1936]): Naven. A survey of the problems suggested by a composite picture of the culture of a new guinea tribe drawn from three points of view. Stanford, Cal. (Stanford University Press), 2nd ed.

Bateson, G. (1979): Geist und Natur: Eine notwendige Einheit. Frankfurt am Main (Suhrkamp).

Bateson, G. (1981): Form, Substanz und Differenz. In: G. Bateson (Hrsg.): Ökologie des Geistes. Anthropologische, psychologische, biologische und epistemologische Perspektiven. Frankfurt am Main (Suhrkamp), S. 576–597.

Bateson, G. (2006): Ökologie des Geistes. Anthropologische, psychologische, biologische und epistemologische Perspektiven. Berlin (Suhrkamp), 9. Aufl.

Bateson, G. u. M. C. Bateson (2005): Wo Engel zögern. Unterwegs zu einer Epistemologie des Heiligen. Frankfurt am Main (Suhrkamp).

Bauerfeind, S. (2021): Was du (nicht) siehst. Die Besonderheiten autistischer Wahrnehmung. Wutanfall oder Meltdown? *Autismus verstehen. Das Magazin von und mit autistischen Menschen* 1: 20–22.
Beaudoin, M. N. (2014): Boosting ALL children's social and emotional brain power. Thousand Oaks (Corwin).
Beauvoir, S. de (1951): Das andere Geschlecht. Hamburg (Rowohlt).
Beckrath-Willking, U., M. Biberacher, V. Dittmar u. R. Wolf-Schmid (2013): Traumafachberatung, Traumatherapie und Traumapädagogik. Ein Handbuch für Psychotraumatologie im beratenden, therapeutischen und pädagogischen Kontext. Paderborn (Junfermann).
Beitzinger, F., U. Leest u. C. Schneider (2020): Bündnis gegen Cybermobbing. Verfügbar unter: https://buendnis-gegen-cybermobbing.de/aktivitaeten/studien.html [01.04.2025].
Berger, P. L. u. T. Luckmann (1969): Die gesellschaftliche Konstruktion der Wirklichkeit. Eine Theorie der Wissenssoziologie. Frankfurt am Main (Fischer).
Blum, H. u. D. Beck (2019): No blame approach. Mobbing-Intervention in der Schule: Praxishandbuch. Köln (Fairaend), 7. Aufl.
Blum-Maurice, R. u. J. Pfitzner (2014): Kinderschutz bei körperlicher, psychischer und sexueller Misshandlung und Kindesvernachlässigung. In: T. Levold u. M. Wirsching (Hrsg.): Systemische Therapie und Beratung – das große Lehrbuch. Heidelberg (Carl-Auer), S. 366–371.
Bolger K. E. a. C. J. Patterson (2001): Pathways from child maltreatment to internalizing problems. Perceptions of control as mediators and moderators. *Development and Psychopathology* 13 (4): 913–940.
Bonney, H. (2003): Kinder und Jugendliche in der familientherapeutischen Praxis. Heidelberg (Carl-Auer).
Borcsa, M. a. J. Hille (2016): Virtual relations and globalized families. The genogram 4.0 interview. In: M. Borcsa a. P. Stratton (eds.): Origins and originality in family therapy and systemic practice. European Family Therapy Association Series. New York (Springer), pp. 215–234.
Breitenbach, G. u. H. Requardt (2014): Komplex-systemische Traumatherapie und Traumapädagogik. Kröningen (Asanger).
Brill, S. u. R. Pepper (2016): Wenn Kinder anders fühlen – Identität im anderen Geschlecht. Ein Ratgeber für Eltern. München (Reinhardt).
Brisch, K. H. (2010): SAFE. Sichere Ausbildung für Eltern. Sichere Bindung zwischen Eltern und Kind; für Schwangerschaft und erste Lebensjahre. Stuttgart (Klett-Cotta).
Brisch, K. H. (Hrsg.) (2018): Bindungstraumatisierungen. Wenn Bindungspersonen zu Tätern werden. Stuttgart (Klett-Cotta).
Buber, M. (1997): Das dialogische Prinzip. München (Schneider).
Bundesarbeitsgemeinschaft der Kinderschutz-Zentren e. V. (2020): Qualitäts-Standards für die Arbeit eines Kinderschutz-Zentrums. Köln,

2. Aufl. Verfügbar unter: https://www.kinderschutz-zentren.org/wp-content/uploads/2023/07/kinderschutz-zentren-qualitaetsstandards.pdf [21.05.2025].

Bundesministerium für Bildung, Wissenschaft und Forschung (BMBWF) (2021): Cybermobbing. Gewalt und Mobbing mit neuen Medien. Verfügbar unter: https.//www.bmbwf.gv.at/Themen/schule/zrp/dibi/inipro/cybermobbing.html [01.04.2025].

Bundesministerium für Familie, Senioren, Frauen und Jugend (BMFSFJ) (2009): 13. Kinder- und Jugendbericht. Verfügbar unter: https://www.bmfsfj.de/resource/blob/93144/f5f2144cfc504efbc6574af8a1f30455/13-kinder-jugendbericht-data.pdf [01.04.2025].

Bundesministerium für Gesundheit (BMG) (2015): Österreichischer Kinder- und Jugendgesundheitsbericht. Verfügbar unter: https://www.sozialministerium.at/dam/jcr:423c542c-b6a4-400f-8e28-cb1db57c38a8/kinderjugendgesundheitsbericht.pdf [01.04.2025].

Bundesministerium für Soziales, Gesundheit, Pflege und Konsumentenschutz (BMSGPK) (2013): ADHS Bericht [18.09.2025].

Butler, J. (1991): Das Unbehagen der Geschlechter. Frankfurt am Main (Suhrkamp).

Butler, J. (1997): Körper von Gewicht. Frankfurt am Main (Suhrkamp).

Catherall, D. R. (2022): Emotionale Sicherheit. Affektive Kommunikation in Paarbeziehung und Paartherapie. Heidelberg (Carl-Auer).

Cecchin, G. (1988): Zum gegenwärtigen Stand von Hypothetisieren, Zirkularität und Neutralität – eine Einladung zur Neugier. *Familiendynamik* 13 (3): 190–203.

Ciompi, L. (1982): Affektlogik. Über die Struktur der Psyche und ihre Entwicklung. Ein Beitrag zur Schizophrenieforschung. Stuttgart (Klett-Cotta).

Ciompi, L. (1988): Außenwelt – Innenwelt. Die Entstehung von Zeit, Raum und psychischen Strukturen. Göttingen (Vandenhoeck und Ruprecht).

Ciompi, L. (1997): Die emotionalen Grundlagen des Denkens. Entwurf einer fraktalen Affektlogik. Göttingen (Vandenhoeck und Ruprecht).

Ciompi, L. (1998): Affektlogik. Stuttgart (Klett-Cotta).

Ciompi, L. (2019): Mein Stand des Irrtums – Zum systemtheoretischen Stellenwert von Emotionen. Verfügbar unter: https://www.vandenhoeck-ruprecht-verlage.com/blog/mein-stand-des-irrtums-zum-systemtheoretischen-stellenwert-von-emotionen [01.04.2025].

Ciompi, L. u. E. Endert (2011): Gefühle machen Geschichte. Die Wirkung kollektiver Emotionen – von Hitler bis Obama. Göttingen (Vandenhoeck und Ruprecht).

Conen, M. L. u. G. Cecchin (2007): Wie kann ich Ihnen helfen, mich wieder loszuwerden? Therapie und Beratung in Zwangskontexten. Heidelberg (Carl-Auer), 8. Aufl. 2022.

Crenshaw, K. (1991): Mapping the margins. Intersectionality, identity politics, and violence against women of color. *Stanford Law Review* 43: 1241–1299.
Damasio, A. (1995): Descartes' Irrtum. Fühlen, Denken und das menschliche Gehirn. Berlin (List).
Degele, N. u. G. Winker (2007): Intersektionalität als Mehrebenenanalyse. Verfügbar unter: https://www.soziologie.uni-freiburg.de/personen/degele/dokumente-publikationen/intersektionalitaet-mehrebenen.pdf/view [24.09.2025].
Dörrlamm, M. (2006): Professionelle Nähe – auf Distanz zum Status quo. *Widersprüche. Zeitschrift für sozialistische Politik im Bildungs-, Gesundheits- und Sozialbereich* 26 (100): 155–160.
Durrant, M. (1996). Kurzzeittherapie mit Kindern und Jugendlichen in Institutionen. Lösungsorientiertes Arbeiten in Heim, Klinik und Schule. Dortmund (Borgmann).
Egle, U. T., S. O. Hoffmann u. P. Joraschky (Hrsg.) (2005): Sexueller Missbrauch, Misshandlung, Vernachlässigung. Erkennung, Therapie und Prävention der Folgen früher Stresserfahrungen. Stuttgart, New York (Schattauer), 3. Aufl.
Esser, G. (1994): Ablehnung und Vernachlässigung im Säuglingsalter. In: P. Kürner u. B. Nafroth (Hrsg.): Die vergessenen Kinder. Vernachlässigung und Armut in Deutschland. Köln (Papy-Rossa), S. 72–80.
Fehlau, G. u. C. Stock (2012): Konfliktmanagement. Von Streit bis Mobbing. Freiburg (Haufe-Lexware).
Feichtinger, E. (2016): Pflege- und Adoptionsfamilien. Zweimal Eltern – Doppelte Elternschaft und ihre Bedeutung. Weiterbildung in Säuglings-, Kinder- und Jugendpsychotherapie (SKJ). ÖAS, Wien.
Felder-Puig, R., D. Ramelow u. F. Teutsch (2018): Gewalttaten an österreichischen Schulen. Prävalenzen, Entwicklungen, Ursachen und benötigte Unterstützungsleistungen. Wien (IfGP).
Fischer, G. u. P. Riedesser (1999): Lehrbuch der Psychotraumatologie. München (Reinhardt).
Flatten G., U. Gast, A. Hofmann, C. Knaevelsrud, A. Lampe, P. Liebermann, A. Maercker, L. Reddemann u. W. Wöller (2013): Posttraumatische Belastungsstörung. S3-Leitlinie und Quellentexte. Stuttgart (Schattauer).
Foerster, H. v. u. B. Pörksen (1998): Wahrheit ist die Erfindung eines Lügners. Gespräche für Skeptiker. Heidelberg (Carl-Auer).
Foitzik, A., M. Holland-Cunz u. C. Riecke (2019): Praxisbuch diskriminierungskritische Schule. Weinheim, Basel (Beltz).
FRA – European Union Agency for Fundamental Rights (2020): A long way to go for LGBTI equality. Luxembourg (Publications Office of the European Union). Verfügbar unter: https://fra.europa.eu/sites/default/files/fra_uploads/fra-2020-lgbti-equality-1_en.pdf [01.04.2025].

Freitag, C. M., J. Kitzerow, J. Medda, S. Soll u. H. Cholemkery (2017): Autismus-Spektrum-Störungen. Göttingen (Hogrefe).

Fremmer-Bombik, E. (1995): Innere Arbeitsmodelle von Bindung. In: G. Spangler u. P. Zimmermann (Hrsg.): Die Bindungstheorie. Grundlagen, Forschung und Anwendung. Stuttgart (Klett-Cotta).

Fröhlich-Gildhoff, K. u. C. Röser (2012): Qualitätskriterien für die professionelle Arbeit mit gewalttätigen Kindern, Jugendlichen und Familien – Ergebnisse einer europäischen Vergleichsstudie. *Verhaltenstherapie mit Kindern und Jugendlichen* 8 (1): 21–36.

Furman, B. (2011): Ich schaffs! Spielerisch und praktisch Lösungen mit Kindern finden – Das 15-Schritte-Programm für Eltern, Erzieher und Therapeuten. Heidelberg (Carl-Auer).

Gahleitner, S. B., K. Gerlich, H. Hinterwallner u. H. Radler (2017): Kein Täter werden? Bindungs- und traumasensible Wege aus der Gewaltbereitschaft in der Kinder- und Jugendhilfe. In: K. H. Brisch (Hrsg.): Bindungstraumatisierungen. Stuttgart (Klett-Cotta), S. 127–39.

Gahleitner, S., T. Hensel, M. Baierl, M. Kühn u. M. Schmid (2017): Traumapädagogik in psychosozialen Handlungsfeldern. Ein Handbuch für Jugendhilfe, Schule und Klinik. Göttingen (Vandenhoeck und Ruprecht).

Gaiswinkler, W. u. M. Roessler (2012): Nichtwissen. In: H. Kleve u. V. Wirth (Hrsg.): Lexikon des systemischen Arbeitens. Grundbegriffe der systemischen Praxis, Methodik und Theorie. Heidelberg (Carl-Auer), S. 343–345.

Garcia Núñez, D. u. V. Schönbucher (2013): Spezifische Behandlungsaspekte bei nicht-heterosexuellen Menschen. In: Praxisbuch Sexuelle Störungen. Sexuelle Gesundheit, Sexualmedizin, Psychotherapie sexueller Störungen. Stuttgart (Thieme), S. 198–203.

Garfinkel, H. (1967): Studies in Ethnomethodology (Social and Political Theory). Cambridge (Polity Press).

Gennep, A. v. (1986): Übergangsriten. Frankfurt am Main, New York (Campus).

Gergen, K. J. (1991): The saturated self. Dilemmas of identity in contemporary life. New York (Basic Books).

Gergen, K. J. (2009): Relational being. Beyond self and community. Oxford (Oxford University Press).

Glasersfeld, E. von (1992): Konstruktion der Wirklichkeit und des Begriffs der Objektivität. Einführung in den Konstruktivismus. München (Piper).

Göbel, K., F. Baumgarten, B. Kuntz, R. Höllinger u. R. Schlack (2018): ADHS bei Kindern und Jugendlichen in Deutschland – Querschnittergebnisse aus KiGGS Welle 2 und Trends. *Journal of Health Monitoring* 3 (3): 46–57. DOI 10.17886/RKI-GBE-2018-078.

Göth, M. u. R. Kohn (2014): Sexuelle Orientierung. In Psychotherapie und Beratung. Berlin (Springer).

Grossmann, K. (2000): Der Fluss des Erzählens. Narrative Formen der Therapie. Heidelberg (Carl-Auer).

Gruber, E. (2006): Die Neugier in der systemischen Psychotherapie. In: G. Mehta u. E. Zika (Hrsg.): Systemische Grenzgänge. Wirksames und Wirkendes im Zwischenmenschlichen. Wien (Krammer).

Günther, M., K. Teren u. G. Wolf (2019): Psychotherapeutische Arbeit mit trans*Personen. Handbuch für die Gesundheitsvorsorge. München (Reinhardt).

Gugel, G. (2016): Mobbing in der Schule. *Themenblätter im Unterricht* 97. Verfügbar unter: https://www.bpb.de/system/files/dokument_pdf/5360_tb97_mobbing_aufl3_160511_online.pdf [01.04.2025].

Gysi, J. (2018): Veränderungen im ICD-11 im Bereich Trauma und Dissoziation. Verfügbar unter: https.//www.sollievo.net/Psychiatrie-Psychotherapie/Gysi-Jan/ [26.07.2020].

Haken, H. (1980): Erfolgsgeheimnisse der Natur. Synergetik: Die Lehre vom Zusammenwirken. München (DVA).

Haller, B., et al. (2018): Mobbing an Schulen. Ein Leitfaden für die Schulgemeinschaft im Umgang mit Mobbing. Hrsg.: Österr. Bundesministerium für Bildung, Wissenschaft und Forschung. Verfügbar unter: https://www.gewaltpraevention-noe.at/leitfaden-mobbing/ [18.09.2025].

Hanswille, R. u. A. Kissenbeck (2010): Systemische Traumatherapie. Heidelberg (Carl-Auer).

Hantke, L. u. H. J. Görges (2019): Ausgangspunkt Selbstfürsorge. Strategien und Übungen für den psychosozialen Alltag. Paderborn (Junfermann).

Hargens, J. (Hrsg.) (1997): Klar helfen wir Ihnen! Wann sollen wir kommen? Systemische Ansätze in der Sozialpädagogischen Familienhilfe. Dortmund (Borgmann).

Harms, T. (2016): Körperpsychotherapie mit Säuglingen und Eltern. Gießen (Psychosozial).

Häßler, F. (2011): Intelligenzminderung. Eine ärztliche Herausforderung. Berlin (Springer).

Hawley, T. Lawton a. E. R. Disney (1992): Crack's children: The consequences of maternal cocaine abuse. Ann Arbor, MI (Society for Research in Child Development).

Heap, K. K. (1991): A predictive and follow-up study of abusive and neglectful families by case analysis. *Child Abuse and Neglect* 15 (3): 261–273. DOI: https://doi.org/10.1016/0145-2134(91)90070-T.

Herbert, M. (2011): Das VIP-Konzept. Brauchen unkonventionelle Jugendliche unkonventionelle TherapeutInnen? *Zeitschrift für Systemische Therapie und Beratung* 2: 73–80.

Herbert, M. (Psychosoziale Zentren GmbH, Stockerau) (2014): Jugendliche und Armut. *Am Punkt. PSZ-Zeitung* 2: 3. Verfügbar unter: https://www.marionherbert.at/PSZ_Zeitung_02_2014.pdf [21.05.2025].

Herbert, M. u. C. Reininger (2015): Probleme, nichts als Probleme! Niederschwellige Psychotherapie für mehrfach belastete Menschen im Kontext der ambulanten Drogenhilfe. In: S. Klar u. L. Trinkl (Hrsg.): Diagnose. Besonderheit. Systemische Psychotherapie an den Rändern der Norm. Göttingen (Vandenhoeck und Ruprecht), S. 161–186.

Herman, J. (2018): Die Narben der Gewalt. Paderborn (Junfermann).

Hill, A. (2013): Sexuelle Orientierung. In: Praxisbuch Sexuelle Störungen. Sexuelle Gesundheit, Sexualmedizin, Psychotherapie sexueller Störungen. Stuttgart (Thieme), S. 71–77.

Hjalmarrson, S. (2018): Poor kids. Economic resources and adverse peer relations in a nationally representative sample of Swedish adolescents. *Journal of Youth and Adolescence* 47 (1): 88–104.

Hohm, H. J. (2023): Exklusion. In: H. Kleve u. J. V. Wirth (Hrsg.): Lexikon des systemischen Arbeitens. Grundbegriffe der systemischen Praxis, Methodik und Theorie. Heidelberg (Carl-Auer), S. 124–126.

Holz, G. (2008): Benachteiligte Kinder und Jugendliche. In: S. Scheithauer, T. Hayer u. K. Niebank (Hrsg.): Problemverhalten und Gewalt im Jugendalter. Erscheinungsformen, Entstehungsbedingungen, Prävention und Intervention. Stuttgart (Kohlhammer), S. 333–349.

Huber, M. (2003a): Trauma und die Folgen. Trauma und Traumabehandlung, Teil 1. Paderborn (Junfermann), 5. Aufl.

Huber, M. (2003b): Wege der Traumabehandlung. Trauma und Traumabehandlung, Teil 2. Paderborn (Junfermann), 4. Aufl.

Hurrelmann, K. u. H. Bründel (2007): Gewalt an Schulen. Göttingen (Vandenhoeck und Ruprecht).

Hüther, G. (2008): Die nutzungsabhängige Herausbildung hirnorganischer Veränderungen. In: M. Leuzinger-Bohleber, Y. Brandl u. G. Hüther (Hrsg.): ADHS – Frühprävention statt Medikalisierung. Theorie, Forschung, Kontroversen. Göttingen (Vandenhoeck und Ruprecht), S. 222–235.

Jandl, E. (2000): lechts und rinks. gedichte. statements. Peppermints. München (DTV), 3. Aufl.

Jannan, M. (2015): Das Anti-Mobbing-Buch. Gewalt an der Schule – vorbeugen, erkennen, handeln. Weinheim, Basel (Beltz).

Jaya, E.S., L. Ascone u. T. M. Lincoln (2017): Social adversity and psychosis. The mediating role of cognitive vulnerability. *Schizophrenia Bulletin* 43 (3): 557–565. DOI: 10.1093/schbul/sbw104.

Jung, M. (2004): Der Zauber der Wandlung. Harry Potter oder das Abenteuer der Ich-Werdung. Lahnstein (Emu).

Just, A. (2016): Systemische Beratung – Kommunikation durch Skizzieren. Fallbeispiele aus der Schulsozialarbeit. New York, Münster (Waxmann).

Juul, J. (2013): Schulinfarkt. Was wir tun können, damit es Kindern, Eltern und Lehrern besser geht. München (Kösel).

Kahl, K. (2007): Praxishandbuch ADHS. Diagnostik und Therapie für alle Altersstufen. Stuttgart (Thieme).
Kaloianov, R. (2008): Affirmative Action für MigrantInnen am Beispiel Österreich. Wien (Braumüller).
Kaloianov, R. (2014): Kritik und Migration. Eine Studie. Münster (Unrast).
Kaloianov, R. (2021): Migrationsgesellschaft: kritische Vistas von Migration, Kapitalismus und Ankommen. Momentum Quarterly – Zeitschrift für sozialen Fortschritt 10 (2): 99–118. DOI: 10.15203/momentumquarterly.vol10.no2.p99-118.
Kapella, O., A. Baierl, C. Rille-Pfeiffer, C. Geserick u. E. M. Schmidt (2011): Gewalt in der Familie und im nahen sozialen Umfeld: Österreichische Prävalenzstudie zur Gewalt an Frauen und Männern. Verfügbar unter: https://phaidra.univie.ac.at/o:1162297 [14.05.2025]
Katzer, C. (2014): Prävention- Cybermobbing. Wie können Schulen das Elternengagement fördern? Die Idee für ein »Peer to Parent«-Konzept. Verfügbar unter: https://www.chatgewalt.de/uploads/dateien/Peer%20to%20parent%20Konzept%20Cybermobbing%20Katzer%202014.pdf [01.04.2025].
Kavemann, B. (2000): Kinder und häusliche Gewalt – Kinder misshandelter Mütter, Projekt WIBIG – Wissenschaftliche Begleitung Interventionsprojekte gegen häusliche Gewalt. Osnabrück (Universität Osnabrück).
Kerber, H. (2000): Zum Begriff der Differenz bei Hegel, Derrida und Deleuze. Kolloquiumvortrag an der FU Berlin. Verfügbar unter: https://web.fu-berlin.de/postmoderne-psych/colloquium/kerber.htm [14.05.2025].
Kieserling, A. (1999): Kommunikation unter Anwesenden. Studien über Interaktionssysteme. Berlin (Suhrkamp).
Kizilhan, J. I. (2013): Salutogene Narration zur Biographie- und Identitätsarbeit in der Beratung und Psychotherapie bei Menschen mit Migrationshintergrund. *Praxis Klinische Verhaltensmedizin und Rehabilitation* 88: 24–28.
Klapeer, C. M. (2010): Die Verunsicherung des Selbstverständlichen. Zur Bedeutung des Konzepts der Heteronormativität für eine feministische Gesellschaftsanalyse und -politik. Aep Informationen. Feministische. *Zurichtung – ihr Geist ist so schön wie ihr Körper* 37 (4): 25–28.
Klett, K. (2005): Gewalt an Schulen. Eine deutschlandweite Online-Schülerbefragung zur Gewaltsituation an Schulen. Inauguraldissertation, Universität zu Köln.
Kleuter, A. (2010): Systemische Beratung von Mobbingbetroffenen. *Kontext* 41 (3): 210–224.
Kleuter, A. (2017): Täter oder Opfer, das ist nicht die Frage. Systemische Beratung bei Mobbing am Arbeitsplatz. Göttingen (Vandenhoeck und Ruprecht).
Kleuter, A. (2019): Mobbing als Ausdruck einer (Ver-)Bindungsstörung. *Leidfaden* 8 (4): 45–47.

Klocke, U. (2012): Akzeptanz sexueller Vielfalt an Berliner Schulen. Eine Befragung zu Verhalten, Einstellungen und Wissen zu LSBT und deren Einflussvariablen. Verfügbar unter: https://bildungsserver.berlin-brandenburg.de/fileadmin/bbb/themen/diversity/sexuelle_vielfalt/Klocke_2012_Akzeptanz_sexueller_Vielfalt_an_Berliner_Schulen_ohne_Anhang.pdf [01.04.2025].

König, O. (2010): Familiendynamik und Gruppendynamik. Gegenstand und Verfahren – Konvergenzen und Konkurrenzen. *Familiendynamik* 35 (4): 292–300.

Kortendiek, N. (2020): How to govern mixed migration in Europe. Transnational expert network and knowledge creation in international organisations. Verfügbar unter: https.//onlinelibrary.wiley.com/doi/epdf/10.1111/glob.12293 [01.04.2025].

Köster, I., I. Schubert, M. Döpfner, C. Adam, P. Ihle u. B. Lehmkuhl (2006): Hyperkinetische Störungen bei Kindern und Jugendlichen. Zur Häufigkeit des Behandlungsanlasses in der ambulanten Versorgung nach den Daten der Versichertenstichprobe AOK Hessen/KV Hessen (1998–2001). *Kinder- und Jugendpsychiatrie und Psychotherapie* 32 (3): 157–166. DOI: 10.1024/1422-4917.32.3.157.

Kraif, U. (Hrsg.) (2007): Duden. Das Fremdwörterbuch. Mannheim (Dudenverlag).

Krell, C. u. K. Oldemeier (2015): Coming-out – und dann…?! Ein DJI-Forschungsprojekt zur Lebenssituation von lesbischen, schwulen, bisexuellen und trans* Jugendlichen und jungen Erwachsenen. Deutsches Jugendinstitut e. V. Verfügbar unter: https://www.dji.de/fileadmin/user_upload/bibs2015/DJI_Broschuere_ComingOut.pdf [14.05.2025].

Kreyenberg, J. (2005): Handbuch Konfliktmanagement. Berlin (Cornelsen), 2. Aufl.

Kronauer, M. (1998): »Exklusion« in der Armutsforschung und der Systemtheorie. Anmerkungen zu einer problematischen Beziehung. *SOFI-Mitteilungen* 26: 117–126.

Krüger, A. (2015a): Powerbook. Erste Hilfe für die Seele. Trauma – Selbsthilfebuch für junge Menschen. Hamburg (Elbe und Krueger).

Krüger, A. (2015b): Powerbook Special. Hilfe für die Seele, Band 2. Mehr Traumaselbsthilfe für junge Menschen. Hamburg (Elbe und Krueger).

Lauterbach, M. (2015): Engagiert und gesund bleiben. Kluge Selbstfürsorge in der psychosozialen Arbeit. Köln (Balance buch + medien).

Levold, T. (1994): Die Betonierung der Opferrolle. Zum Diskurs der Gewalt in Lebenslauf und Gesellschaft. *System Familie* 7: 19–32.

Levold, T. (1997): Affekt und System. *System Familie* 10: 120–127.

Levold, T. u. M. Wirsching (Hrsg.) (2014): Systemische Therapie und Beratung – das große Lehrbuch. Heidelberg (Carl-Auer), 5. Aufl. 2023.

Levold, T., A. von Schlippe u. L. Ciompi (2024): Krieg anzuzetteln ist leicht. Frieden zu machen ist unendlich schwierig. Tom Levold und Arist von

Schlippe im Gespräch mit Luc Ciompi. *Familiendynamik* 49 (4): 332–338. DOI: https://doi.org/10.21706/fd-49-4-332.

Leymann, H. (1993): Mobbing. Psychoterror am Arbeitsplatz und wie man sich dagegen wehren kann. Hamburg (Rowohlt).

Liechti, J. (2010): Dann komm ich halt, sag aber nichts. Heidelberg (Carl-Auer).

Lorenz, K. (2004): Das sogenannte Böse. Zur Naturgeschichte der Aggression. München (DTV). (Erstveröffentlichung 1963), 24. Aufl.

Loth, W. (2005): »Einiges könnte ganz schön anders sein«. Systemische Grundlagen für das Klären von Aufträgen. In: H. Schindler u. A. von Schlippe (Hrsg.): Anwendungsfelder systemischer Praxis. Ein Handbuch. Basel (SolArgent Media AG).

Ludewig, K. (2005): Einführung in die Grundlagen der systemischen Therapie. Heidelberg (Carl-Auer).

Ludewig, K. (2009): Einführung in die theoretischen Grundlagen der systemischen Therapie. Heidelberg (Carl-Auer), 2. Aufl.

Ludewig, K. (2015): Systemische Therapie. Grundlagen, klinische Theorie und Praxis. Heidelberg (Carl-Auer).

Luhmann, N. (1984): Soziale Systeme. Grundriss einer allgemeinen Theorie. Berlin (Suhrkamp).

Luhmann, N. (1997): Die Gesellschaft der Gesellschaft. Bd. 2. Berlin (Suhrkamp).

Lutz, R. (2012): Soziale Erschöpfung – Erschöpfte Familien. In: R. Lutz (Hrsg.): Erschöpfte Familien. Wiesbaden.

Manly, J. T., J. E. Kim, F. A. Rogosch a. D. Cicchetti (2001): Dimensions of child maltreatment and children's adjustment: Contributions of developmental timing and subtype. *Development and Psychopathology* 13 (4): 759–782.

Markert, T. (2007): Ausgrenzung in Schulklassen. Eine qualitative Fallstudie zur Schüler- und Lehrerperspektive. Bad Heilbrunn (Klinkhardt).

Maturana, H. R. (1990): Ontologie des Konversierens. In: K. W. Kratky u. F. Wallner (Hrsg.): Grundprinzipien der Selbstorganisation. Darmstadt (Wissenschaftliche Buchgesellschaft), S. 140–155.

Mazzone, L. a. B. Vitiello (eds.) (2016): Psychiatric symptoms and comorbidities in autism spectrum disorder. New York (Springer).

Meiss, O. (2016): Hypnosystemische Therapie bei Depression und Burnout. Heidelberg (Carl-Auer), 2. Aufl. 2023.

Melzer, W., W. Schubarth u. F. Ehninger (2004): Gewaltprävention und Schulentwicklung. Bad Heilbrunn (Klinkhardt).

Meyer, I. H. (1995): Minority stress and mental health in gay men. *Journal of Health Sciences and Social Behavior* 36 (1): 38–56.

Meyer, I. H. (2003): Prejudice, social stress, and mental heath in lesbian, gay, and bisexual populations. Conceptual issues and research evidence. *Psychological Bulletin* 129 (5): 674–993.

Milton, H. E. u. L. R. Ernest (2008): Hypnotherapie, Leben Lernen. Stuttgart (Klett-Cotta).

Minuchin, S. (1997): Familie und Familientherapie. Theorie und Praxis struktureller Familientherapie. Freiburg im Breisgau (Lambertus), 10. Aufl.

Mrochen, S. u. H. Bierbaum-Luttermann (2020): Klinische Hypnose und Hypnotherapie mit Kindern und Jugendlichen. Paderborn: Junfermann.

Mrochen, S., K. L. Holtz u. B. Trenkle (Hrsg.) (2014): Die Pupille des Bettnässers. Hypnotherapeutische Arbeit mit Kindern und Jugendlichen. Heidelberg (Carl-Auer).

Murphy-Witt, M. (2005): Ich alleine … und wir gemeinsam. Wie Kinder lernen, fair miteinander umzugehen. Freiburg im Breisgau (Christophorus).

Musil, R. (2015): Die Verwirrungen des Zögling Törleß. Berling (Henricus – Edition Deutsche Klassik).

Nagel, L. (2021): Kybernetik, Kommunikation und Konflikt. Gregory Bateson und (s)eine kybernetische Konflikttheorie. Heidelberg (Carl-Auer).

Nieder, T. O., P. Briken u. H. Richter-Appelt (2013): Transgender, Transsexualität und Geschlechtsdysphorie. Aktuelle Entwicklungen in Diagnostik und Therapie. *PSYCH up2date* 7 (06): 373–386. DOI: 10.1055/s-0033-1349534.

Niederer, E. (2012): Jugend, Armut und soziale Ausgrenzung. In: G. Knapp u. K. Lauermann (Hrsg.): Jugend, Gesellschaft und Soziale Arbeit. Klagenfurt (Hermagoras).

Nijenhuis, E. (2016): Die Trauma-Trinität. Ignoranz – Fragilität – Kontrolle. Die Entwicklung des Traumabegriffs/Traumabedingte Dissoziation. Konzepte und Fakten. Bd. 1. Göttingen (Vandenhoeck und Ruprecht).

Nijenhuis, E. (2018): Die Trauma-Trinität. Ignoranz – Fragilität – Kontrolle. Enaktive Traumtherapie. Bd. 2+3. Göttingen (Vandenhoeck und Ruprecht).

Obermaier, M., N. Fawzi a. T. Koch (2015): Bystanderintervention bei Cybermobbing. *SCM Studies in Communication and Media* 4 (1): 28–52.

OECD (2020): Bildung auf einen Blick 2020. OECD-Indikatoren, wbv Media, Bielefeld, S. 145-163. Verfügbar unter: https://www.oecd.org/de/publications/bildung-auf-einen-blick-2020-oecd-indikatoren_6001821nw.html [01.04.2025].

Oertel, L., M. Schmidt u. W. Melzer (2009): Zum Einfluss des Migrationshintergrundes aus das Schüller-Mobbing. *Schweizerische Zeitschrift für Bildungswissenschaften* 31 (1): 99–116.

Özlü-Erkilic, Z. (2015): Ent-Fremdungen. Transkulturelle Aspekte in der psychotherapeutischen Betreuung und Begleitung von türkischsprachigen Migrant_innen in Österreich. In: S. Klar u. L. Trinkl (Hrsg.): Diagnose. Besonderheit. Systemische Psychotherapie an den Rändern der Norm. Göttingen (Vandenhoeck und Ruprecht), S. 30–40.

Özlü-Erkilic, Z., T. Wenzel, O. D. Kothgassner a. T. Akkaya-Kalayci (2020): Transcultural differences in risk factors and in triggering reasons of suicidal and self-harming behaviour in young people with and without a migration background. *International Journal of Environmental Research and Public Health* 17 (18): 6498.

Olweus, D. (1986): Mobbning. Vad vi vet och vad vi kan göra. Stockholm (Liber).

Olweus, D. (2006): Gewalt in der Schule. Was Lehrer und Eltern wissen sollten – und tun können. Bern (Huber).

Orben, A. (2020): Teenagers, screens and social media: A narrative review of reviews and key studies. *Social Psychiatry and Psychiatric Epidemiology* 55 (4): 407–414.

Pausch, M. J. u. S. J. Matten (2018): Trauma und Traumafolgestörung. In Medien, Management und Öffentlichkeit. Berlin (Springer).

Peichl, J. (2019): Einführung in die hypnosystemische Teiletherapie. Heidelberg (Carl-Auer).

Perchinig, B. u. T. Tröger (2011): Migrationshintergrund als Differenzkategorie. In: R. Polak (Hrsg.): Werte. Zukunft. Europa. Die europäische Wertestudie 1990–2010. Wien (Boehlau), S. 283–322.

Petermann, F. (2011): Aufmerksamkeitsdefizit-/Hyperaktivitätsstörung (ADHS) im Kindes- und Jugendalter. Göttingen (Hogrefe).

Pirker, V. (2018): Social Media und psychische Gesundheit. Am Beispiel der Identitätskonstruktion auf Instagram. *ComSoc Communicatio Socialis* 51 (4): 467–480.

Platte, A. u. F. Krönig (2017): Inklusive Momente. Unwahrscheinlichen Bildungsprozessen auf der Spur. Weinheim, Basel (Beltz).

Plößer, M. (2010): Differenz performativ gedacht. Dekonstruktive Perspektiven auf und für den Umgang mit Differenzen. In: F. Kessl u. M. Plößer (Hrsg.): Differenzierung, Normalisierung und Andersheit. Soziale Arbeit als Arbeit mit den Anderen. Wiesbaden (VS Verlag für Sozialwissenschaften), S. 218–232.

Plößer, M. (2012): »Wir sind die Unterschicht« – Jugendkulturelle Differenzartikulationen aus intersektionaler Perspektive. In: F. Kessl u. M. Plößer (Hrsg): Differenzierung, Normalisierung und Andersheit. Soziale Arbeit als Arbeit mit den Anderen. Wiesbaden (VS Verlag für Sozialwissenschaften), S. 34–48.

Polanczyk G., M. S. de Lima, B. L. Horta, J. Biederman a. L. A. Rohde (2007): The worldwide prevalence of ADHD. A systematic review. *American Journal of Psychiatry* 164 (6): 942–948. DOI: 10.1176/ajp.2007.164.6.942.

Posch, T. u. S. Pieschl (Hrsg.) (2014): Neue Medien und deren Schatten. Göttingen, Bern, Wien (Hogrefe).

Preißmann, C. (2012): Asperger. Leben in zwei Welten. Stuttgart (Trias).

Prior, M. (2018): MiniMax-Interventionen. 15 minimale Interventionen mit maximaler Wirkung. Heidelberg (Carl-Auer), 15. Aufl. 2025.

Prothmann, A. (2012): Tiergestützte Kinderpsychotherapie. Frankfurt am Main (Internationaler Verlag der Wissenschaften).

Rauchfleisch U., J. Frossard, G. Waser, K. Wiesendanger u. W. Roth (2002): Gleich und doch anders. Psychotherapie und Beratung von Lesben, Schwulen, Bisexuellen und ihre Angehörigen. Stuttgart (Klett-Cotta).

Reddemann, L. (2016): Imagination als heilsame Kraft. Ressourcen und Mitgefühl in der Behandlung von Traumafolgen. Stuttgart (Klett-Cotta), 19. Aufl.

Reddemann, L. u. C. Dehner-Rau (2007): Trauma. Extra. Mit geführten Imaginationen. Hörbuch. Stuttgart (Trias).

Retzer, A. (2003): Systemische Familientherapie der Psychosen. Göttingen (Hogrefe).

Retzer, A. (2006): Passagen. Systemische Erkundungen. Stuttgart (Klett-Cotta), 2. Aufl.

Richter, A. (2019): Armut und Resilienz. Was arme Kinder stärkt. In: N. Dimmel, K. Heitzmann u. M. Schenk (Hrsg.): Handbuch Armut in Österreich. Innsbruck, Wien (Studien Verlag), S. 317–331.

Rober, P. (2000): Die innere Konversation des Familientherapeuten. Über das Selbst des Therapeuten, therapeutische Sackgassen und wie man darüber nachdenken kann. *Familiendynamik* 25 (2): 150–176.

Röhl, K. F. (2021): Zur Asymmetrie der Unterscheidung. Verfügbar unter: https://www.rsozblog.de/zur-asymmetrie-der-unterscheidung/ [14.05.2025].

Rotthaus, W. (2017): Suizidhandlungen von Kindern und Jugendlichen. Heidelberg (Carl-Auer).

Rotthaus, W. (2019): Schulprobleme und Schulabsentismus. Heidelberg (Carl-Auer).

Rushdie, S. (2019): Harun und das Meer der Geschichten. München (Penguin).

Saalfrank, B. (2019): Ich, Birgit, Autistin und Psychotherapeutin. Mannheim (Patmos).

Sachsse, U. (2004): Traumazentrierte Psychotherapie. Theorie, Klinik und Praxis. Stuttgart (Schattauer).

Sack, M., U. Sachsse u. J. Schellong (2013): Komplexe Traumafolgestörung. Diagnostik und Behandlung von Folgen schwerer Gewalt und Vernachlässigung. Stuttgart (Schattauer).

Salmivalli, C., K. Lagerspetz, K. Björkqvist, K. Österman a. A. Kaukiainen (1996): Bullying as a group prozess. Participant roles and their relations to social status within the group. *Aggressive Behavior* 22 (1): 1–15. DOI: 10.1002/(SICI)1098-2337(1996)22:1<1::AID-AB1>3.0.CO;2-T.

Satir, V. (2021): Selbstwert und Kommunikation. Familientherapie für Berater und zur Selbsthilfe. Stuttgart (Klett-Cotta).

Schäfer, M., C. Wacker u. S. Stadtmüller (2020): Mobbingerfahrungen von Kindern und Jugendlichen im Schulalltag. FZDW-Kurzberichte 11. Frankfurt am Main (Frankfurt University of Applied Sciences). Verfügbar unter: https://nbn-resolving.org/urn:nbn:de:0168-ssoar-70157-4 [01.04.2025].

Scheithauer, H., T. Hayer u. F. Petermann (2003): Bullying unter Schülern. Erscheinungsformen, Risikobedingungen und Interventionskonzepte. Göttingen (Hogrefe).

Schiepek, G. (2012): Intervention. In: H. Kleve u. J. Wirth (Hrsg.): Lexikon des systemischen Arbeitens. Grundbegriffe der systemischen Praxis, Methodik und Theorie. Heidelberg (Carl-Auer), S. 188–191.

Schindler, R. (1957): Grundprinzipien der Psychodynamik in der Gruppe. *PSYCHE* 11 (5): 308–314. Zit. nach: http://www.psychodrama-netz.de/content/grundprinzipien-der-psychodynamik-der-gruppe [10.11.2025].

Schlaugat, K. (1999): Mobbing am Arbeitsplatz. Eine theoretische und empirische Analyse. München (Hampp).

Schlipf, R. (2007): Theaterpädagogik mit hyperaktiven Kindern. Verfügbar unter: https://www.theaterwerkstatt-heidelberg.de/wp-content/uploads/2016/09/tw_ADHS_1.pdf [01.04.2025].

Schlippe, A. von u. J. Schweitzer (2007): Lehrbuch der systemischen Therapie und Beratung 2. Das störungsspezifische Wissen. Göttingen (Vandenhoeck und Ruprecht), 2. Aufl.

Schlippe, A. von u. J. Schweitzer (2013): Lehrbuch der systemischen Therapie und Beratung 1. Das Grundlagenwissen. Göttingen (Vandenhoeck und Ruprecht).

Schlippe, A. von, M. El Haschimi u. G. Jürgens (2013): Multikulturelle Systemische Praxis. Ein Reiseführer für Beratung, Therapie und Supervision. Heidelberg (Carl-Auer).

Schmidt, G. (2004): Liebesaffären zwischen Problem und Lösung. Hypnosystemisches Arbeiten in schwierigen Kontexten. Heidelberg (Carl-Auer), 10. Aufl. 2023.

Schmidt, G. (2016): Einführung in die hypnosystemische Therapie und Beratung. Heidelberg (Carl-Auer), 7. Aufl. 2024

Schreiter, D. (2020): Schattenspringer. Wie es ist, anders zu sein. Stuttgart (Panini).

Schubarth, W. (2020): Gewalt und Mobbing an Schulen. Stuttgart (Kohlhammer).

Schulte-Körne, G. (2016): Psychische Störungen von Kindern und Jugendlichen im schulischen Umfeld. *Deutsches Ärzteblatt* 113 (11): 183–190.

Schultze-Krumbholz, A. u. H. Scheithauer (2010): Cyberbullying unter Kindern und Jugendlichen. Ein Forschungsüberblick. *Psychosozial* 122: 79–90.

Schulz von Thun, F. (1981): Miteinander reden. Psychologie der menschlichen Kommunikation. Band 1 und 2. Reinbek bei Hamburg (Rowohlt).

Schweizer, K. u. H. Richter-Appelt (2013): Geschlechtsidentität und Theorie und klinischer Praxis. In Praxisbuch Sexuelle Störungen. Sexuelle Gesundheit, Sexualmedizin, Psychotherapie sexueller Störungen. Stuttgart (Thieme), S. 77–86.

Schweitzer, J. (2013): Systemische Jugendlichenpsychotherapie. Ein Multi-System-Ansatz bei dissozialem, delinquenten und gewalttätigen Verhalten Jugendlicher. In: W. Rotthaus (Hrsg.): Systemische Kinder- und Jugendlichenpsychotherapie. Heidelberg (Carl-Auer).

Schwing, R. u. A. Fryszer (2015): Systemisches Handwerk. Werkzeug für die Praxis. Göttingen (Vandenhoeck und Ruprecht).

Seydl, C. (2007): Mobbing im Spannungsverhältnis sozialer Normen. Linz (Schriftreihe Johannes Kepler Universität).

Shazer, S. de (2010): Worte waren ursprünglich Zauber. Heidelberg (Carl-Auer).

Siegel, D. J. (2012): The developing mind. How relationships and the brain interact to shape who we Aae. New York (Guilford Press).

Sielert, U. (2011): Zur Bedeutung des aktuellen Diskurses über sexuelle Gewalt in pädagogischen Institutionen für die Erziehungswissenschaft. In: L. Ludwig, H. Luckas, F. Hamburger u. S. Aufenanger (Hrsg.): Bildung in der Demokratie II. Tendenzen – Diskurse – Praktiken. Leverkusen (Budrich).

Simon, F. B. (1995): Meine Psychose, mein Fahrrad und ich. Zur Selbstorganisation der Verrücktheit. Heidelberg (Carl-Auer).

Simon, F. B. (2010): Einführung in die Systemtheorie des Konflikts. Heidelberg (Carl-Auer).

Simon, F. B. (2014): Die Kunst, nicht zu lernen. Und andere Paradoxien in Psychotherapie, Management, Politik … Heidelberg (Carl-Auer).

Simon, F. B. (2017): Rezension – Raoul Schindler (2016): Das lebendige Gefüge der Gruppe. Ausgewählte Schriften. *Familiendynamik* 42 (2): 163–164.

Simon, F. B. (2018): Formen. Zur Kopplung von Organismus, Psyche und sozialen Systemen. Heidelberg (Carl-Auer).

Simon, F. B. u. C. Rech-Simon (2009): Zirkuläres Fragen. Systemische Therapie in Fallbeispielen. Ein Lehrbuch. Heidelberg (Carl-Auer).

Simon, F. B. u. G. Weber (2012): Vom Navigieren beim Driften. »Post aus der Werkstatt« der systemischen Therapie. Heidelberg (Carl-Auer).

Simone, R. (2012): Aspergirls. Die Welt der Frauen und Mädchen mit Asperger. Weinheim und Basel (Beltz).

Simseon, G. (2015): Das Rosieprojekt. Berlin (Fischer).

Spencer-Brown, G. (1971): Laws of form. New York (Juhan Press) [dt.: (1987): Laws of form. Gesetze der Form. Lübeck (Bohmeier)].

Spiel, C. u. D. Strohmeier (2007): Generalstrategie zur Prävention an österreichischen Schulen und Kindergärten »Gemeinsam gegen Gewalt«. Projektbericht für das bm:ukk. Verfügbar unter: https://www.

schulpsychologie.at/fileadmin/upload/persoenlichkeit_gemeinschaft/bericht-generalstrategie-29102007-ohne-anhang.pdf [29.04.2025].

Stadt Wien (2019): Migrantinnen und Migranten in Wien 2019. Daten und Fakten. Verfügbar unter: https://www.wien.gv.at/menschen/integration/pdf/daten-fakten-migrantinnen.pdf [01.04.2025].

Statistik Austria (2019): Bevölkerung mit Migrationshintergrund nach Bundesländern (Jahresdurchschnitt 2019). Verfügbar unter: https.//www.statistik.at/web_de/statistiken/menschen_und_gesellschaft/bevoelkerung/bevoelkerungsstruktur/bevoelkerung_nach_migrationshintergrund/index.html [15.01.2021].

Statistisches Bundesamt (2020): Bevölkerung nach Altersgruppen (ab 2011). Verfügbar unter: https.//www.destatis.de/DE/Themen/Gesellschaft-Umwelt/Bevoelkerung/Bevoelkerungsstand/Tabellen/liste-altersgruppen.html [12.08.2021].

Steiner, T. u. I. Kim Berg (2016): Handbuch lösungsorientiertes Arbeiten mit Kindern. Heidelberg (Carl-Auer), 7. Aufl. 2019.

Steinhäuser, T., A. Agris, C. Büssemeier, S. Schödwell u. A. Auckenthaler (2020): Transkulturelle Kompetenz. Spezialkompetenz oder psychotherapeutische Kernkompetenz? Einschätzungen von Psychotherapeuten und Patienten. *Zeitschrift Psychotherapeut* 66: 46–53.

Stierlin, H. (1977): Delegation und Familie. Beiträge zur Theorie der Psychoanalytischen Praxis. Frankfurt am Main (Suhrkamp).

Stoller, S. (2010): Existenz – Differenz – Konstruktion. Phänomenologie der Geschlechtlichkeit bei Beauvoir, Irigaray und Butler – Übergänge. Paderborn (Fink).

Strohmeier, D. u. P. Wagner (2019): Mobbing und Migration in Oberösterreichischen Schulen. *Journal für Strafrecht* 128 (2): 128–135.

Sunwolf a. L. Leets (2004): Being left out. Rejecting outsiders and communicating group boundaries in childhood and adolescent peer groups. *Journal of Applied Communication Research* 32 (3): 195–223. DOI: https://doi.org/10.1080/0090988042000240149.

Tebartz van Elst, L. (2017): Autismus, ADHS und Tics. Stuttgart (Kohlhammer).

Teuschel, P. u. K. W. Heuschen (2013): Bullying. Mobbing bei Kindern und Jugendlichen. Stuttgart (Schattauer).

Thornberry, T. P., T. O. Ireland a. C. A. Smith (2005): The importance of timing. The varying impact of childhood and adolescent maltreatment on multiple problem outcomes. Development and Psychopathology. In: U. T. Egle, S. O. Hoffmann u. P. Joraschky (Hrsg.): Sexueller Missbrauch, Misshandlung, Vernachlässigung. Stuttgart, New York (Schattauer), S. 957–977.

Understaller, A. (2006): Wie wirkt sich Sexueller Missbrauch auf Kinder aus? In: H. Kindler, S. Lillig, H. Blümel, T. Meysen u. A. Werner (Hrsg.): Handbuch Kindeswohlgefährdung nach § 1666 BGB und Allg. Sozialdienst. München (Deutsches Jugendinstitut), S. 116–142.

Van der Hart, O., E. Nijenhuis u. K. Steele (2006): Das verfolgte Selbst. Strukturelle Dissoziation und die Behandlung chronischer Traumatisierung. Paderborn (Junfermann).

Verduyn, P., O. Ybarra, M. Résibois, J. Jonides a. E. Kross (2017): Do social network sites enhance or undermine subjective well-being? A critical review. In: *Social Issues and Policy Review* 11 (1): 274–302. DOI: 10.1111/sipr.12033.

Villa, P. I. (2003): Judith Butler. Frankfurt am Main (Campus).

Wagenknecht, P. (2007): Was ist Heteronormativität? Zu Geschichte und Gehalt des Begriffs. In: J. Hartmann, C. Klesse, B. Fritzsche, K. Hackmann u. P. Wagenknecht (Hrsg.): Heteronormativität. Empirische Studien zu Geschlecht, Sexualität und Macht. Wiesbaden (VS Verlag für Sozialwissenschaften), S. 17–34.

Wagner, E., K. Henz u. H. Kilian (2016): Persönlichkeitsstörungen. Störungen systemisch behandeln. Heidelberg (Carl-Auer), 4. Aufl. 2024.

Walgenbach, K., G. Dietze, A. Hornscheidt u. K. Palm (2007): Gender als interdependente Kategorie. Neue Perspektiven auf Intersektionalität, Diversität und Heterogenität. Leverkusen, Opladen (Budrich).

Wallner, F. (2018): Mobbingprävention im Lebensraum Schule. Wien (ÖZEPS).

Wallner, F. (2019): Mobbingprävention im Lebensraum Schule. Broschüre ÖZEPS im Auftrag des BMBWF. Verfügbar unter: https://www.oezeps.at/wp-content/uploads/2019/02/Handreichung_Mobbing_ONLINE.pdf [18.09.2025].

Wallner, F. (2020): Mobbingprävention im Lebensraum Schule. Österreichisches Zentrum für Persönlichkeitsbildung und soziales Lernen. Verfügbar unter: https://www.oezeps.at/wp-content/uploads/2019/02/Handreichung_Mobbing_ONLINE.pdf [01.04.2025].

Walter, G. (2014): Stationäre Behandlung als Übergang. Projekt eines systemischen Konzeptes auf einer psychosomatischen Station eines Kinderspitals. Verfügbar unter: https://dr-gerhard-walter.at/wp-content/uploads/2014/08/Gerhard-Walter-Stationaere-Behandlung-als-Uebergang.pdf [01.04.2025].

Wardetzki, B. (2016): Ich dachte, ich werde verrückt. Verfügbar unter: https://www.baerbel-wardetzki.de/wp-content/uploads/2017/01/Gaslighting.pdf [01.04.2025].

Watzlawick, P. (2011): Wie wirklich ist die Wirklichkeit? Wahn, Täuschung, Verstehen. München (Piper), 9. Aufl.

Weber Bertschi, B. u. G. Greco (2017): Psychotherapie nach Migration und Flucht. Kröning (Asanger).

Weinberg, D. u. A. Korittko (2013): Instinktive Täuschung – die verborgene Trauma-Reaktion. *Informationen für Erziehungsberatungsstellen* 2: 21–25.

Welsch, W. (1997): Transkulturalität. Die veränderte Verfassung heutiger Kulturen. *Ethik und Unterricht* 22 (3): 9–12.

West, C. a. D. H. Zimmerman (1987): Doing gender. *Gender and Society* 1 (2): 125–151.

West, C. a. S. Fenstermaker (1995): Doing difference. *Gender and Society* 9 (1): 8–37.

Wetzel, E., A. Brown, P. L. Hill, J. M. Chung, R. W. Robins a. B. W. Roberts (2017): The narcissism epidemic is dead/ long live the narcissism epidemic. *Psychological Science* 28 (12): 1833–1847.

White, M. (2006): Working with people who are suffering the consequences of multiple trauma. A narrative perspective. In: D. Denborough (ed.): Trauma. Narrative responses to traumatic experience. Dulwich (Centre Publications), S. 25–85.

Wiemann, I. (2000): Zweimal Eltern – wie Pflegekinder damit leben können. *Frühe Kindheit* 3. Verfügbar unter: https://www.liga-kind.de/fk-300-wiemann/ [29.09.2025].

Wiemann, I. (2003): Adoption und Identitätsfindung. Babyklappe und anonyme Geburt – ohne Alternative? Verfügbar unter: https://www.irmelawiemann.de/ [31.07.2025].

Wiemann, I. (2007): Biographiearbeit mit Kindern ausländischer Herkunft. In: T. Ryan u. R. Walker (Hrsg.): Wo gehöre ich hin? Biographiearbeit mit Kindern und Jugendlichen. Weinheim (Beltz Juventa), S. 93–106, 4. Aufl.

Wiemann, I. (2009): Adoptiv- und Pflegekindern ein zu Hause geben. Köln (Balance buch+medien).

Wilczek, B. (2018): Wer ist hier eigentlich autistisch? Ein Perspektivwechsel. Bottmingen (Mad Man's Magic).

Williams, M. (2013): Undercover Teams. Den guten Ruf wiederherstellen und Mobbingbeziehungen in der Schule umwandeln. *Systeme. Interdisziplinäre Zeitschrift für systemtheoretisch orientierte Forschung und Praxis in den Humanwissenschaften* 27: 11–28.

Willke, H. (1996): Systemtheorie 1. Grundlagen. Stuttgart (Lucius und Lucius), 5. Aufl.

Wimmer, R. (2007): Die Gruppe – ein eigenständiger Grundtypus sozialer Systembildung? Ein Plädoyer für die Wiederaufnahme einer alten Kontroverse. In: J. Aderhold u. O. Kranz (Hrsg.): Intention und Funktion. Probleme der Vermittlung psychischer und sozialer Systeme. Wiesbaden (VS Verlag für Sozialwissenschaften), S. 270–289.

Wöller, W. (2006): Trauma und Persönlichkeitsstörungen. Stuttgart (Schattauer).

Wolf, G. (2016): Erfolgreiches Konfliktmanagement, Konflikte analysieren, Spannungen nutzen, Konflikte lösen. Hamburg (Dashöfer).

Wolf, G., M. Fünfgeld, R. Oehler u. S. Andrae (2015): Empfehlungen zur Psychotherapie und Beratung mit lesbischen, schwulen und bisexuellen Klient_innen. *Verhaltenstherapie und psychosoziale Praxis* 47 (1): 21–48.

Wolff, R. (1994): Warum Kinder vernachlässigt werden. Zu Situation, Struktur und Dynamik von Vernachlässigungsfamilien. In: P. Kürner u. R. Nafroth (Hrsg.): Die vergessenen Kinder. Vernachlässigung und Armut in Deutschland. Köln (Pappy-Rossa), S. 81–93.

Wyrwa, H. (2007): Mobbing im Kontext Schule. Skizzierung eines systemisch-existentialistischen Therapie- und Beratungsmodells. *Zeitschrift für systemische Therapie und Beratung* 25 (4): 251–258.

Wyrwa, H. (2012): Konfliktsystem Mobbing. Ein Theorie- und Praxismodell für Therapie und Beratung. Heidelberg (Carl-Auer).

Yildiz, E. (2017): Postmigrantische Migrationsforschung. Kontrapunktische Betrachtungen. In: L. Karasz (Hrsg.): Migration und die Macht der Forschung. Kritische Wissenschaft in der Migrationsgesellschaft. Wien (ÖGB), S. 11–20.

Über die Autor:innen

Corina Ahlers, Doz.in Dr.in Psychologie und Psychotherapiewissenschaften an der SFU. Psychotherapeutin (SF) der Österreichischen Arbeitsgemeinschaft für systemische Therapie und systemische Studien (ÖAS) in Wien. Expertin für Patchworkfamilien, systemische Lehrtherapeutin und Supervisorin.

Kontakt: mail@corina-ahlers.at

Hugo Buxbaumer, Mag., Erlebnispädagoge, Sozial- und Integrationspädagoge, Psychotherapeut (SF), Supervisor und Berater, Weiterbildung in Kinder- und Jugendlichentherapie, tätig in St. Veit an der Glan und Klagenfurt am Wörthersee.

Kontakt: hugo.buxbaumer@gmail.com

Céline Dörflinger, Mag.a, Psychotherapeutin (SF), Kinder- und Jugendlichenpsychotherapeutin, Traumatherapeutin, Sexualberaterin, Sozialwissenschaftlerin, Betriebswirtin, Supervisorin, tätig in eigener Praxis und in einer Sexualberatungsstelle in Wien.

Kontakt: office@praxis-doerflinger.at

Patrizia Duda, BSc, studiert Psychologie mit Schwerpunkt Arbeit, Wirtschaft, Gesellschaft im Mastercurriculum an der Universität Wien, bald in der Fachausbildung zur Psychotherapeutin.

Kontakt: d_patrizia@hotmail.com

Susanne Ebner-Glantschnig, Mag.a, Psychotherapeutin (SF), Kindergartenpädagogin und Früherzieherin, Bäuerin, tätig in eigener Praxis und bei der AVS Kärnten im Psychologisch Psychotherapeutischen Dienst für Kinder in Kinderbetreuungseinrichtungen.

Kontakt: susanne4kids@gmail.com

Johannes Gutmann, BEd., Mag., Sonder- und Heilpädagoge, Sonderschullehrer, Heilstättenlehrer, Psychotherapeut (SF), Schwerpunkt verhaltensauffällige Kinder- und Jugendliche, beinahe 10-jährige Tätigkeit als Förderklassenlehrer, Beratungslehrer, eingetragen in die Listen des BMWFJ Beratung von Eltern nach § 107 Abs. 3 z 1 AußStrG, Beratung von Eltern nach § 95 Abs. 1a AußStrG, Praxis in Wien und Niederösterreich.

Kontakt: johannesgutmann@gmx.at

Marion Herbert, Mag.a, Kinder und Jugendlichenpsychotherapeutin, Psychotherapeutin (SF), Klinische und Gesundheitspsychologin, traumafokussierende Zusatzausbildungen. In freier Praxis in Wien tätig, psychosoziale Beratung an der Universität für Musik und darstellende Kunst Wien,

Lehr- und Referentinnentätigkeit (Kolleg für Sozialpädagogik Wien, Arge Bildungsmanagement Wien und andere etc.).
Kontakt: praxis@marionherbert.at

Ingrid Jenkner, MSc, Psychotherapeutin (SF), Säuglings-, Kinder- und Jugendlichentherapeutin, Hypnotherapeutin, tätig in eigener Praxis und in einer Privatklinik für psychiatrische Rehabilitation, Lehr- und Vortragstätigkeiten in unterschiedlichen Ausbildungskontexten an mehreren Akademien, Instituten und der Sigmund Freud Privatuniversität SFU.
Kontakt: praxis@gutertag.at

Diana Karabinova, Mag.[a], Psychotherapeutin (SF), Turkologin, Anglistin, Migrationsexpertin, psychosoziale Kraft für Krisenintervention beim Österreichischen Roten Kreuz, psychotherapeutisch tätig am Institut für Paar- und Familientherapie und in eigener Praxis in Wien.
Kontakt: kontakt@diana-karabinova.at

Tom Levold, Studium der Sozialwissenschaften, Psychologie und Völkerkunde; Lehrtherapeut, Lehrender Supervisor und Lehrender Coach (SG); Mitbegründer und Mitglied des Gründungsvorstands der Systemischen Gesellschaft; Begründer und Herausgeber von *systemagazin – Online-Journal für systemische Entwicklungen*; seit 1989 in freier Praxis als Systemischer Therapeut, Supervisor, Coach und Organisationsberater tätig; zahlreiche Veröffentlichungen, u. a. *Systemische Therapie und Beratung – Das große Lehrbuch* (hrsg. zus. mit Michael Wirsching, 6. Aufl. 2025).
Kontakt: tom@levold.de

Michaela Mühl, Mag.[a], Klinische Psychologin, Gesundheitspsychologin, Notfallpsychologin, Psychotherapeutin (SF), Säuglings-, Kinder- und Jugendlichenpsychotherapeutin, Brainspotting-Trainerin; tätig in freier Praxis in Wien und Korneuburg.
Kontakt: praxis@psychotherapie-muehl.at

Jette Musger, MA (Interdisziplinäre Genderstudies), Diplomsozialarbeiterin, Sexualberaterin, Lehrbeauftragte an österreichischen Universitäten und Fachhochschulen, psychosoziale Betreuerin von Jugendlichen mit Verwahrlosungserfahrung und Entwicklungstraumata in Wien, selbstständige systemische Beraterin und Coach, psychodramatische (Organisations-) Aufstellerin.
Kontakt: j.musger@jettemusger-beratung.com

Doris Psenner, Mag.[a], Psychotherapeutin (SF), Erziehungswissenschaftlerin, Supervisorin, Coach, Organisationsberatung (Familienunternehmen), Weiterbildung in Hypnotherapie nach Milton Erickson. Psychotherapeutin in eigener Praxis, Lehrbeauftragte der Uni Innsbruck, der SFU und diverser

Einrichtungen, langjährig im Kinderschutzzentrum Liezen/Steiermark, der beruflichen Integration von Jugendlichen in Wien und als Mitarbeiterin im Kriseninterventionsteam des Roten Kreuzes Innsbruck tätig.

Kontakt: doris_psenner@yahoo.de

Alexandra Sartori, Mag.[a], Klinische und Gesundheitspsychologin, Psychotherapeutin (SF), tätig als Schulpsychologin in Niederösterreich, in eigener Praxis in Wien und als Leiterin und Lehrende beim Weiterbildungslehrgang für Säuglings-, Kinder- und Jugendlichenpsychotherapie der Österreichischen Arbeitsgemeinschaft für systemische Therapie und systemische Studien (ÖAS) in Wien, bei der Pädagogischen Hochschule Niederösterreich und beim Universitätslehrgang für Psychotraumatologie und Resilienz der ARGE Bildungsmanagement Wien.

Kontakt: alexandrasartori@hotmail.com

Über die Herausgeber:innen

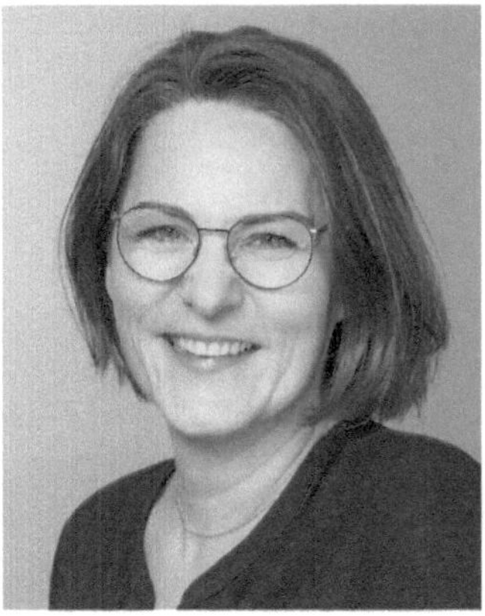

Rosita A. Ernst, Dr.^{in}, M. Sc., Klinische und Gesundheitspsychologin und Psychotherapeutin (SF) mit Weiterbildung zur Kinder- und Jugendlichenpsychotherapeutin. Sie arbeitet im Verein Hemayat mit kriegstraumatisierten sowie von Flucht betroffenen Kindern und Jugendlichen und ist außerdem als selbstständige Therapeutin tätig. Darüber hinaus ist sie bei der Österreichischen Arbeitsgemeinschaft für systemische Therapie und systemische Studien (ÖAS) in Wien in der Lehre engagiert – sowohl in der allgemeinen Psychotherapieausbildung als auch in der Spezialisierung auf Kinder- und Jugendlichenpsychotherapie.

Kontakt: rosita.ernst@hemayat.org

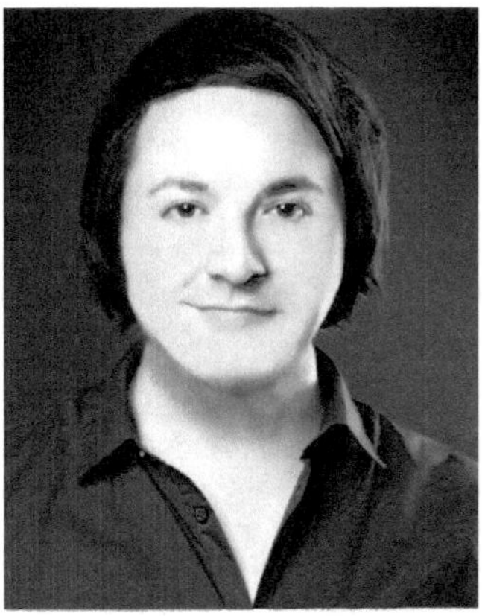

Noah A. Artner, MA, MSc, arbeitet als Psychotherapeut (SF), Supervisor und Organisationsberater in einer Beratungsstelle und in eigener Praxis in Wien und Niederösterreich. Er ist Lehrtherapeut für systemische Familientherapie sowie als Leiter und Referent der systemischen Supervisions- und Coachingausbildung an der ÖAS und in der Kinder- und Jugendlichen-Psychotherapieausbildung tätig. Er hat Weiterbildungen in Hypnotherapie, Brainspotting sowie Kinder- und Jugendlichenpsychotherapie absolviert. Langjährige berufliche Erfahrung in der Arbeit mit Eltern, Kindern und Jugendlichen im Kontext der Kinder- und Jugendhilfe, von Beratungsstellen und der Bewährungshilfe.

Kontakt: praxis@besseranders.at

Fabian Schneider

Systemische Gruppenpsychotherapie mit Jugendlichen

Eine multimethodische Kombination mit Ego-State und Körperpsychotherapie

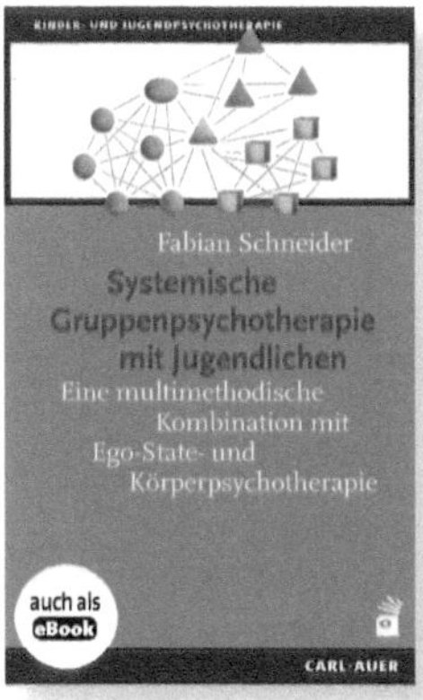

Mit einem Vorwort
von Wilhelm Rotthaus

219 Seiten, 16 Abb., Kt, 2025
ISBN 978-3-8497-0602-9

In der ambulanten Psychotherapie mit Jugendlichen wird selten in Gruppen gearbeitet. Dabei spricht vieles für dieses Setting: Die Wirksamkeit ist für viele Störungsbilder erwiesen, der organisatorische Aufwand überschaubar und die kassenärztliche Anerkennung gewährleistet. Was es braucht, ist ein breites Repertoire an flexibel einsetzbaren therapeutischen Methoden

Fabian Schneider stellt ein störungsübergreifendes Modell für die lösungsorientierte Gruppenpsychotherapie mit Jugendlichen vor. Es zeichnet sich zum einen durch klassische systemische Aspekte aus: Auftragsklärung gemeinsam mit Jugendlichen und Eltern; regelmäßige Eltern-, Familien- und Geschwistergespräche; Vielfalt der Perspektiven. Zum anderen integriert es Techniken aus der Ego-State-Therapie und der Körperpsychotherapie. Auf der Seite der Jugendlichen unterscheidet sich die Gruppenarbeit vom Einzelsetting u. a. durch gegenseitiges Lernen sowie durch die Erfahrung von Solidarität und eigener Kompetenz im Kontakt mit anderen. Intensive Beziehungen zu Gleichaltrigen – eine zentrale Entwicklungsaufgabe der Adoleszenz – werden in der Gruppentherapie gefördert und schaffen die Voraussetzung für die künftige Autonomie der Jugendlichen.

Ausführliche Fallbeispiele illustrieren die Struktur einer multimodalen Gruppensitzung. Gastbeiträge von Margarethe Kruczek-Schumacher und Heidrun Lioba Wunram bieten weitere Expertise aus erster Hand.

„Alles, was es über systemische Gruppentherapie mit Kindern und Jugendlichen zu wissen und bedenken gilt, hat der Autor hier zusammengestellt.“

Reinert Hanswille

Carl-Auer Verlag • www.carl-auer.de